바이러스를 이기는
영양과 음식

바이러스를 이기는 영양과 음식

가정의학 전문의 김경철과 김해영의 근거 중심 영양학

김경철, 김해영 지음

♙ 사람의집

일러두기
이 책은 『전문의가 처방하는 바이러스를 이기는 영양제』(2020)의 증보판입니다.

사람의집은 열린책들의 브랜드입니다.
시대의 가치는 변해도 사람의 가치는 변하지 않습니다.
사람의집은 우리가 집중해야 할 사람의 가치를 담습니다.

이 책은 실로 꿰매어 제본하는 정통적인 사철 방식으로 만들어졌습니다.
사철 방식으로 제본된 책은 오랫동안 보관해도 손상되지 않습니다.

차례

증보판 머리말

지난 2년 동안 대한민국 국민을 포함한 전 세계 모든 국민은 21세기에 갑자기 나타난 바이러스로 인하여 삶이 제한되고 위축되며 심지어 많은 사람이 목숨을 잃기도 했다. 2022년 2월 현재까지 전 세계 약 4억 명 이상이 감염되었고, 580만 명이 사망했을 정도로 유례없이 피해가 막심한 팬데믹을 겪고 있다.

인류는 이에 맞서 도시를 봉쇄하거나 사람과 사람 간에 거리 두기를 하고, 마스크를 항상 착용하며 조금만 의심되어도 PCR 검사를 하고, 확진이 되면 격리하는 등 물리적 조치를 했다. 발 빠른 백신 개발과 전 인류에 대한 유례없는 대규모 접종을 시행하였고, 먹는 항바이러스제를 개발하는 등 의학과 과학을 앞세워 최선의 방어전으로 맞서 왔다. 그러나 바이러스는 지속해서 변이를 만들어 내며 이러한 인간의 노력을 비웃듯 잡힐 듯하면 다시 폭증하는 등 끝없이 인류와 숨바꼭질을 하며 전문가들을 당황하게 만들고 있다.

많은 보건 전문가들이 국민의 대다수가 백신을 맞으면 집단 면역이 형성되어 이 바이러스를 물리치게 되므로 백신을 게임 체인저로 불렀다. 누군가는 경구용 항바이러스가 개발된다면 바이러스는 이제 쉽게 이길 줄 알았다. 그러나 2021년 11월 등장한 오미크론 변이 바이러스로 인하여 게임은 바뀌게 되었다. 남아프리카 공화국을 시작으로 영국, 유럽, 미국에 이어 마침내 한국 등 전 세계의 코로나바이러스 대부분이 오미크론 변이 바이러스로 지배 종이 바뀌면서 인류는 더 빨리, 더 광범위하게 감염되고 있다. 하지만 그로 인한 사망률, 즉 치명률은 급격히 줄며 독감 인플루엔자 바이러스 수준으로 순화되는 것을 경험하며 속속들이 기존의 방역 수칙들을 대폭 완화하면서 이 코로나19와의 전쟁은 서서히 막을 내려가고 있다. 메르스나 사스 때처럼 더는 바이러스가 없음을 선언하며 바이러스 종식을 선포하는 것이 아니라, 스페인 독감의 종식과 마찬가지로 이제는 순하게 바뀐 바이러스와 함께 살아가는 것을 전제로 팬데믹을 계절성 독감과 같은 엔데믹으로 전환하는 형태의 종식이 되는 것이다.

더는 집단 방역이 무의미해졌다. 코로나바이러스가 우리 곁에서 계속 존재하는 한 이제는 개인 면역의 시대이다. 여전히 고령층을 포함한 고위험군에는 백신을 반복적으로 맞는 것이 가장 중요한 개인 면역 방법이다. 백신으로 인한 항체, 특히 중화 항체는 4개월 정도밖에 지속하지 않기에 고령층 중심으로 당분간은 3차,

4차 등 반복적인 백신이 여전히 필요할 수 있다. 그러나 비교적 건강한 젊은 층, 기저 질환이 없는 경우라면 백신 효과는 그로 인한 위험에 비해 결코 크다고 할 수 없다. 따라서 인플루엔자 독감을 대하듯 각자가 개인 면역을 강화하며 맞설 수밖에 없다. 이런 점에서 코로나19 발생 초기에 집필한 『전문의가 처방하는 바이러스를 이기는 영양제』를 증보하여, 그사이에 나온 코로나19와 관련하여 검증된 영양제와 그 연구를 소개하고 독자들에게 더욱 안전한 면역 강화 방법을 소개하고자 한다. 바이러스의 자체적인 변화와 인류 집단과 개인들의 노력으로 THE VIRUS가 a virus가 되고 있다.

2022년 2월

김경철

1장

바이러스의 공격과
인간의 방어 능력

1
바이러스의 공격

코로나19*가 중국 우한 지역에서 발생한 지 2년 만에 전 세계 약 4억 1000만 명 가까운 사람들이 감염되고 580만 명의 사망자가 발생하면서(2022년 현재) 한때 세계 각국 정부가 국경을 폐쇄하고 국민의 이동을 제한하며 필사적으로 바이러스의 전파를 막아 보려 하지만, 여전히 이 바이러스는 지칠지 모르는 기세로 인류의 현재와 미래를 점점 반복적으로 괴롭히고 있다. 제4차 산업 시대인 지금 기술은 날로 진보하고, 의료는 정밀 의학을 넘어 예방 의학으로 발전하고, 신생아 사망률은 역사상 최저점에 달하고, 인류의 평균 수명은 거침없이 100세를 향하여 달려가는 이 시대에 전혀 예상치 못한 바이러스의 공격은 보건의 위기를 넘어

---

* 엄밀하게 말하면 질병과 바이러스는 차이가 있는 개념이지만 이 책에서는 독자의 편의를 위해, 그리고 언론에서 주로 사용하는 바에 따라 특별한 경우가 아니면 질병과 바이러스 모두 〈코로나19〉로 통칭했다.

경제의 위기, 문명의 위기로 이어진다.

과거 중세 시대에 만연하여 유럽 인구의 3분의 1을 사망하게 했던 페스트(흑사병)와 16세기 남미 원주민의 90%를 사망하게 했던 유럽 유입의 천연두 바이러스는 눈에 보이지 않는 세균과 바이러스가 얼마나 쉽게 인류와 한 문명을 재앙으로 몰아넣고 파괴하는지 보여 준다.

20세기에 발생했던 스페인 독감은 의료의 진보를 이룬 시기에도 군중의 면역이 획득되지 않은 상태라면 바이러스가 얼마나 위험한지를 보여 주는 대표적 사례이다. 바이러스의 이름에 스페인이 붙은 것은 알폰소 스페인 국왕이 감염으로 사망해서 전 세계에 큰 충격을 주어 언론들이 사용하면서부터였으며, 실제로 바이러스가 미국 캔자스주에서 시작되었다는 설과 중국에서 시작되었다는 설이 뒤섞여 있어 그 시작은 알기 어렵다.

훗날 H1N1 인플루엔자로 판명이 된 이 스페인 독감은 1918년 봄 제1차 유행과 그해 가을 대규모의 제2차 유행을 통해서 그해에만 약 5000만 명의 사망자를 발생시켰다. 이는 당시 벌어지고 있던 제1차 세계 대전 사망자 수인 2000만 명을 훨씬 뛰어 넘는 숫자로, 제1차 세계 대전이 서둘러 종전하게 된 원인 중 하나가 될 정도였다. 스페인 독감은 이듬해인 1919년이 되어서야 종식되었는데, 당시 전 세계 인구의 약 3분의 1인 5억 명이 감염된 것으로 추정되었다. 이처럼 인구의 상당수가 감염이 되면서 집단 면역이 형성되어 스페인 독감은 자연스럽게 종식되었다.

스페인 독감은 최근 언론에서 많이 들어 보는 다양한 바이러스 관련 이슈들을 선경험하게 했다. 당시는 전쟁 중이었고, 따라서 25~45세의 건강한 남자들의 사망률이 더 높았다. 이때 그 원인 중 하나인 〈사이토카인 폭풍〉**이 처음으로 연구되었고, 또 당시 전쟁 중에 각국이 전염병 정보를 은폐하며 바이러스 유행을 더욱 부추겼던 사례를 바탕으로 이후 바이러스 초기 유행 시부터 각국의 투명한 정보와 국제 공조가 얼마나 중요한지가 강조되는 계기가 되기도 했다. 또한 개인의 위생과 사회적 거리 두기 등 기본적인 방역 지침도 이 당시에 체계화되었다.

그러나 인류가 경험한 바이러스 대유행은 이것으로 끝이 아니었다. 1957년 아시아 독감으로 불리는 A형 인플루엔자(H2N2)가 대유행했을 때는 약 100~400만 명의 사망자가 발생했다. 이 신종 인플루엔자는 1957년 2월 말에 중국 구이저우성에서 최초 발생한 후 중국과 인도 등에서 대규모 사망자가 나왔으며 같은 해 바로 백신이 개발되며 그 확장세를 억제했으나 이후 산발적인 소규모 유행을 거치며 약 10년이 지난 1968년에야 종식되었다.

또 1968년에는 이른바 홍콩 독감으로 불리는 A형 인플루엔자(H3N2)가 발생하여 당시 홍콩 인구의 15%인 50만 명이 감염되었고 그중 3만 3,800명이 사망했다. 역시 백신이 개발되면서 확산세를 늦추었으나 이후 끝없이 변종 진화하면서 아직도 완전한

** Cytokine Storm. 사이토카인 폭풍이란 외부에서 침투한 바이러스에 대항하기 위해 인체 내에서 면역 작용이 과다하게 이뤄지면서 정상 세포까지 공격하는 현상을 말한다.

종식을 이루지 못하고 있다.

이후 한동안 잠잠하던 인플루엔자는 다시 2009년 미국 캘리포니아에서 최초로 시작되어 대유행되었다. 이는 A형 인플루엔자(H1N1)의 새로운 형태였다. 미국뿐 아니라 아시아 등 전 세계에 확산된 이 신종 플루의 대유행으로 최소 15만 명에서 최대 57만 명이 누적 사망한 것으로 추정된다. 2010년 개발된 신종 플루 백신을 맞기 위해 전국의 초등학교 등에서 길게 줄을 선 것을 기억하는 사람들이 아직도 많다. 당시 대한민국 정부는 1조 원의 예산을 만들어 전 국민에게 무상으로 백신을 투여했다.

이처럼 흔히 독감으로 잘 알려진 인플루엔자 바이러스는 주기적인 대변이뿐 아니라 해마다 소변이를 겪으며 기존의 백신을 무력화시키기에, WHO에서는 매년 그해 유행할 인플루엔자의 아형(亞形)을 예측하고 이를 바탕으로 각국에선 선제적으로 인플루엔자 예방 백신을 통해 집단 면역을 형성하여 인플루엔자 바이러스의 대유행을 막으려고 애쓰고 있다.

가장 최근에 한국이 경험한 바이러스 대유행은 사스, 메르스, 그리고 이번에 대유행인 코로나19이며 모두 코로나바이러스 corona virus이다. 코로나바이러스는 말 그대로 왕관corona 모양을 하고 있으며, 사스와 코로나19는 ACE 단백질 수용체를, 메르스는 DPP4 수용체를 통해 인체에 침투한다. 인플루엔자 바이러스와 마찬가지로 한 가닥의 염기 서열인 RNA 바이러스로, 두 가닥의 염기 서열로 구성된 DNA 바이러스보다 변이가 빨라서 백

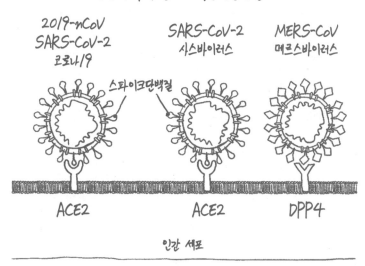

• 코로나바이러스의 특징적인 모양 •

2019-nCoV
SARS-CoV-2
코로나19

SARS-CoV-2
사스바이러스

MERS-CoV
메르스바이러스

스파이크단백질

ACE2   ACE2   DPP4

인간 세포

신 개발과 치료제 개발의 어려움이 있다.

중증 급성 호흡기 증후군Severe Acute Respiratory Syndrome (SARS)의 약자인 사스의 유행은 2002년 11월 중국 광둥성에서 처음 발생한 이후 이듬해까지 전 세계에 약 8,000여 명의 감염자와 774명의 사망자를 발생시켰다. 감염자 수는 많지 않지만 높은 사망률(약 10%)로 전 세계를 긴장시켰다. 다만 당시 사스의 국내 발생은 단 4명에 불과하여 성공적인 방역을 한 셈이다.

그러나 2012년 중동에서 처음으로 발생한 중동 호흡기 증후군Middle East Respiratory Syndrome(MERS)인 메르스는 그야말로 중동 지역 외에 유독 대한민국을 강타했다. 업무 출장으로 쿠웨이트에 다녀온 사업가가 2015년 8월 16일 국내 첫 확진자로

• 주요 코로나바이러스 비교 •

구분	사스	메르스	코로나19
발견 시점	2002년	2012년	2019년
발견 장소	중국 광둥성	사우디아라비아	중국 우한시
유행 시기	2002~2003년	2015년	2020년~진행 중
감염체	박쥐, 사향 고양이	박쥐, 단봉 낙타	박쥐(추정)
잠복기	2~7일 (최장 14일)	5~6일 (최장 14일)	2~4일 (최장 14일)
전염성	메르스 < 사스 < 코로나19		
세계 감염/ 사망자	약 8천 명/ 774명	약 2,500명/ 약875명	4.1억 명/ 581만 명
치사율	10% 내외	중동 3~4% 한국 20%	1.46%

신고된 이후 병원을 중심으로 바이러스가 확산되면서 같은 해 12월 23일 상황 종료가 선언될 때까지 186명이 감염되고 그중 38명이 사망하며 높은 치사율을 보였다. 앞선 A형 인플루엔자 대유행에 비해 상대적으로 적은 수의 감염이지만, 사회 경제적 공포감은 만만치 않았으며 정부는 당시 직접적으로 피해를 입은 업종에 지원한 2조 5000억 원을 포함 11조 8000억 원이나 되는 예산을 긴급 재정 지출로 사용하였다. 2020년 코로나19에 발빠

르게 대처하여 피해를 최소화할 수 있었던 것은 바로 이 메르스 때 바이러스의 무서움을 온 국민이 알았기 때문이다. 정부도 당시 메르스로 얻은 값진 경험을 바탕으로 코로나19의 유행 초기부터 질병 관리 본부를 중심으로 진단 키트 시약을 민간과 함께 재빨리 개발하였고, 공공 의료 기관 중심으로 체계적인 바이러스 전쟁을 하게 된 것이다.

코로나바이러스 외에도 아프리카의 에볼라바이러스, 남미의 지카바이러스 등의 풍토병형의 바이러스들도 지역 주민들의 생명을 앗아가고 여행, 유통 등 세계 경제에 어려움을 주고 있다. A형 간염 등 전통적인 바이러스들의 주기적인 대유행 역시 언제든 인류를 위험으로 몰아갈 위력을 가지고 있다. 특히 교통수단의 발달과 글로벌 네트워크가 이루어졌기 때문에 인류는 바이러스에 더 취약해졌다. 바이러스의 유행을 발생 국가로만 한정되게 차단하는 것은 사실상 불가능하며, 특히 코로나바이러스 같은 RNA 바이러스들은 바이러스의 특징상 백신 개발을 바로 할 수 없다는 점에서 골치가 아픈 역병이다. 따라서 이렇게 날로 진화하는 바이러스에 맞서기 위해 개인의 위생 그리고 면역이 중요한 시대가 되었다. 그것이 이 책을 쓰게 된 계기이다.

인류의 진보를 위협하는 바이러스의 공격, 그 바이러스에 대항하여 싸우는 인류의 지혜, 이 세기적 전쟁에서 결국 인류가 승리하길 기도한다.

2
면역을 향상시키는 영양과 습관

의학의 아버지 히포크라테스는 〈면역이 최고의 의사이자 치료법〉이라고 했다. 실제 신종 바이러스가 창궐할 때 치료제와 백신이 개발되기 전 우리를 지켜 주는 것은 개인 위생과 면역 시스템이다. 이번 코로나19에 감염된 경우에도 약 80% 정도는 가벼운 증상을 보이다가 완치되는 경우가 대부분이었고, 암이나 당뇨 등 기저 질환이 있거나 고령 환자 등 면역이 저하된 경우는 중증으로 진행되거나 사망하는 등 개인의 면역 상태에 따른 차이가 크다.

〈부록〉에서 자세히 다루겠지만, 면역이라 함은 외부의 바이러스나 세균 혹은 내부의 암세포 등으로부터 자신의 몸을 방어할 수 있는 모든 시스템을 총칭한다. 면역 체계는 유전적인 요인에 영향을 받거나 혹은 체질적으로 타고나지만, 매일 어떤 음식을 먹고 어떤 영양을 섭취하며 어떤 습관을 가지는지에 따라 좋아지기도 하고 나빠지기도 한다.

탄수화물, 지방과 단백질 등 에너지원이 되는 주요 영양소와 비타민과 미네랄 등의 미세 영양소는 면역 세포의 구성, 미토콘드리아에서의 에너지(ATP) 생성, 호르몬의 합성, 간의 해독, 효소의 합성 등 각종 신진 대사에 관여한다.

특히 바이러스와 싸우고 폐 등 장기의 합병증을 막기 위해서는 생체의 다양한 면역 세포들이 효과적으로 진지를 구축하고 때론 바이러스를 선제적으로 공격해야 하는데, 건강한 음식과 영양소들은 장기전에서 매우 중요한 물자를 공급하는 역할을 한다.

일반 영양소와 달리 특별히 간 건강, 갱년기 건강, 관절 뼈 건강, 기억력 개선, 면역력 개선 등의 목적으로 개발되는 건강 기능 식품들의 경우 비록 의약품은 아니지만 어느 정도 효능이 인정될 때 식약처에서 허가를 해준다. 건강 기능 식품에 관한 법률 제3조에는 기능성 식품의 정의를 〈인체의 구조와 기능에 대하여 영양소를 조절하거나 생리학적 작용 등과 같은 보건 용도에 유용한 효과를 얻는 것을 말한다〉라고 규정했다. 건강 기능 식품의 기능성은 크게 세 가지로 구분된다(영양소 기능, 생리 활성 기능, 질병 발생 위험 감소 기능). 또 영양소나 원료의 기능에 따라 구분되기도 한다(20면 표 참고).

식약처에서는 면역 세포나 사이토카인 등의 증감을 보는 기초 실험과 동물 실험, 그리고 최소한의 인체 실험 등을 통해 어느 정도의 근거를 가진 건강 기능 식품을 허가·관리하고 있는데 그중

• 건강 기능 식품의 분류 •

기능성 구분		기능성 원료 또는 성분*
영양소 기능	인체의 정상적인 기능이나 생물학적 활동에 대한 영양소의 생리학적 작용	영양소
생리 활성 기능	인체의 정상 기능이나 생물학적 활동에 특별한 효과가 있어 건강상의 기여나 기능 향상 또는 건강 유지, 개선을 나타내는 기능	기능성 원료
질병 발생 위험 감소 기능	질병의 발생 또는 건강 상태의 위험 감소와 관련한 기능	

면역력 증진에 도움이 되는 건강 기능 식품 기능성 원료 총 12종류를 다음의 표와 같이 허가하고 있다(26~28면 표 참고).

그러나 이는 해외에서 면역 개선 목적으로 허가된 건강 기능 식품군에 비해 부족한 편이다. 이렇게 특정 효능에 허가된 기능성 식품 외의 건강 기능 식품은 원칙적으로는 불법이며 광고나 유통 등에 제한이 많다. 그러나 면역 증진 목적으로 판매되는 영양제나 건강 기능 식품들 중 상당수가 면역 증진과 관련된 동물

---

* 영양소는 말 그대로 음식을 통해 최소한의 영양소 공급에 대한 기본적인 의미이며, 기능성 원료는 인체의 생리 활성과 질병 발생 예방 등 기능 의학적 작용의 의미를 가진다.

실험이나 임상 시험을 거치지 않아 국내 식약처의 승인을 얻지 않았음에도 해외 온라인 등을 통해 유통되는 것도 사실이다.

면역에 좋다고 잘 알려진 영양소나 기능성 식품이 구체적으로 인플루엔자나 코로나바이러스 같은 호흡기 질환을 예방하거나 치료에 효과가 있다는 임상적 근거는 부족한 편이다. 대표적인 것이 홍삼으로 해마다 많은 연구가 진행되었음에도 항바이러스 임상 연구는 부족하다. 홍삼이 바이러스가 창궐하는 지금의 상황에서 불필요한 기능성 식품이란 뜻이 아니라, 홍삼의 여러 가지 장점에도 불구하고 코로나19를 예방하기 위한 목적으로만 좁게 적용할 때 우선 고려할 기능성 식품은 아니라는 것뿐이다.

해외에서는 각종 학회나 기능 의학회, 영양 협회를 중심으로 체계적 문헌 고찰 등을 통해 바이러스를 이기게 하는 음식과 영양소에 대해 대중에게 지침을 권고하고 있다. 우리나라도 최근 대한 기능 의학회 등을 통해 대중에게 근거가 있는 영양소 중심으로 복용 지침을 권고하기 시작했다.

음식뿐 아니라 수면, 운동, 스트레스 등 생활 습관도 면역을 결정하는 중요한 인자이다. 또한 최근에는 장내 미생물이 우리 몸의 주요한 면역 결정 인자로 밝혀지고 있다. 당연히 잠을 잘 자고, 운동을 많이 하며 장내 환경을 좋게 하는 것이 면역을 증진시키고 나아가 코로나19를 극복하는 데에도 도움이 될 것이다.

• 신약개발에서 화학적 원료물질로 쓰일 수 있는 기능성 원료(2016년 기준)

번호	원료명	인증 등급	기능(지표)성분	일일 섭취량	섭취 시 주의사항
1	당서 추출 누룩물	생리활성 기능 2등급	① 구아바잎 ② 피데기잎 ③ 옥수수수염	추출물로서 20~40g/일	① 임산부, 수유부, 어린이는 섭취를 피할 것 ② 6세 미만 어린이는 섭취 금지 ③ 치료, 어린이는 섭취 시 발열 및 알러지를 유발할 수 있으므로 주의
2	엔티그르쿠스 페칸네 기질 처리 건조 추출물	기능성 2등급 기능 3등급 금불	① 엔티그르쿠스 페칸네 FK-23 사균체 ② Cis-비세닌		
3	엔티그루쿠스-1	생리활성 기능 2등급	엔티그루쿠스-1	3~5g/일	① 엔티그루쿠스 페칸네 페칸네 건조 추출물 ② MSR 추출물 ③ 시험 및 진단 시 주의 ④ 임산부, 수유부 섭취 금지

번호	분류별	이영양소 등급	기능(지표)성분	일일 섭취량	섭취 시 주의사항
4	케르세틴류	생리활성 기능 3등급	케르세틴	케르세틴아글리콘으로서 1.2g/일	임산부, 수유부 및 12세 이하 어린이에게는 섭취를 권장하지 않음
5	쏘팔메토 열매추출물	생리활성 기능 2등급	로르산류대체	유리지방산 쏘팔메토추출물로서 3.3g/일	
6	토코트리에놀 함유 유지	생리활성 기능 3등급	α및 γ 토코트리엔	토코트리에놀로서 1.8~3.6g/일	
		생리활성 기능 2등급	α-토코페롤		
7	프락토올리고당	생리활성 기능 3등급	총 식이섬유소	프락토올리고당으로서 7~12g/일	
8	프락토올리고당 함유 시럽(이소말토올리고당)	생리활성 기능 2등급	총 식이섬유소	총식이섬유소로서 12g/일	

번호	재료명	이용 등급	기능(지표) 성 분	일일 섭취량	섭취 시 주의사항
9	청국장 분말/환 캡슐 분말	생리 활성 기능 2등급	통풍환자는마그네슘과아연섭취량증가	1000mg/일	누 섭취제는 반드시 상담 후, 1일 1회 섭취
10	드 수하청국 수 추출 분말	생리 활성 기능 2등급	펩티드	1.5g/일	
11	효모 베타글루칸	생리 활성 기능 2등급	베타글루칸	250mg/일	
12	인삼 다당체 분말	생리 활성 기능 2등급	산성다당류이고, 진세노사이드 Rg1/Rb1 함,	69g/일	이유식 프(분)유 대용 음료 음식 후 섭취 ① 드 제에 이유시기가 되려면 체력과 포유식 ② 이유식

3
근거 중심의 영양 권고

소비자 개인이 건강을 위한 선택을 할 때는 많은 변수들이 영향을 준다. 특히 새롭고 낯선 영양제를 선택할 때는 주변 사람들의 경험이나 TV 홈쇼핑, 건강 예능 프로그램에서 의사나 전문가가 권하는 영양소들 위주로 구매하게 된다. 때로는 지금처럼 바이러스가 만연하거나 자신의 건강에 자신이 없을 때 들어 본 적 있는 영양소들을 막연한 기대감에 주문하게 된다. 실제 코로나19 감염 이후 홍삼을 포함한 각종 비타민, 영양제의 매출이 급증했다.

그러나 한 개인의 경험을 다른 개인에게 권유했을 때 같은 효과가 나지 않을 수 있다. 또한 TV나 홈쇼핑에서의 영양제 권고는 대중들의 건강을 위한 목적보단 비즈니스에 목적을 둔다는 위험도 있다. 불안감 때문에 하는 충동적인 구매는 불필요한 영양제의 과다 구매로 이어져서 부작용을 일으키기도 한다.

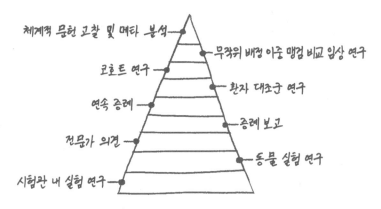

• 임상 연구의 근거 수준 피라미드 •

체계적 문헌 고찰 및 메타 분석
무작위 배정 이중 맹검 비교 임상 연구
코호트 연구
환자 대조군 연구
연속 증례
증례 보고
전문가 의견
동물 실험 연구
시험관 내 실험 연구

의사들이 어떤 처방을 권고할 때는 근거가 있어야 한다. 다수의 임상 데이터를 통계적으로 검증해서 의미가 있는지를 먼저 살펴보고 유의미한 임상적 중재만을 받아들이는 것을 의사들은 〈근거 중심의 의학evidence based medicine, EBM〉이라고 부르고, 자신의 처방이나 환자에 대한 권고에 가장 중요한 철학으로 삼는다. 그 근거는 어떻게 만들어지는가? 또 그 근거는 어떤 수준에서 평가를 받는가?

1990년대 캐나다 맥마스터 대학교의 데이비드 새킷 박사의 정리로 의사들에게 알려진 근거 수준 피라미드는 위의 그림과 같다.

즉 어떤 가설을 증명할 때 제일 먼저 하는 것은 실험실 내에서 진행되는 연구로 세포에 영향을 주는 처치를 해서 세포 수준에서 영향을 받는가 하는 〈시험관 내 실험 연구in vitro research〉이다.

상당수 영양소의 특정 질환에 대한 효과 연구는 이 수준에 머무는 경우가 많다.

그다음 해볼 수 있는 연구는 〈동물 실험 연구〉인데, 가장 많이 사용되는 연구 대상은 생쥐이다. 사육 비용이 싼 편이고 실험 후 관찰, 사후 조직의 수거 등이 비교적 쉽기에 특정 영양소의 효과를 보기엔 좋은 모델이다. 이 동물 실험 연구에서 좋은 결과를 내는 것도 쉬운 일은 아니지만, 궁극적으로 영양소의 효과는 사람을 대상으로 증명해야 의미가 있다.

소수의 반복적인 경험이 쌓이면 누구나 그 영양소나 비타민이 효과가 있을 것으로 생각한다. 특히 의사들은 처방을 통해 괄목할 만한 반응을 확인하면 이것을 정리하여 학회에 보고하는데 이를 〈증례 보고case study report〉라고 하며 이같은 증례가 반복되는 경우 연속 증례라 한다. 그러나 이런 눈에 띠는 반응은 모두에게 똑같지 않아서 곧 실망하게 되기도 하여 더 높은 수준의 근거가 필요해진다.

우선 쉽게 할 수 있는 방식은 숫자를 늘린 후 특정 질환과 특정 영양소의 단면적 연관성을 비교하는 것이다. 예를 들면 충분한 수의 치매군과 정상군을 분류한 후 과거 비타민 B 복용량을 조사하여, 정상군에 비해 치매군이 과거에 비타민 B를 덜 먹었다는 것을 통계적으로 증명하면 비타민 B 결핍이 치매와 연관이 있다고 결론짓게 된다. 이런 연구법을 〈환자 대조군 연구case control study〉라고 한다. 그러나 잠깐, 여기서 문제가 좀 있다. 정말 비타민 B 결핍이 치매의 원인인가? 이런 단면 연구의 가장 큰 맹점은 무엇이 원인이고 결과인지가 명확하지 않은 것이다. 혹시 치매가 되는 과정에서 비타민 B에 영향을 주고 받는 음식이나 영양소만을 덜 먹게 된 것은 아닐까?

그러므로 더욱 근거 수준을 높이기 위해서는 연구 시작점을 기준으로 비타민 B를 먹여 보고 기억력이 어떤지를 보는 것이다. 이런 것을 (전향적인) 〈코호트 연구cohort study〉라고 한다. 그런데 그냥 우연히 기억력이 좋아질 수도 있으니, 이왕이면 시작할 때 두 군으로 나누어서 한 군은 비타민 B를 주되, 한 군에는 흔히 플라세보라 부르는 가짜 약(위약)을 투여해서 관찰을 하는 것이다. 이때 중요한 것은 약을 공급하는 연구자나 받는 환자 둘 다 모르게 투여해야 하는데 이런 방법을 〈무작위 배정 이중 맹검 임상 연구randomized, double-blind, placebo-controlled trial, RCT〉라 부른다.

그런데 같은 가설의 다른 임상 연구들이 결론을 다르게 낸다면, 다수결로 결론을 내야 하는 걸까? 이처럼 문헌 연구를 통해 모인 여러 개의 임상 연구들 자체만을 대상으로 분석하는 경우를 체계적 〈문헌 고찰〉 혹은 〈메타 분석meta-analysis〉이라고 부르고, 이러한 메타 분석에서 최종적으로 의미가 있다고 결론을 낼 때 최고 수준의 근거를 확보하게 된다.

앞으로 이어지는 각 영양소나 허브 등의 항바이러스 연구 검증은 이런 증거 수준의 단계에서 평가할 것이다. 각 영양소와 허

```
연구 검증 단계

★★★★ 바이러스 예방 및 치료에 대한 메타 분석 존재
★★★ 바이러스 예방 및 치료에 대한 복수의 임상 연구
        (RCT 혹은 코호트) 연구 존재
★★ 바이러스 예방 및 치료에 대한 단수의 임상 연구 존재
★ 바이러스 연관 질환과의 연관성 연구 존재
☆ 동물 연구 수준
```

브의 리뷰 맨 마지막엔 위와 같은 요약을 붙일 것이다.

그러므로 이 책은 최소한 특정 영양소의 항바이러스에 대한 임상 연구들이 있었는지, 그리고 이왕이면 인플루엔자나 다른 코로나바이러스 같은 호흡기 바이러스에 대한 예방 혹은 치료에 대한 증거가 있었는지를 중심으로 기술하게 될 것이다. 따라서 그 영양소의 다른 효과, 예를 들면 암의 예방이나 치료, 간 기능 개선 등의 효과에 대해서는 상대적으로 덜 다룰 것이다. 그러나 마치 영화에 대한 평가표 같이 붙는 별표(★)의 개수만을 가지고 그 영양소의 효능을 예단할 순 없다. 호흡기 바이러스와 관련된 직접적인 임상 연구가 없었어도 항산화 능력이나 해독 기능 등 자체는 몸을 건강하게 만들고 간접적으로나마 도움이 될 수 있기 때문이다.

또한 잘 갖추어진 임상 연구나 메타 분석에서 결론을 내는 방

식은 어디까지나 통계적 의미, 즉 집단의 평균의 차이를 도출하였을 때 의미 있다고 결론 내는 것이기에 그 평균이 각 개인에게 그대로 적용되라는 법은 없다. 여전히 개인 한 명은 그 평균을 내기 위해 분산된 표준 편차 어느 지점에 위치할 것이다. 즉 집단을 통한 임상 연구의 결론은 그야말로 참고치이지 절대치는 아니다. 집단의 평균적 데이터에 너무 집착하면 마치 침대 사이즈에 개인을 늘리거나 줄이는 우를 범하게 된다.

여전히 개인의 경험은 중요하다. 그러나 이 개인의 경험을 보편적 경험으로 만들려면, 그래서 누군가에게 추천하려면 최소한의 근거 수준을 갖추는 것이 필요하다. 이런 이유로 일반 독자들을 위해 글을 써가면서 의학 논문들을 찾아보고 근거 수준을 정하려고 노력했다.

독자들도 근거를 중요시 여기되, 근거에 지나치게 얽매이지 않는 자세로, 비판적이면서도 유연한 마음으로 이 책을 따라가 주기를 바란다.

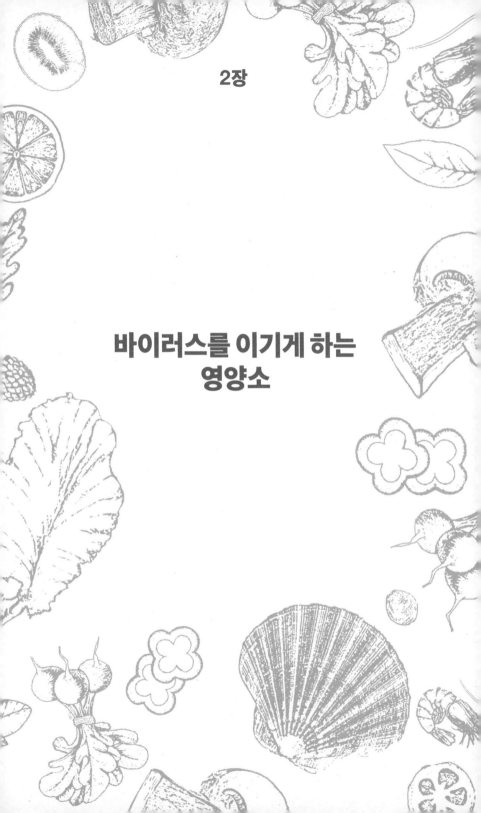

2장

바이러스를 이기게 하는
영양소

4
호흡기 점막을 강화시키는
비타민 A

    흔히 결핍 시 야맹증이 생긴다는 정도로만 알려진 비타민 A는 시각 세포뿐 아니라 피부, 호흡기 및 내장에서 세포의 구조를 유지하는 데 필수적인 영양소이다. 외부에서 바이러스가 침범했을 때 일차적인 방어선이 코, 기관지, 폐로 이어지는 호흡 기관의 점막인데, 이 점막의 형성에 비타민 A가 관여한다. 비타민 A가 결핍되면 점막을 구성하는 세포인 상피 세포가 단단해지면서 각화되고, 점막 분비물인 점액이 적어져서 외부의 박테리아나 바이러스의 공격에 취약해진다. 이것은 축구로 따지면 상대방 진영에서 공이 넘어올 때 일차적 방어선으로서 상대방 진영에 있는 우리 측의 공격수(포워드)이며, 첫 번째 방어진이라고 할 수 있다. 또한 비타민 A는 감염을 일으키는 병원체를 중화할 항체를 만드는 데도 도움을 준다. 그 밖에 강력한 항산화제로서도 면역에 도움을 준다.

따라서 비타민 A의 결핍 시 야맹증뿐만 아니라 면역력 저하, 반복적인 감염, 상처 회복 지연 등 다양한 건강의 위험을 야기한다. 이러한 비타민 A의 결핍은 우리나라 같이 기본적으로 영양 수준이 높은 나라에서는 드물고, 주로 아프리카 같은 빈곤과 영양 결핍이 흔한 저개발 국가의 소아들에게 흔하다. WHO의 보고에 의하면 매년 190만 명의 5세 미만 소아들이 비타민 A 결핍으로 사망한다. 아프리카, 아시아 등에서 이루어진 48개 임상 연구에 참여한 120만 명 이상의 소아를 대상으로 메타 분석한 결과 비타민 A가 홍역, 설사, 뇌수막염 등 다양한 원인의 사망률을 12% 정도 낮추었다.[1]

항바이러스 임상 연구

그러면 건강한 사람이 인플루엔자나 코로나바이러스 같은 호흡기 바이러스에 감염되었을 때 참고할 만한 비타민 A 바이러스 치료에 관한 임상 연구가 있을까? 또한 저개발 국가의 소아 대상이 아닌, 한국 같은 영양 수준이 높은 곳에서의 비타민A 결핍 임상 연구는 어떨까?

안타깝게도 2000년 이후 호흡기 바이러스의 예방이나 치료에 비타민 A 단독 보충이 직접적인 도움이 되었다는 임상 연구는 없다. 그러나 2007~2012년에 사이에 조사한 국민 건강 영양 조사

자료를 참고하면 RE* 기준으로 2010년 대상자의 42.9%가, 2015년 70.6%가 평균 필요량 미만으로 섭취하고 있었다. 새로 개정된 2015년 기준에 따르면 75세 이상 대상자 중 80% 이상이 평균 필요량 미만으로 섭취하고 있어, 비타민 A의 섭취 부족 위험이 높은 것으로 나타났다.[2] 따라서 바이러스 대유행 시 기저 질환 및 고령 등 고위험군에 해당되는 대상자들은 충분한 양의 비타민 A 보충이 권고될 수 있다. 코로나바이러스와 관련한 비타민 A에 대한 연구는 아직 발표되고 있지 않다.

복용 방법 및 주의 사항

비타민 A는 기름기 많은 생선, 달걀 노른자, 치즈, 두부, 견과류, 씨앗, 곡물 및 콩과 식물에 풍부하다. 보통 동물성 음식에선 레티놀로, 식물성 음식에서 베타카로틴 형태로 섭취되어 체내에서 비타민 A로 전환된다.

우리나라 성인의 하루 비타민 A 권장량은 600~750μgRE이다. 하지만 비타민 A는 지용성 비타민이므로 과다 섭취 시 인체에 독성을 유발할 수 있으니 하루 섭취량이 3,000μgRE(1만 IU)를 넘지 않도록 해야 한다. 레티놀 1μg의 양을 나타낸 단위인 RE

* RE는 Retinol Equivalent의 약자이며, 레티놀 1μg을 나타내는 단위이다. 각 단위에 관해서는 〈부록 3. 영양소의 단위〉에서 자세히 설명하였다.

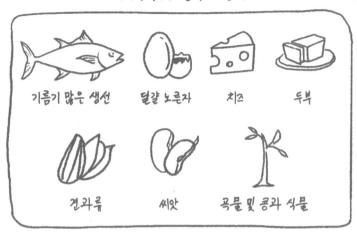

• 비타민 A가 풍부한 음식 •

기름기 많은 생선   달걀 노른자   치즈   두부

견과류   씨앗   곡물 및 콩과 식물

로 비타민 A의 양을 나타낸다면 1IU는 0.3μgRE에 해당한다. 참고로 일반 종합 비타민에 들어가는 비타민 A는 300~400RE 정도이므로 식사에서 충분한 비타민 A를 섭취하고 추가로 한 알 정도의 종합 비타민만 복용해도 충분한 비타민 A 일일 섭취량에 도달할 수 있다.

따라서 비타민 A는 1차 방어선인 호흡기 점막의 형성에 중요하며 결핍 시 면역 저하가 생길 수 있으나, 비타민 A 투여로 인한 호흡기 바이러스에 대한 예방 및 치료의 임상적 근거는 부족한 편이다. 그러나 바이러스 대유행 시 면역 저하자나 65세 이상 고령 등의 고위험군에서는 종합 비타민을 통한 보충적인 비타민 A 복용은 권고할 만하다.

비타민 A

영양소	비타민 A
음식	달걀 노른자, 치즈, 두부, 견과류 등
항바이러스 작동 방식	호흡기 점막의 발달 및 항체 형성에 도움
다른 질병 예방 효과	눈의 영양
항바이러스 연구	☆
주의할 부작용	임신 시 주의, 과다 섭취 시 간 독성
용량 추천	600~750RE(2,000~2,500IU)/하루
복용 방법	식사 후에 복용

연구 검증 단계 ★★★★ 바이러스 예방 및 치료에 대한 메타 분석 ★★★ 바이러스 예방 및 치료에 대한 복수의 임상 연구(RCT 혹은 코호트 연구) ★★ 바이러스 예방 및 치료에 대한 단수의 임상 연구 ★ 바이러스 연관 질환과의 연관성 연구 ☆동물 연구 수준

5
피곤할 때 찾는 대표 영양소
비타민 B

고함량 비타민 B는 대표적인 피로 회복제로 소비자들에게 인기가 많다. 비타민 B 고농도가 함유되어 있는 대표적인 종합 비타민인 일동제약의 아로나민 시리즈는 메르스 사태 이후 최근 3년간 연간 700억대 매출을 보이고 있고, 대웅제약의 임팩타민은 200억대, 유한양행의 삐콤씨는 100억대를 유지하고 있다.

그중에서도 활성화된 비타민 B*는 체내 흡수가 빨라서 더욱 빠르게 피로 증상을 개선시켜 주므로 소비자들이 많이 찾는다. 비타민 B는 B1(티아민), B2(리보플라빈), B3(니아신), B5(판토테산), B6(피리독신), B7(비오틴), B9(엽산), B12(코발라민) 등 다양한 종류가 있으며 신체 내에서 각기 다른 역할을 하나 대부

---

* 활성형 비타민은 비활성형 비타민에 비해 장으로 흡수가 잘되고 높은 혈중 농도를 나타낸다. 신경과 근육 등으로 이행이 잘되는 형태의 비타민이며, 비타민B12의 경우 메틸화 비타민B12가 활성화된 비타민이다.

분 서로 돕는 상호 작용을 하기에 한 번에 복용하는 것을 권유하며, 보통은 〈B 복합제(콤플렉스)〉 형태로 복용하게 된다.

비타민 B의 기능은 크게 두 가지로 구별된다. 첫 번째 기능이 에너지 생성이다. 탄수화물과 단백질, 지방 등의 주요 영양소를 분해하여 미토콘드리아**에서 대사시켜 에너지(ATP)를 만드는 모든 과정에 깊이 관여하게 된다. 이에 해당하는 영양소가 B1, B2, B3, B5, B7 등이다.

두 번째 기능은 생명의 가장 기본 단위인 유전자의 메틸화*** 를 공급하는 비타민 B군의 활약이다. 여기에 해당되는 영양소가 B6, B9, B12이다. 이들 영양소는 조혈 세포 및 신경 세포 등과도 관련되며 부족 시 빈혈, 말초 신경염 등을 일으키기도 한다.

항바이러스 임상 연구

이렇게 에너지와 조혈 세포 등 인체에 정말 중요한 비타민 B 영양소는 바이러스의 공격으로부터 우리를 지켜 낼 수 있을까? 비타민 B 중에서도 특히 B6, B9, B12는 병원체를 인식한 후 우리 몸

** 세포 내 소기관으로, 탄수화물, 단백질, 지방 등의 주요 음식들이 대사가 되어 미토콘드리아에서 ATP라는 에너지를 만든다.
*** 유전자의 기본 단위인 염기 중 사이토신의 다섯 번째 탄소에 메틸(CH3)이 붙어 있는 경우를 메틸화가 되었다고 말하며, 메틸화 여부에 따라 유전자의 기능이 바뀌게 된다. 이는 후성 유전학의 주요 연구 대상이다.

• 비타민 B 종류와 역할 •

비타민 B군 종류	역할	결핍	급원 식품
티아민 (B1)	탄수화물 등 에너지 대사에 관여	피로, 허약, 각기병, 신경 통증, 부종, 무력	돼지고기, 달걀, 콩류, 견과류 등
리보플라빈 (B2)	단백질(아미노산), 지방산 대사에 관여	입과 혀의 염증, 눈 장애	우유 및 유제품, 달걀, 녹색 채소, 육류, 콩류, 견과류 등
니아신 (B3)	에너지 생성에 관여	펠라그라(시력 장애, 경련, 설사, 피부 붉은 반점, 정신 장애 유발 등), 체중 감소	생선, 닭고기, 돼지고기, 버섯, 곡류(현미) 등
판토텐산 (B5)	아미노산, 지방, 탄수화물의 대사에 관여	피로, 수면 장애, 구토	버섯, 달걀, 곡물류, 콩류 등
피리독신 (B6)	단백질 대사, 헤모글로빈 합성	두통, 빈혈, 구토, 혀 쓰라림, 우울	육류, 가금류, 생선류, 바나나 등
비오틴 (B7)	지방, 콜레스테롤, 아미노산, 탄수화물의 대사에 관여, 호르몬 생산	피부염, 성장 정지	달걀 노른자, 간, 유제품 등
엽산 (B9)	DNA 생성 및 유지, 적혈구 생성에 관여	빈혈, 성장 부진, 우울	콩류, 녹색 채소, 과일 등
코발라민 (B12)	혈액 세포 생성, 신경 기능 유지, 엽산 및 탄수화물 대사에 관여	악성 빈혈	육류, 생선, 유제품, 달걀 등 동물성 식품

에서 최초의 반응을 이끌어 내는 데 기여한다. 이 비타민들은 〈자연 살해 세포natural killer cells, NK 세포〉의 생산과 활동에 영향을 미친다. 이는 선천 면역을 담당하는 중요한 세포로, 체내에 총 약 1억 개가 있으며 이는 감염된 세포를 파열시켜 〈자멸사〉를 일으킨다. 축구 경기에서 경기장에 난입하는 관중을 끌어내는 경비원의 역할과 비슷하다.

비타민 B와 감기, 인플루엔자 등 호흡기 바이러스의 예방 및 치료에 대한 임상 연구는 전무한 편이다. 일부 쥐 실험에서 비타민 B3(니아신)를 투여했을 때 호흡기 질환을 가진 쥐의 기관지 삽관에 의한 폐 손상을 막았다는 연구가 발표된 정도이다.[1]

임상 연구는 아니지만, 메르스바이러스가 담긴 배지(식물이나 세균, 배양 세포 따위를 기르는 데 필요한 영양소가 들어 있는 액체나 고체)에 비타민 B2(리보플라빈)와 자외선(UV)을 투여했더니 검출 이하 수준으로 바이러스를 억제했다는 실험실 연구가 발표되기도 했다.[2]

비록 바이러스에 대한 직접적인 비타민 B의 임상 연구나 실험 연구의 수준은 부족하지만, 비타민 B 중 특히 비타민 B6(피리독신)이 부족하면 면역 기능이 떨어지므로 65세 이상의 노인이나 당뇨 같은 기저 질환자의 면역 강화를 위해 고용량의 비타민 B를 고려해 볼 수 있다. 코로나바이러스와 관련한 비타민 B에 대한 연구는 아직 발표되고 있지 않다.

복용 방법 및 주의 사항

미국 등 해외에서는 비타민 B가 종류별로 약국에 진열되어 있고 온라인 판매도 활성화되어 있어서 성분별 구입이 용이한 편이다. 그러나 우리나라에서 판매하는 비타민 B는 대개 비타민 B 복합제(콤플렉스) 형태이거나 비타민 B가 포함된 종합 비타민 형태로 상품화되어 있다. 예를 들어 대표적인 종합 비타민인 센트룸에는 각각 비타민 B1(3.7mg), B2(4.6mg), B3(16mg), B5(13.6mg), B6(4.9mg), B7(54μg), B9(200μg), B12(25μg)이 들어 있다. 이런 용량은 다음의 표처럼 식약처가 권고하는 하루 권장량의 50~300% 정도에 해당되는 용량이다.

흔히 병원에서 만성 피로를 개선하는 목적으로 사용되는 영양주사에는 이들 비타민 B 주사들이 사용된다. 흔히 〈마늘 주사〉로 잘 알려진 푸르설티아민 주사가 대표적이다. 이 주사는 비타민 B1(티아민)과 마늘에 함유된 알리신 성분의 결합체로 마늘의 특유한 냄새가 난다고 해서 마늘 주사라는 이름이 붙었다. 예전에 사스 대유행 때 『파이낸셜 타임스』가 한국에서 사스 감염자가 적은 것이 김치에 들어 있는 마늘 때문인지 모른다는 기사를 당시 농촌 진흥청 관계자의 말을 인용하여 보도한 바 있다. 실제 실험실 연구에서 인플루엔자 바이러스를 감염시킨 세포에 마늘에서 추출한 알리신을 투여했을 때, 인플루엔자 바이러스(H9N2)의 활성도와 독성이 각각 의미 있게 감소하는 것이 보고되기도 했

영양소	B1	B2	B3	B5	B6	B7	B9	B12
식약처 권고	1.2mg	1.5mg	16mg	5mg	1.5mg	100μg	400μg	2.4μg

다.[3] 그러나 실제 마늘 주사가 얼마나 바이러스를 치료 혹은 예방하는지에 대한 임상 연구는 아직 없기에 그 효과를 과신해서는 안 된다.

또 흔히 처방되는 대표적인 영양 주사로 마이어스 칵테일 주사가 있다. 볼티모어의 내과 의사인 존 마이어스가 개발한 비타민과 미네랄 혼합 주사이다. 여기에는 고농도의 비타민 C와 함께 마그네슘, 칼슘 그리고 비타민 B1(티아민), B6(피리독신), B12(코발라민), B5(판토텐산) 등의 비타민 B가 다량 포함되어 있다. 이 주사의 일부 섬유 근육통 같은 만성 피로 개선 효과에 대해서는 긍정적인 임상 연구 결과가 보고되었지만, 항바이러스 효과에 대한 직접적인 임상 연구는 아직 없다.

비타민 B의 대표적인 부작용은 무엇일까? 비타민을 복용할 때 흔히 속이 불편하거나 안면 홍조가 있으면 비타민 B나 마그네슘 때문일 가능성이 높다. 그중 B3(니아신)은 고용량 복용 시 이런 불편함을 흔히 느낀다. 또한 높은 용량의 니아신은 당 수치 변화, 근육통, 통풍의 악화를 일으킬 수 있어 조심해야 한다. 이 밖

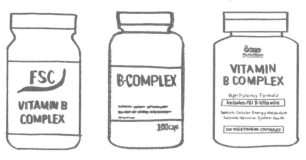

• 비타민 B 영양제의 다양한 종류들 •

에 신장 질환을 동반한 당뇨병 환자가 B6(피리독신), B9(엽산),
B12(코발라민) 등을 고함량 복용하면 심장 질환과 뇌졸중에 걸
릴 확률이 2배 이상 높아진다는 보고가 있으며,[4] 흡연 남성 환자
가 B6(피리독신), B12(코발라민)를 장기 복용하면 폐암 발병을
높인다는 유명한 연구 결과도 보고된 바 있다.[5]

흔히 피로 회복제로 알려진 대표적인 영양소인 비타민 B는 그
종류에 따라 다양한 기능을 하며, 에너지와 세포 형성에 중요한
영양소이나 아직은 직접적인 항바이러스에 대한 임상 연구는 부
족한 편이다. 그럼에도 기능 의학****에서는 제일 중요한 비타민
으로 알려져 있다. 체력과 면역이 약한 경우에는 고용량 비타민
B를 기본으로 복용하기를 권유한다.

**** 기능 의학은 질병은 아니지만 만성 피로나 통증, 불면 등 흔한 증상에 대해 생화학
과 영양학적 지식에 근거하여 기능 이상을 진단하고 영양과 호르몬 등 비약물 요법으로
치료하는 통합적 학문이다.

비타민 B

영양소	비타민 B
음식	육류, 달걀, 버섯, 우유, 콩류, 유제품, 녹색 채소 등
항바이러스 작동 방식	NK 세포를 활성화시킴
다른 질병 예방 효과	에너지 생성, 빈혈, 치매, 말초 신경염
항바이러스 연구	☆ 동물 연구 수준(면역 관련 연구는 다수 존재)
주의할 부작용	고함량 복용 시 심장 질환, 뇌졸증 증가
용량 추천	종류마다 권고 용량 상이(하루 기준)
B1	1.2mg
B2	1.5mg
B3	16mg
B5	5mg
B6	1.5mg
B7	100μg
B9	400μg
B12	2.4μg
복용 방법	아침 식전에 복용

연구 검증 단계 ★★★★ 바이러스 예방 및 치료에 대한 메타 분석 ★★★ 바이러스 예방 및 치료에 대한 복수의 임상 연구(RCT 혹은 코호트 연구) ★★ 바이러스 예방 및 치료에 대한 단수의 임상 연구 ★ 바이러스 연관 질환과의 연관성 연구 ☆ 동물 연구 수준

6
항바이러스 영양소의 일등 주자
비타민 C

진료실에서 흔히 처방하는 영양 주사 중 거의 빠지지 않는 것이 비타민 C 고농도 주사이다. 주변에서도 흔히 비타민 C 고용량(1g 이상)을 매일 복용하는 사람들을 심심치 않게 본다. 심지어 하루 10g 정도나 되는 고용량 비타민 C를 수년간 복용해 온 사람도 많이 본다. 이들의 공통점 중 하나가 고용량 비타민 C를 먹고 나선 그 전에 자주 앓았던 감기가 놀랍게도 사라졌다는 것이다. 대부분 효과를 본 사람들은 비교적 싼 값에 가성비가 높은 이 영양소를 주변에 권한다.

코로나19가 확산되는 시점에 중국에선 다양한 전통 치료와 대체의학 치료로 비타민 C 고농도(메가도스megadose) 요법을 적용한다는 뉴스가 많이 들려왔다. 2020년 3월 16일 일본 잡지인 『현대 비즈니스』 온라인판은 중국 상하이시가 이달 초부터 코로나19 환자 치료에 비타민 C(메가도스) 주사 요법을 권고했다고 보도

했다. 체중 1kg당 하루 50~200mg으로, 체중이 70kg이라면 하루 약 3~14g에 해당한다. 일본 점적 요법 연구 회장 야나기사와 아쓰오 박사는 〈링거 주사가 경구로 섭취하는 것보다 10배 효과가 있다〉고 설명했다.[1]

그러나 같은 달 다른 언론에서는 WHO와 국내 의사들을 인용하여 비타민 C 고농도 요법이 코로나19를 치료하거나 예방한다는 것은 근거가 없다고 주장했다.[2] 현대 의학에서 뜨거운 논쟁이 되는 비타민 C 임상 효과의 진실은 무엇일까?

라이너스 폴링의 비타민 C 고농도 요법

비타민 C가 유명세를 탄 것은 전적으로 라이너스 폴링 박사의 노력 덕분이다. 라이너스 폴링은 노벨상을 두 번 받은 미국의 화학자이다. 1954년에 화학상, 1962년에는 평화상을 수상하였으며, 양자역학의 원리를 화학 결합에 관련지어 분자 구조에 관한 연구에 적용한 최초의 한 사람이었으며 노벨 평화상은 핵무기에 관한 국제적 통제를 주장하고 핵 실험 반대 운동을 한 공로로 받았다. 분자 생물 의학과 분자 의학의 창시자인 이 위대한 석학은 1970년 「비타민 C와 감기」라는 보고서를 내면서 비타민 C 연구자로 대중들에게 알려졌다. 그는 1969~1974년 스탠퍼드 대학교에서 비타민 C에 관한 연구에 집중했다. 폴링 박사는 당시 일반 사람들이 복용하던 소량이 아닌 10g 이상의 고농도 비타민 C 를 매일 섭취하면 감기뿐만 아니라 다양한 질병을 예방할 수 있다고 발표했고, 의학계에 다양한 논란 거리가 되었다.

국내에서도 비타민 C 효능에 관한 연구가 활발히 진행되고 있으며, 감기나 바이러스 치료뿐 아니라 암 치료 연구에도 많이 사용된다. 매년 대한 비타민 연구회에서 주최하는 국제 학술 대회에서는 〈비타민 C가 암세포를 선택적으로 치료하는 메커니즘〉, 〈면역 질환을 대상으로 한 비타민 C의 조절 효과〉, 〈비타민 C의 유방암 재발 억제 효과〉 등에 대한 연구 결과를 공유하기도 했다. 그러나 아직은 암세포에 비타민 C를 주입하여 암세포 사멸을 관찰하는 연구를 했다거나 동물 실험 정도를 한 정도이다. 대규모 연구를 통해 비타민 C 고농도 요법의 암 치료나 예방을 증명하는 것은 아직은 한계가 있어 보인다. 폴링 박사가 〈비타민 C 주사 요법이 말기 암 환자의 생존 기간을 연장시켰다〉는 결과를 발표하자 미국 최고의 심혈관·뇌 전문 병원인 메이요 클리닉은 비타민 C 요법이 효과가 없다는 임상 연구 결과를 내놓았다. 결국 양측 연구 모두 오류가 발견돼 승부는 갈리지 않았다.

그러나 사스나 메르스 등 인류가 직면한 새로운 바이러스의 치료에 부분적으로 비타민 C 고농도 요법이 적용되면서 이 분야의 연구가 주목을 받고 있다.

항바이러스 임상 연구

비타민 C는 선천성 및 적응성 면역계의 다양한 면역 세포 기능을 지원함으로써 면역 방어 및 항바이러스에 기여한다. 비타민 C는 백혈구의 한 종류인 호중구와 같은 면역 세포를 축적하며 화학 주성(백혈구가 감염이 있는 부위로 이동하는 것), 식균(백혈구가 외부 감염원을 잡아 먹음), 활성 산소 제거 등으로 바이러스나 박테리아 등의 활동을 억제시키고 죽이는 역할을 하는 것으로 알려져 있다.

비록 사스와 메르스 같은 직접적인 코로나바이러스에서 비타민 C 고농도 복용에 대한 임상 연구는 발표되지 않았지만 감기나 인플루엔자 등 호흡기 바이러스 질환에 대한 임상 연구는 이미 많이 발표되었다. 소아 청소년 대상(3개월~18세)으로 진행된 8개의 이중 맹검 비교 임상 연구를 분석한 메타 분석 연구*에서는 고농도의 비타민 C가 위약군에 비해 감기 등 상기도 감염 발생 자체를 막는다는 결론은 내지 못했지만, 질병 일수를 평균 1.6일 정도 의미 있게 감소시켰다고 결론을 내렸다.[3] 이는 비타민 C가 질병 자체를 막는다기보다는 질병으로 인한 합병증 혹은 질병의 기간을 경감시키는 데 도움이 된다는 의미를 부여한다.

* 메타 분석meta-analysis은 같은 주제의 복수의 임상 연구들을 정량적인 기준으로 통일하여 비교 분석하는 기법을 말한다. 보통 메타 분석에서 의미 있는 결과를 내면, 임상적 근거 수준이 제일 높은 것으로 인정한다.

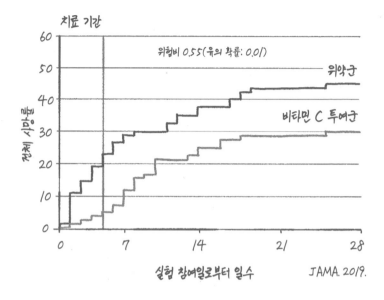

• 비타민 C 고농도 주사의 중증 호흡기 질환 합병증 예방 효과* •

치료 기간

위험비 0.55(유의 확률: 0.01)

위약군

비타민 C 투여군

전체 사망률

실험 참여일로부터 일수

JAMA. 2019.

그렇다면 비타민 C 고농도 주사는 폐렴이나 급성 호흡 부전 등의 중환자들에게 치료로 사용할 수 있으며, 합병증까지 예방할 수 있을까?

미국에서 7개의 대학 병원 중환자실 환자들을 대상으로 임상 실험한 결과가 2019년 미국의 유명한 의학 저널 『미국 의사 협회 지 *JAMA*』에 실렸다. 즉 실험에 참가한 167명을 각각 비타민 C 고

---

* 위험비는 위약군에 비해 실험군이 얼마나 위험을 감소 혹은 증가시켰는지를 보여 주는 비율이다. 위약군에 비해 비타민 C 투여군이 사망률을 55% 낮추었고, 이는 통계적으로 유의하다.

농도 주사군과 포도당 주사군(위약군)으로 나누어 16일 동안 매일 6시간마다 주사를 투여했다. 비타민 C 고농도군에는 몸무게 1kg당 50mg, 즉 60kg 환자에게 3g의 비타민 C 주사를 매일 6시간마다 4차례 투여한 것이다. 이는 60kg 환자의 경우 하루 12g에 해당되는 메가도스 정맥 주사이다. 그 결과 다음의 표에서 볼 수 있듯 두 군간의 염증 수치 등 임상 지표 개선에서는 큰 차이가 없었지만, 놀랍게도 28일째의 사망률을 비교하였을 때 위약군의 경우 45%가 사망을 한 반면, 비타민 C 고농도 투여군에서는 30%가 사망하여 사망의 위험도를 55%로 낮추었다(위험비-0.55).[4]

또 다른 연구에서는 중환자실의 인공호흡기를 단 중증 환자에서 비타민 C 고농도 주사가 효과적이었는지를 확인했다. 이 메타 분석에서는 비타민 C 고농도 주사를 쓴 군이 그렇지 않은 위약군에 비해 인공호흡기 착용일이 24% 정도로 줄었다고 보고했다. 즉 8개의 임상 연구에서 6개의 연구가 비타민 C가 효과가 있었다고 메타 분석을 통해 결론을 낸 것이다.

코로나바이러스 임상 연구

코로나19에 대하여 비타민 C 고농도 주사 효과에 대한 임상 연구는 중국의 한 병원에서 현재 진행 중이다. 임상 연구 사이트

(ClinicalTrials.gov)에 따르면 인공호흡기를 달고 있는 중증 코로나19 환자 140명을 대상으로 비타민 C 고농도(12g)를 하루 두 차례 일주일 투여 후 인공호흡기 제거율 및 28일 이후의 사망률 등을 보는 연구이다.[5] 한국에서도 이런 적극적인 연구가 진행되었으면 하는 바람이다.

그 이후 진행된 대표적인 항바이러스 효과가 있다고 알려진 비타민 C, 특히 고용량 비타민 C의 코로나바이러스 치료 및 예방 효과는 어떨까? 먼저 2021년 『당뇨병과 대사 증후군: 임상 연구와 리뷰』에 실린 시스템/메타 분석을 살펴보면 다음과 같다. 이 연구는 그동안 실시된 6개의 임상 시험 RCT(총 572명)를 메타 분석한 것이다(60면 표 참고).[6]

① 사망률, 중환자실 또는 병실 입원 시간, 기계 환기 일수

한마디로, 비타민 C를 투여한 군은 그렇지 않은 군에 비해 사망률, 중환자실이나 병실 입원 시간, 기계 환기 일수 등에 더 좋은 성적을 주지 못했다.

② 비타민 C 용량, 투입 방법, 환자의 중증도

좀 더 세분화해서 비타민 C의 용량을 구분해서 분석해 보았다. 그 결과 고농도 비타민 C에 임상 증상 개선의 경향은 있었지만, 통계적으로 차이는 없었다.

투입 방법을 경구와 정맥으로 나누어 분석해 보았는데, 그 결

과도 정맥 투여 방법이 좀 더 효과가 있는 경향성이 보였지만 통계적으로 의미는 없었다.

경증 환자보다 중증 환자에서 좀 더 치료 효과의 경향은 있었지만 역시 통계적 의미는 없었다.

6개의 임상 연구는 모두 소규모 연구였다. 고농도, 정맥 주사, 중증 환자 등에서 다소 치료의 경향성이 있었던 만큼 대규모 연구를 통해 치료 효과를 더 밝혀야 할 듯하다.

복용 방법 및 주의 사항

비타민 C는 어느 정도 복용해야 항바이러스 효과를 볼 수 있을까? 또 면역 향상에 도움이 되려면 얼마큼 복용하는 것이 좋을까?

식물과 대부분의 동물은 수용성인 비타민 C를 합성할 수 있지만, 사람은 체내 합성이 불가능하다. 따라서 반드시 식품 형태로 섭취해야 한다. 비타민 C라 함은 환원형의 아스코르브산(AA)과 산화형인 데히드로아스코르브산(DHA)을 모두 포함하며, 이중 아스코르브산이 체내에서 활성화되기 쉬워서 시중엔 환원형 비타민 C 제품이 대부분이다. 산화형 비타민 C도 체내에서 환원형으로 전환된다. 비타민 C를 다량으로 함유하는 식품은 오렌지, 감귤류, 레몬, 토마토, 고추, 피망, 키위, 감자, 브로콜리, 양배추, 시금치 등과 같은 신선한 과일과 채소다. 비타민 C는 오래 저장하거나 가열을 하면 일부 소실되기 때문에 섭취에 유의해야 한다.

그러나 이런 일상적인 음식을 통한 비타민 C의 함량으로는 항 바이러스 효과를 기대하기는 어렵다. 보통 1일 권장량은 비타민 C 100mg으로 알려져 있다. 일일 권장량은 결핍을 피하기 위한 최소한의 필요 용량이다. 대부분의 임상 연구에서는 일일 권장량의 10배 이상에서 100배 즉, 최소 하루 1g에서 10g 정도를 투여하여 그 효과를 연구하고 있다. 주사 요법에서는 하루 기준으로 체중 1kg당 50~200mg, 즉 60kg이면 3~12g 정도의 고용량 비타민 C 투여를 적용하고 있다. 경구용으로 나온 경우 알약 형태로는 한계가 있어서 3~10g 파우더 형태로 복용하기도 한다. 자신에게 맞는 고농도 비타민 C를 쉽게 알 수 있는 방법은 체중 1kg당 0.1g에서 시작하여 설사를 일으키지 않는 용량까지 서서히 올리는 것이다.

비타민 C 고농도 정맥 주사 역시 1분당 0.5g 이상을 투여할 경우 혈관에 통증을 일으켜 환자가 불편할 수 있다. 그렇기에 대부분의 임상 현장에서는 30분에 10g 정도의 메가 주사 요법을 사용한다. 일부 암 환자를 보는 클리닉에선 이보다도 훨씬 많은 50~80g까지를 정맥 주사로 한 번에 주기도 한다.

이렇게 많은 용량의 비타민 C를 매일 복용하거나 병원에서 주사로 투여해도 정말 문제가 없을까? 비타민 C는 수용성이라 인체에서 독성이 생기는 수준의 농도가 되면 바로 신장을 통해 배설하기에 고농도 투여에 따른 큰 부작용은 없는 편이다. 그러나 경구 복용 시 생기는 가장 흔한 부작용은 오심, 설사, 위 경련, 복통 등 주로 위장관 이상 증상으로 알려져 있다. 또한 요산 배설량이 증가하고 수산 배출로 인해 신장 결석 위험이 있으므로 신장 기능을 수시로 확인해야 한다. 그리고 철분이 너무 많아서 생기는 병인 혈색소 침착증 환자는 철분의 과다 흡수에 의한 조직 손상 위험이 있다. 거꾸로 말하면 빈혈 환자는 비타민 C와 같이 철분제를 복용하면 흡수에 도움이 된다. 아주 드물게 선천적으로 포도당-6-인산 탈수소 효소가 결핍되어 있는 환자(G6PD)에게 비타민 C 고용량을 투여할 때 적혈구가 깨지는 현상인 용혈이 발생할 수 있으므로 주의해야 한다. 대부분의 이런 환자들은 평생 무증상으로 본인이 이런 병에 걸렸는지도 모르다가 특정 약물 복용 시 부작용으로 혈뇨 및 황달, 빈혈 등이 생겨 뒤늦게 알 수 있으니 유의하도록 하자. 다행히 이 유전 질환은 중동이나 유대인 등에서는 흔하나 우리나라에선 거의 없다.

비타민 C 고농도 요법은 감기에 자주 걸리는 사람이나 암 환자 등 면역이 약한 사람에게 일차적으로 권고할 만하며, 바이러스로 인한 이차적 합병이나 중증 질환으로의 이환을 막는 데 효과적이라고 알려져 있으나 아직 코로나바이러스에 대해서는 긍정적인 치료 및 예방 효과를 보는 직접적인 연구 결과가 없다. 그러나 비타민 C 고농도 요법은 비교적 부작용이 없으며 손쉽게 저렴한 비용으로 적용해 볼 수 있는 대표적인 항바이러스 영양으로 권고할 만하다.

• 비타민 C의 코로나바이러스 임상 연구의 메타 분석 정리 •

a) 치명률

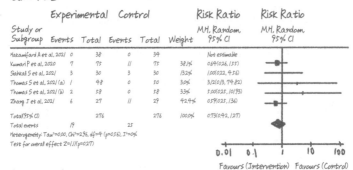

Study or Subgroup	Experimental Events	Total	Control Events	Total	Weight	Risk Ratio M.H, Random, 95% CI	Risk Ratio M.H, Random, 95% CI
Hakamifard A et al. 2021	0	38	0	34		Not estimable	
Kumari P et al. 2020	7	75	11	75	38.1%	0.64 (0.26, 1.55)	
Sahkali S et al. 2021	3	30	3	30	13.2%	1.00 (0.22, 4.56)	
Thomas S et al. 2021 (a)	1	48	0	50	3.0%	3.12 (0.13, 74.82)	
Thomas S et al. 2021 (b)	2	58	0	58	3.3%	5.00 (0.25, 101.93)	
Zhang J et al. 2021	6	27	11	29	42.4%	0.59 (0.25, 1.36)	
Total (95% CI)		276		276	100.0%	0.73 (0.42, 1.27)	
Total events	19		25				

Heterogeneity: Tau²=0.00, Chi²=2.96, df=4 (p=0.56), I²=0%
Test for overall effect Z=1.11 (p=0.27)

0.01 0.1 1 10 100
Favours (Intervention)   Favours (Control)

b) 중환자실 입원 기간

Study or Subgroup	Experimental Mean	SD	Total	Control Mean	SD	Total	Weight	Std. Mean Difference IV, Random, 95% CI	Std. Mean Difference IV, Random, 95% CI
Zhang J et al. 2021	22.9	14.8	27	17.8	13.3	29	41.2%	0.36 (-0.17, 0.89)	
Sahkali S et al. 2021	6.9	3.89	30	5.7	1.57	30	44.0%	0.40 (-0.11, 0.91)	
Darbar M et al. 2021	14.1	4.2	10	15	3.3	10	14.9%	-0.23 (-1.11, 0.65)	
Total (95% CI)			67			69	100.0%	0.29 (-0.05, 0.63)	

Heterogeneity: Tau²=0.00, Chi²=1.57, df=2 (p=0.46), I²=0%
Test for overall effect Z=1.67 (p=0.09)

-1 -0.5 0 0.5 1
Favours (Intervention)   Favours (Control)

c) 전체 병원 입원 기간

Study or Subgroup	Experimental Mean	SD	Total	Control Mean	SD	Total	Weight	Std. Mean Difference IV, Random, 95% CI	Std. Mean Difference IV, Random, 95% CI
Hakamifard A et al. 2021	7.95	3.18	38	8.03	2.83	34	25.0%	-0.03 (-0.49, 0.44)	
Kumari P et al. 2020	8.1	1.8	75	10.7	2.2	75	25.9%	-1.29 (-1.64, -0.93)	
Sahkali S et al. 2021	9.2	3.89	30	7.57	6.23	30	24.6%	0.31 (-0.20, 0.82)	
Zhang J et al. 2021	35	17	27	32.8	17	29	24.5%	0.13 (-0.40, 0.65)	
Total (95% CI)			170			168	100.0%	0.23 (-1.04, 0.58)	

Heterogeneity: Tau²=0.63, Chi²=38.08, df=3 (p<0.00001), I²=92%
Test for overall effect Z=0.56 (p=0.57)

-1 0.5 0 0.5 1
Favours (Intervention)   Favours (Control)

d) 기계 환기 투입 기간

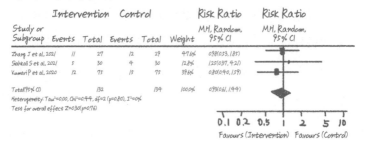

Study or Subgroup	Intervention Events	Total	Control Events	Total	Weight	Risk Ratio M.H, Random, 95% CI	Risk Ratio M.H, Random, 95% CI
Zhang J et al. 2021	11	27	12	29	47.6%	0.98 (0.53, 1.85)	
Sahkali S et al. 2021	5	30	4	30	12.8%	1.25 (0.37, 4.21)	
Kumari P et al. 2020	12	75	15	75	39.6%	0.80 (0.40, 1.59)	
Total (95% CI)		132		134	100.0%	0.93 (0.61, 1.44)	

Heterogeneity: Tau²=0.00, Chi²=0.44, df=2 (p=0.80), I²=0%
Test for overall effect Z=0.30 (p=0.76)

0.1 0.2 0.5 1 2 5 10
Favours (Intervention)   Favours (Control)

당뇨병과 대사 증후군: 임상 연구와 리뷰. 2021.

비타민 C

영양소	비타민 C
음식	고추, 키위, 청피망, 오렌지 등
항바이러스 작동 방식	선천성 및 적응성 면역, 세포 증식, 강력한 항산화 효과
다른 질병 예방 효과	고혈압 및 심장질환, 일부 암, 기억력 강화
항바이러스 연구	★★★★ 발병 기간 단축 및 중증 합병증 예방
주의할 부작용	신장 결석 위험(경구 투여 시)
용량 추천	1~10g/하루(투여 목적에 따라 다름)
복용 방법	아침 식전에 복용(수용성이므로 빈 속에 흡수)

연구 검증 단계 ★★★★ 바이러스 예방 및 치료에 대한 메타 분석 ★★★ 바이러스 예방 및 치료에 대한 복수의 임상 연구(RCT 혹은 코호트 연구) ★★ 바이러스 예방 및 치료에 대한 단수의 임상 연구 ★ 바이러스 연관 질환과의 연관성 연구 ☆ 동물 연구 수준

7
코로나19를 이기는 가장 확실한 영양제 비타민 D

진료실에서 많이 하는 면역 관련 검사 중 하나가 비타민 D 검사이다. 이제는 꽤 알려져 있어서 환자들이 먼저 요청하기도 한다. 최근에는 3개월에 한 번씩 맞는 주사 요법으로 간단하게 보충할 수 있어서 매일 먹는 다른 비타민에 비해 비교적 쉽게 부족한 영양을 채울 수 있다.

하늘에서 쏟아지는 공짜 영양제라는 별명이 붙어 있는 비타민 D는 비타민 중에서 유일하게 호르몬으로 분류가 된다. 그만큼 많은 역할을 하는 이 비타민 D에는 얼마큼의 면역과 항바이러스 효과가 있는지 알아보자.

2020년 3월 24일 미국 질병 통제 예방 센터(CDC)의 전 국장 톰 프리든 박사가 「폭스 뉴스」에 코로나19의 감염 위험이 비타민 D에 의해 감소될 수 있다며 다음과 같은 주장을 이어 갔다.

코로나19 치료제와 관련해 기적의 치료법이 있다고 터무니없는 주장을 하지만, 과학계는 비타민 D가 특히 비타민 D 수치가 낮은 사람들의 면역 체계를 강화시킬 수 있다는 가능성(아직 입증되지는 않았지만)을 지지합니다.

비타민 D 보충제는 호흡기 감염의 위험을 줄이고 사이토카인 생성을 조절하며 인플루엔자와 같은 다른 바이러스의 위험을 제한할 수 있습니다.

호흡기 감염은 염증 세포가 신체 전체의 장기를 손상시키는 악순환인 사이토카인 폭풍을 초래할 수 있으며, 이는 코로나19에 감염된 사람들의 사망률을 증가시킵니다. 적절한 비타민 D는 잠재적으로 코로나19에 취약한 집단에게 어느 정도의 보호를 제공할 수 있습니다. 현재 우리는 비타민 D 결핍이 코로나19의 중증도에 어떤 역할을 하는지 알 수 없습니다. 그러나 미국에서의 비타민 D 결핍 유병률이 높기 때문에 사람들에게 적절한 일일 복용량의 비타민 D 섭취를 권하는 것은 좋습니다.

대부분의 사람들의 신체는 햇빛에 노출될 때 피부에서 비타민 D를 생성합니다. 신체에서 충분한 비타민 D를 생산하기 위해서는 하루에 약 15분의 직사광선이 필요합니다. 피부가 어두운 사람들은 같은 양을 만들기 위해 햇빛에 더 오래 노출될 필요가 있습니다. 또한 겨울에 북반구 지역의 사람들은 햇빛에서 비타민 D를 만들지 못할 수 있습니다. 선크림은 필요한 노출 시간을 연장시킵니다. 그렇기 때문에 많은 사람들은 비타민 D 보충제를 필요로 합니다.

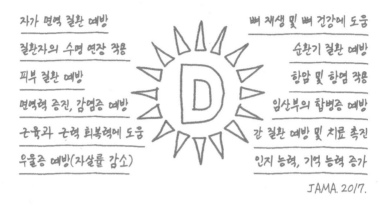

• 비타민 D의 다양한 임상 효과 •

자가 면역 질환 예방
질환자의 수명 연장 작용
피부 질환 예방
면역력 증진, 감염증 예방
근육과 근력 회복력에 도움
우울증 예방(자살률 감소)

뼈 재생 및 뼈 건강에 도움
순환기 질환 예방
항암 및 항염 작용
임산부의 합병증 예방
간 질환 예방 및 치료 촉진
인지 능력, 기억 능력 증가

JAMA. 2017.

비타민 D는 비타민 B, C와 더불어 전 국민이 가장 많이 복용하는 영양소이다. 특히 2000년 후반부터 비타민 D 연구가 본격화되면서 비타민 D 결핍과 연관된 질병들이 소개되었고 건강 검진 프로그램 등에 비타민 D가 포함되면서 의사들의 처방 권유로 많은 사람들이 비타민 D를 복용하기 시작했다. 미국의 한 조사에 의하면 의사들이 가장 많이 복용하는 영양제도 비타민 D이다. 연관된 대표적 질병으로는 가장 잘 알려진 골다공증이 있고 그 외에도 심혈관 질환, 당뇨, 치매 등이 있다. 위암, 대장암, 전립선암 등 주요 암 질환도 비타민 D 결핍과 관련된다는 연구 결과들이 발표되어 왔다.[1] 특별히 비타민 D는 우울증, 불면증 등 정신 건강과도 연결되어 있기에 스트레스가 많은 사람들에게 비타민 D는 여러 가지로 도움이 된다.

비타민 D가 한국에서 특별히 관심을 받는 것은 대한민국 국

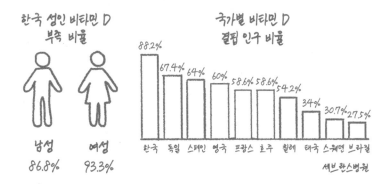

• 비타민 D 부족 얼마나 심각한가? •

한국 성인 비타민 D
부족 비율

남성
86.8%

여성
93.3%

국가별 비타민 D
결핍 인구 비율

88.2%
67.4%
64%
60%
58.6% 58.6%
54.2%
34%
30.7% 27.5%

한국 독일 스페인 영국 프랑스 호주 칠레 태국 스웨덴 브라질

세브란스병원

민, 특히 여성의 비타민 D 결핍이 전 세계에서 가장 높은 편이기 때문이다. 무려 한국인의 93% 정도가 비타민 D 결핍이며, 여성은 95% 이상이 비타민 D 결핍이다.[2] 한국 사람들이 전 세계에서 가장 비타민 D 결핍이 높은 이유는 그만큼 많은 사람들이 직장이나 학교 등 주간 시간에 실내에서 많이 활동을 하고 또 외출 시 모자, 마스크 및 선크림 등으로 햇볕 차단을 하려는 한국인들의 특징도 한몫을 하기 때문이다.

항바이러스 임상 연구

비타민 D는 외부의 세균이나 바이러스 등을 잡아먹어 무력화시키는 대식 세포를 활성화시키고 면역 세포에서 항균 작용이 있

는 물질인 카텔리시딘을 합성하여 세균이나 바이러스를 제균한다. 또한 면역 세포인 B 세포(항체를 만들어 외부의 침입을 막는 면역 세포) 및 T 세포(직접 바이러스를 공격하는 면역 세포)를 활성화시키는 것으로 알려져 있다.[3]

비타민 D와 관련된 가장 대표적인 임상 연구로는 일본 지케이카이 대학교에서 발표한 연구로, 2009년 인플루엔자 H1N1의 대유행 시 일본의 한 고등학교 학생들에게 두 달간 비타민을 투여 후 인플루엔자의 발병을 보는 것이었다. 즉 고교생 148명에게는 2,000IU의 고용량 비타민 D를 매일 복용하게 하고, 99명에게는 위약을 투여했는데 그 결과 첫 한 달 동안에 위약군에서는 인플루엔자에 걸린 학생이 8.1%인 반면, 비타민 D 복용군에서는 1.4%로 크게 감소해서 비타민 D의 인플루엔자 예방 효과가 있는 듯했다. 그러나 실험이 끝나는 두 달 뒤에는 두 군에서 인플루엔자 감염의 큰 차이는 없었다.[4] 비록 두 달 뒤에는 효과의 차이가 없었지만 단기간 내 비타민 D 복용은 인플루엔자 대유행 시 예방 효과가 있다고 할 수 있다.

유아와 학동기의 소아들을 대상으로 비타민 D 연구를 분석한 다른 논문에서는 아이들의 경우 매일 1,200IU의 비타민 D가 계절성 인플루엔자의 예방에 적합하다고 결론을 냈다. 2,000IU를 매일 복용할 때 인플루엔자의 발생이 50% 정도 줄었다.[5] 또 다른 연구에서는 1~5세 대상의 아이들에게 저농도(400IU)와 고농도(1,000IU)의 비타민 D를 매일 복용하게 했는데 두 군 모두 유의

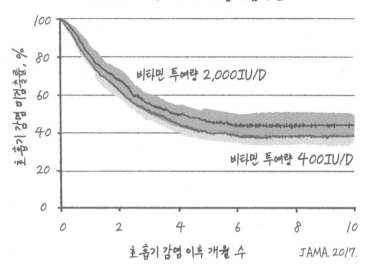

미하게 상기도 감염 확률을 낮추었으며, 저농도와 고농도의 차이는 없었다.[6] 즉 아이들에게는 낮은 용량의 비타민 D를 복용하게 해도 충분한 수준의 비타민 D 혈중 농도를 유지할 수 있다.

코로나바이러스 임상 연구

영양제 중 코로나19와 관련된 임상 연구가 가장 많이 진행된 것이 비타민 D이다.

• 비타민 D의 코로나19 치료 효과에 대한 메타 분석 •

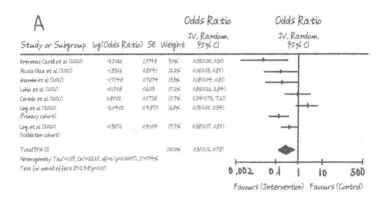

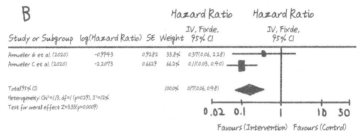

메타 분석 결과, 비타민 D의 중환자실 입원 및 치명률에 대한 임상 효과
(A), 비타민 D를 복용하지 않는 군에 비해 복용한 군의 발생 비율은 0.31, 즉
31%로 발생률이 낮다(B). 비타민 D를 복용하지 않는 군에 비해 복용한 군의
위험도는 0.17, 즉 17% 정도로 덜 위험하다.
내분비 학회지, 2021.

① 비타민 D의 코로나19 치료 효과

코로나19 초기부터 미국 CDC에서도 비타민 D가 코로나19를
이기는 데 도움된다고 하면서 혈중 농도를 30~60ug/dl 이상을
유지할 것을 권고했었다. 2021년 『내분비 학회지』에 실린 기존

에 시행된 11개 임상 연구의 메타 분석 결과 비타민 D 복용이 중환자실 입원을 59% 감소시켰고, 치명률을 19% 줄였다.[7]

② 비타민 D의 코로나19 예방 효과

또 다른 연구 논문을 발표한 2021년 『국제 전염병 저널』에서는 36만 명 대상의 연구에서 낮은 혈중 비타민 D가 코로나19를 43% 더 걸리게 했다고 한다.[8] 이 같은 연구 논문의 결론에 따라 60세 이상을 포함한 모든 고위험군에서 비타민 D 고용량 복용을 권유해야 한다.

③ 비타민 D 유전자의 코로나19 위험도 연관성

마지막으로 비타민 D 관련 유전자와 코로나19 감염은 어떨까? 2021년 『영양 프런티어』에 실린 연구를 보면, 비타민 D, 셀레늄, 아연 등 관련 유전자와 코로나19 감염의 상관관계를 보여주고 있다. 이들 유전자의 변이에 따라 코로나19의 중등도 위험도가 0.21~5.1배 차이가 나는 것이다.[9]

이런 연구들이 거듭되면 유전적으로도 코로나바이러스에 더 취약한 그룹을 알게 되고, 그런 그룹에 어떤 영양소를 우선 처방할 것인가에 관한 가이드도 나오게 될 것이다.

복용 방법 및 주의 사항

비타민 D는 햇볕을 통해서 우리 몸속에서 합성하는 것으로 알려져 있다. 충분한 햇볕을 쬐는 것이 면역 향상과 바이러스 예방에 도움이 된다. 그러나 여러 가지 이유로 햇볕을 충분히 쬐지 못할 경우에는 비타민 D 보충제를 통한 충분한 공급이 필요하다. 특별히 비타민 D의 혈중 농도와 면역은 상관관계가 있는데, 적어도 바이러스 대유행기에는 혈중 농도가 30~60ng/ml 정도 유지되는 것이 좋다. 이를 위해서는 2,000~4,000IU의 비타민 D를 매일 공급해야 한다. 만약 고도 비만 환자라면 4,000~7,000IU를 복용하는 것이 좋다. 소아, 청소년은 비타민 D 복용량을 더 낮추어 1,200~2,000IU만으로도 충분하다.

비타민 D 복용은 언제 하면 좋을까? 비타민 D는 지용성이라 식사 직후에 먹는 것이 가장 좋다. 만약 매일 먹는 것이 귀찮다면 고용량의 비타민을 일주일에 한 번 복용해도 어느 정도는 효과가 있다. 즉 비타민 D는 간에서 저장되어 있다가 필요할 때 조금씩 사용되기 때문이다. 즉 매일 2,000IU를 복용하나, 1주 1회 1만 4,000IU를 복용하나, 한 달에 한 번 6만IU를 복용하나 2달 뒤 혈중 비타민 D 농도를 재면 거의 비슷하다. 이런 이유로 병원에서는 3개월 단위로 비타민 D 주사를 놓기도 한다.

비타민 D의 부작용이 있을까? 지용성인 비타민 D는 다른 지용성 비타민들과 달리 매우 안전한 비타민 중 하나이다. 그러나

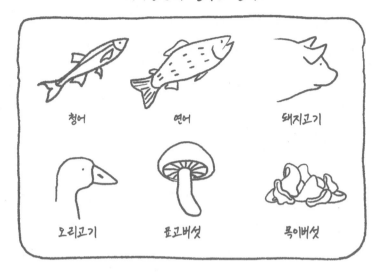

청어 연어 돼지고기

오리고기 표고버섯 목이버섯

비타민 D의 주요 역할 중 하나가 칼슘의 체내 이동을 증가시키는 것이기 때문에 다량의 비타민 D를 복용하면 고칼슘 혈증이 발생할 수 있다. 그러나 혈중 농도가 120IU를 넘을 때나 생기는 드문 경우이므로 크게 염려하지 않아도 된다.

혹시 다른 약을 복용할 때 비타민 D가 영향을 줄 수 있을까? 대부분의 약과 비타민이 간의 사이토크롬P450이라는 효소에 의해서 대사되는데, 특정 약물과 비타민 D가 서로 충돌할 수 있다. 예를 들어 스테로이드, 무좀약, 간질약, 제산제로 많이 쓰이는 알루미늄 등은 같이 복용하는 비타민 D의 농도를 떨어뜨릴 수 있다. 비타민 D에 의해 효과가 떨어지는 약물로는 노바스크 같은 유명한 혈압 약 등도 있다. 이런 종류의 약을 복용하려면 복용

2~3시간 전에 비타민 D를 복용하는 것이 좋다.

비타민 D가 풍부한 음식은 무엇이 있을까? 상대적으로 다른 영양소와 달리 비타민 D는 음식보다 햇볕에 의해 더 많이 합성이 되지만, 햇볕에 많이 노출되지 않는 상황이라면 다음의 음식들을 기억하자. 생선류로는 등푸른 생선인 청어, 연어에 비타민 D가 많고, 돼지고기, 오리고기에도 풍부하다. 표고버섯이나 목이버섯 등에도 충분히 들어 있다. 버섯은 마른 버섯이 좋다. 버섯을 말리는 과정 중에 자연스럽게 비타민 D가 만들어지기 때문이다. 음식을 할 때 버섯을 데치거나 열을 가해도 크게 비타민 D는 손상되지 않는다. 비타민 D가 강화된 우유도 비타민 D 농도 유지에 도움이 된다. 비타민 D 강화된 우유 두 잔은 오렌지 주스 4잔, 달걀 노른자 20개, 슬라이스 치즈 17개를 먹는 것과 같다.

요약하면, 비타민 D는 일부 임상 연구를 통해 바이러스 예방 효과가 있다고 알려져 있으며, 최근 2년간 많은 연구에서 코로나 바이러스에 대한 치료 및 예방 효과가 있다고 발표되었다. 비타민 D 혈중 농도에 충분히 다다를 수 있도록 고용량의 비타민 D를 섭취하거나 자주 햇볕을 쬐는 것이 좋다.

비타민 D

영양소	비타민 D
음식	청어, 연어, 돼지고기, 오리고기, 표고버섯, 비타민 D 강화 우유
항바이러스 작동 방식	대식 세포 활성화, T 세포 및 B 세포 활성화
다른 질병 예방 효과	골다공증, 일부 암, 심혈관 질환, 우울증 및 치매 등
항바이러스 연구	★★★★ (코로나바이러스에 대한 임상 연구가 가장 많음)
주의할 부작용	고농도 비타민 D 복용 시 고칼슘 혈증 (드물게 발생)
용량 추천	성인 2,000~4,000IU/하루 소아, 청소년 800~1,000IU/하루
복용 방법	식사 직후에 복용

연구 검증 단계 ★★★★ 바이러스 예방 및 치료에 대한 메타 분석 ★★★ 바이러스 예방 및 치료에 대한 복수의 임상 연구(RCT 혹은 코호트 연구) ★★ 바이러스 예방 및 치료에 대한 단수의 임상 연구 ★ 바이러스 연관 질환과의 연관성 연구 ☆ 동물 연구 수준

8
강력한 항산화제
비타민 E

비타민 E는 알파토코페롤, 베타토코페롤, 감마토코페롤 등 8개의 서로 다른 화학적 물질의 총칭이다. 그중 알파토코페롤이 사람의 생리 활동에 가장 영향을 미치고 인공적인 합성도 가능하다. 우리가 먹는 대부분의 비타민 E는 알파토코페롤로 보면 된다.

비타민 E는 비타민 C와 함께 가장 강력한 항산화제이다. 잘 알려진 항산화제들은 서로 상호 작용을 통해 항산화제의 역할을 더욱 강화한다. 즉, 몸에 좋은 비타민 E도 지나치게 많아지면 그 자체가 산화가 되어 오히려 몸을 공격하는데, 이때 비타민 C가 비타민 E를 다시 환원시켜 주는 역할을 한다. 이 환원된 비타민 E는 환원형 코엔자임 Q10에 의해 다시 비타민 E로 재생된다.

한 가지 항산화제만 복용하면 그것이 오히려 산화 물질이 되어 독이 될 수 있다. 2007년에 비타민 A와 E 장기 복용이 오히려 암을 일으킨다는 코펜하겐 연구는 대중들에게 충격을 주었다. 비타민 A와 E 등이 항산화 기능을 하고 나면 산화 물질로 변하여 세포를 공격한다는 것이다. 따라서 비타민 C 같은 다른 항산화 영양소가 필요하다.

다시 말해 비타민 C, 코엔자임Q10, 비타민 E, 글루타티온, 알파리포산 등 여러 항산화제가 함께 있어야 항산화제의 역할을 제대로 한다. 이를 항산화 네트워크라고 한다. 이런 항산화 네트워크는 노화된 미토콘드리아가 만드는 산화 손상을 막는다. 특별히 비타민 C와 비타민 E는 좋은 궁합으로 알려져 있다.

강력한 항산화제인 비타민 E는 인체에 여러 가지 긍정적인 역할을 한다. 『영양학 연구』에 발표된 연구에서는 비타민 E가 풍부한 한 주먹의 피칸을 식단에 첨가하면 관상 동맥 질환을 예방하는 데 도움이 된다고 하였다.

또한 미국 노스캐롤라이나 의과 대학의 소아과 전문의 미셸 에르난데스 박사는 비타민 E에 들어가 있는 감마토코페롤이 기도의 염증을 감소시키고, 폐의 점액질을 증가시켜서 천식을 억제한다는 연구 결과를 발표하였다. 그 외 비타민 E는 말초 신경 장애의 호전, 손발 저림과 수족 냉증 등의 호전, 혈전 생성의 억제 등에 도움이 된다고 알려져 있다.

이런 강력한 비타민 E는 바이러스 억제에 어떤 역할을 할까?

• 항산화 네트워크 원리 •

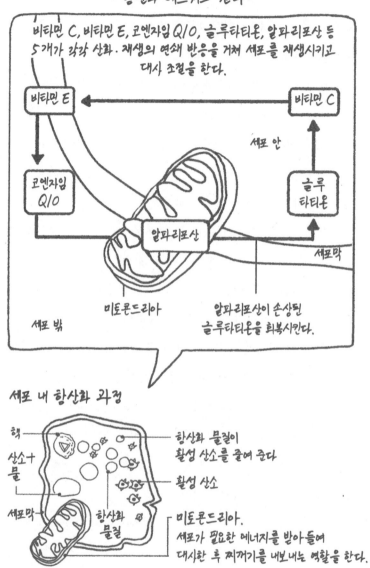

비타민 C, 비타민 E, 코엔자임 Q10, 글루타티온, 알파리포산 등 5개가 각각 산화ㆍ재생의 연쇄 반응을 거쳐 세포를 재생시키고 대사 조절을 한다.

비타민 E

비타민 C

세포 안

코엔자임 Q10

글루 타티온

알파리포산

세포막

미토콘드리아

알파리포산이 손상된 글루타티온을 회복시킨다.

세포 밖

세포 내 항산화 과정

핵

산소 + 물

세포막→

항산화 물질

항산화 물질이 활성 산소를 줄여 준다

활성 산소

미토콘드리아.
세포가 필요한 에너지를 받아들여 대사한 후 찌꺼기를 내보내는 역할을 한다.

항바이러스 임상 연구

인플루엔자나 코로나바이러스 같은 호흡기 바이러스는 기관지의 원주 모양 섬모 상피에서 바이러스 복제를 통해 폐 손상을 일으키고, 이런 손상에 의해 유발되는 활성 산소의 증가는 다시 소혈관 내막의 지질막에 광범위한 손상을 일으킨다. 바이러스 감염, 활성 산소의 생성, 산화 스트레스는 마치 버뮤다 삼각 지대처럼 상승 작용하여 DNA 손상과 지질 산화, 대식 세포의 증식과 단백질 산화 등을 일으켜 폐를 손상시킨다.[1] 비타민 E 자체가 면역 항체를 만들거나 염증 세포를 증식시키지는 않지만, 바이러스로 인한 폐 손상의 주범인 산화 과정을 방지함으로 항바이러스 효과를 가질 수 있다.

동물 실험과 임상 연구를 통해 비타민 E가 폐의 염증을 낮추고, 폐 질환의 증상을 완화시킨다는 것이 여러 차례 증명이 되어 왔다. 즉 비타민 E가 폐의 산화 손상을 막는 것은 분명하다.

인플루엔자에 감염시킨 쥐를 대상으로 하루에 한 번 비타민 E(60mg/kg)와 비타민 C(80mg/kg)를 복강을 통해 투여한 후 5일, 7일 후에 쥐의 간, 혈액 등에서 염증 및 항산화 수치 등을 측정했다. 그 결과 비타민 E와 C를 동시에 투여한 군에서 뚜렷하게 염증 수치의 감소, 항산화 수치의 증가를 관찰할 수 있었다.[2]

인플루엔자의 치료제로 쓰이는 항바이러스제인 오셀타미비르와 비타민 E의 병행 투여에 대한 강력한 효과에 대한 연구가

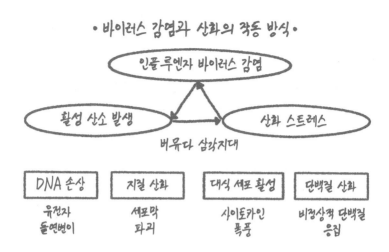

• 바이러스 감염과 산화의 작동 방식 •

인플루엔자 바이러스 감염

활성 산소 발생 → 산화 스트레스
버뮤다 삼각지대

DNA 손상	지질 산화	대식 세포 활성	단백질 산화
유전자 돌연변이	세포막 파괴	사이토카인 폭풍	비정상적 단백질 응집

2016년에 보고된 바 있다. 역시 인플루엔자에 감염된 쥐에 하루 세 차례 오셀타미비르를 복용하게 하고, 복강으로 비타민 E를 투여했을 때, 쥐의 사망률이 78%나 감소되었고, 폐의 산화 손상도 감소되었다.[3]

그러나 아직은 사람을 대상으로 한 비타민 E 복용의 항바이러스 연구는 보고된 바가 없다. 그럼에도 활성 산소로 인한 폐 손상, 간 손상 그리고 사이토카인 폭풍을 막기 위해서라도 비타민 E에 대한 지속적인 연구와 임상 활용이 필요하다. 코로나바이러스에 대한 직접적인 비타민 E 효과에 대한 임상 연구는 아직 발표되지 않고 있다.

복용 방법 및 주의 사항

비타민 E는, 합성 호르몬도 시중에 많이 나와 있지만 천연 호르몬도 쉽게 구할 수 있다. 천연 호르몬은 용기 뒤에 적혀 있는 성분 표기에 디알파토코페롤D-α-tocoperol이라고 표기되어 있는데 이는 합성 호르몬보다 효율이 좋다.

비타민 E의 섭취량은 알파토코페롤의 mg 혹은 IU로 표기되는데, 1IU는 천연 비타민의 경우 0.67mg, 합성 비타민의 경우 0.45mg에 해당된다. 우리나라 성인의 비타민 E 권장 섭취량은 12mg이고 최대 섭취량은 540mg이다. 종합 비타민에는 보통 35IU(25mg)가 들어 있지만 비타민 E 단독 영양제의 경우 보통 400IU가 많다. 그러나 높은 용량의 비타민 E(800IU)는 오히려 심장병의 위험이 있다는 연구가 있으므로 고농도 비타민 E의 적절한 용량은 400IU 정도라고 생각하는 것이 좋다.[4] 1,000IU 이상의 비타민 복용 시 두통, 피로, 구역질, 근무력, 위장 장애의 부작용이 있을 수 있으며, 비타민 K의 기능을 떨어뜨려 여러 장기들에서의 출혈 위험이 생길 수 있다.

비타민 E를 음식으로 보충하려면 어떤 음식을 먹어야 할까? 해바라기 씨앗 100g에는 35mg의 비타민 E가 들어 있다. 아몬드 30g에는 8mg의 비타민 E가 들어 있다. 이외에 100g을 기준으로 잣 9.3mg, 땅콩 8.3mg, 아보카도 2.1mg, 키위 1.5mg, 블랙베리 1.2mg의 비타민 E가 각각 들어 었다. 이들 음식을 충분히 섭취할

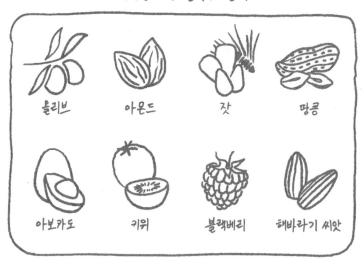

올리브　　아몬드　　잣　　땅콩

아보카도　　키위　　블랙베리　　해바라기 씨앗

수 있으면 영양제 형태보다 더 건강에 좋을 것이다.

따라서 비타민 C, 글루타티온과 함께 대표적인 항산화 영양소인 비타민 E는 직접적인 항바이러스 임상 연구는 없지만, 작용원리상 바이러스로 인한 산화 손상을 방지하는 데 큰 도움이 된다. 고용량 복용 시 부작용이 있을 수 있는 지용성 비타민이므로 적정한 용량을 복용하도록 하자.

비타민 E

영양소	비타민 E
음식	올리브, 아보카도, 잣, 땅콩, 키위 등
항바이러스 작동 방식	강력한 항산화로 인한 폐 손상 감소
다른 질병 예방 효과	심혈관 질환 예방, 일부 암 예방, 치매 예방
항바이러스 연구	☆ 동물 연구 수준
주의할 부작용	고용량 복용 시 출혈 위험
용량 추천	400IU(275mg)/하루
복용 방법	식후에 복용

연구 검증 단계 ★★★★ 바이러스 예방 및 치료에 대한 메타 분석 ★★★ 바이러스 예방 및 치료에 대한 복수의 임상 연구(RCT 혹은 코호트 연구) ★★ 바이러스 예방 및 치료에 대한 단수의 임상 연구 ★ 바이러스 연관 질환과의 연관성 연구 ☆ 동물 연구 수준

9
대표적 면역 미네랄
아연

미국 샌디에이고 대학교의 병리학 교수이자 1970년부터 코로나바이러스를 연구해 온 제임스 롭 교수가 전염병 확산을 방지하기 위한 필수 행동으로 손 씻기, 마스크 착용, 일회용 장갑 사용 등과 함께 아연 사탕를 권유하면서 미국에선 이 제품이 품절되었다.[1]

한국의 언론에서도 코로나19를 이기는 대표적인 면역 영양소로 아연을 꼽으면서 아연의 구매가 늘고 있다. 아이들 키 성장 영양제로 잘 알려진 아연이 바이러스를 이길 수 있게 하는지 살펴보도록 하자.

아연의 결핍에 대한 보고는 1961년 인도의 아난다 프라사드 의학 박사 등에 의해서 발표되었다. 프라사드는 중동 지역 남자들에게서 고환이 작고 지능이 떨어지는 케이스가 빈번한데 이것은 아연 결핍이 원인일 수 있음을 처음으로 제기했다. 중동은 빵과 콩 등이 주식인데, 여기에 높은 비율로 함유된 피틴산이 아연 흡수를 방해하여 아연 결핍을 유발시킨 것으로 조사되었다. 아연의 주요 기능은 DNA 복제에 필수적이라 부족 시에 남성 성선 발달의 지연, 키 성장 억제, 상처 치유의 지연 등이 발생한다. 또한 아연 결핍은 설사, 탈모 등을 일으키는데 저개발국에서 흔히 생기는 설사병에 아연을 공급하면 호전되는 경우가 많다. 한국에서 심각한 아연 결핍은 드물지만 위장관 수술을 받은 사람, 궤양성 대장염 같이 소화기 질환이 있는 사람은 아연 흡수가 잘 안 되고 소변으로 많이 빠져나가 부족하기 쉽다. 또한 채식주의자는 아연의 좋은 공급원인 고기를 먹지 않고, 고기를 대신해 먹는 콩이나 통곡물에 피틴산이라는 아연 흡수를 방해하는 성분이 있어 아연 결핍이 생길 수 있다.[2]

항바이러스 임상 연구

또 한 가지 중요한 아연의 기능으로 면역 기능 증대가 있다. 즉 면역 세포인 T 세포와 B 세포의 합성에 아연이 관여하며 바이러스로 인한 세포 면역에도 중요한 역할을 한다.

식약처에서는 아연이 〈정상적인 면역 기능에 필요〉, 〈정상적인 세포 분열에 필요〉하다고 인정했다. 소비자 입장에서는 중요한 기능인 것 같은데 좀 어려울 수 있다. 임상 연구를 비롯한 과학적 근거를 바탕으로 아연 보충이 특히 어디에 좋은지 살펴보면 아연이 함유된 건강 기능 식품을 선택하는 데 도움이 될 것이다.

보스턴 터프츠 대학교의 연구 팀이 요양원의 고령 입원자들을 대상으로 아연 보충에 관한 연구를 하였다. 한 군에서는 3개월 동안 아연 30mg을 매일 복용하게 하고, 한 군에선 위약을 매일 복용하게 했다. 3개월 뒤 아연 복용군에서 혈액 내 아연의 농도는 더 높게 나왔고, T 세포의 면역 관련 지표들 역시 모두 높게 나왔음을 확인하였다. 즉 보충제 형태의 아연 복용이 실제로 아연의 혈중 농도를 높이고 면역 세포 증가를 유도한 것이다.[3]

태국의 병원에 폐렴과 같은 하기도 감염으로 입원 중인 소아를 대상으로한 이중 맹검 임상 연구가 2019년에 『소아학 리포트』라는 저널에 보고되었다. 즉 2개월부터 60개월까지의 소아 64명에게 각각 30mg의 아연과 위약을 매일 복용하게 하였는데 그 결과 아연을 보충한 군에서 입원 기간을 평균 2.3일 단축할 수 있었다고 한다. 아연 복용군에서 부작용은 보고되지 않았다.[4]

아연은 실제로 감기 바이러스를 이기게 하는가? 2017년 헬싱키의 연구진들은 그동안 보고된 개별 연구에서의 아연 보충제의 복용이 주는 감기의 예방 효과를 메타 분석을 통해 증명해 보았다. 즉 각기 다른 7개의 개별 연구를 종합 분석한 결과 아연 보충은 감기를 앓는 기간을 33% 단축하였다. 세 군에선 아세트산 아연을, 네 군에선 구연산 아연 등의 다른 염기를 사용하였는데 두 군 모두 위약군에 비해서 감기의 기간을 단축했으며, 고함량 혹은 저함량 관계 없이 모두 효과가 있었다.[5]

• 아연 복용에 따른 감기 예방 효과의 메타 분석* •

임상 연구	가중치	95% 신뢰 구간	95% 신뢰 구간
아세테이트 아연			
Prasad 2000	16.3%	-45.1[-56.94, -33.26]	
Prasad 2008	17.5%	-43.8[-52.79, -34.8/]	
Petrus 1998	13.3%	-25.1[-43.47, -6.73]	
부분합 (95% 신뢰 구간)	47.2%	-40.49[-50.17, -30.8/]	
글루코네이트 아연			
Eby 1984	13.00%	-48.00[-67.22, -28.78]	
Mossad 1996	13.40%	-43.40[-61.58, -25.22]	
Godfrey 1992	12.50%	-20.7.[-19.18, 15.38]	
Turner 2000	13.80%	-1.9.[-19.18, 15.38]	
부분합 (95% 신뢰 구간)	52.80%	-28.36[-50.05, -6.68]	
총합 (95% 신뢰 구간)	100%	-33.3.[-45.28, -21.34]	

-50 -25   0   25   50

아연의 효과   위약의 효과

JRSM Open. 2017.

---

* 전형적인 메타 분석을 나타낸 도표이다. 각 행은 각기 다른 임상 시험의 목록이고 우측의 95% 신뢰 구간의 선을 기준으로 왼쪽에 있으면 효과가 있다는 뜻이다. 〈95% 신뢰 구간〉은 5%의 오차를 허용하는 범위에서 상대 위험도의 최대값과 최소값 사이의 범위(1을 넘지 않고 모두 1 이하면 통계적으로 의미가 있음)이다. 다이아몬드 표시는 여러 논문들을 메타 분석해서 통합한 결과를 나타낸 것으로, 우측 선을 거치지 않고 왼쪽에 머물수록 아연의 효과가 있다는 의미이다.

코로나바이러스 임상 연구

지난 2년 동안 총 네 건의 코로나바이러스에 대한 임상 연구가 진행되었다.

한국의 2021년 『한국임상약학회지』에 원광대학교 약학과 안숙희 교수 등이 발표한 메타 분석 연구에 따르면 사망률은 분석에 포함된 네 개의 임상 연구에서 모두 입원 기간의 사망률로 제시하고 있었으며 총 3,129명의 대조군에서 569명이 사망하여 18.2%를 보였지만, 아연을 투여한 총 1,709명의 환자 중 253명이 사망하여 14.8%의 사망률을 보였고, 메타 분석 결과 아연을 투여한 군에서 유의하게 낮은 결과를 나타냈다(OR 0.63, 95% confidence interval [CI] 0.53-0.75, $p\langle0.001$). 즉 아연은 사망률을 37% 더 줄이는 효과가 있음을 보여 주었다.[6]

퇴원율은 생명 공학 연구원 카멜 아브드엘살람 등의 연구를 제외한 세 개의 문헌에서 제시하였는데 세 연구에 포함된 대조군 환자 총 3,034명 중 1,996명이 퇴원하여 65.8%의 퇴원율을 보였고, 아연을 투여한 그룹은 총 1,613명 중 1,107명이 퇴원하여 68.6%의 퇴원율을 보였다. 메타 분석 결과는 아연을 투여한 군에서 유의하게 높은 퇴원율을 보였다(OR 1.32, 95% CI 1.15-1.52, $p\langle0.001$). 하지만 중환자실 입실률과 기계적 환기 사용률, 기계적 환기 치료 기간 및 재원 기간을 분석한 결과에서는 유의한 효과가 없었다.

• 아연의 코로나바이러스로 인한 치명률 감소의 효과 •

1) 치명률

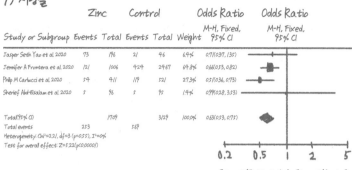

Study or Subgroup	Zinc Events	Total	Control Events	Total	Weight	Odds Ratio M-H, Fixed, 95% CI	Odds Ratio M-H, Fixed, 95% CI
Jasper Seth Yao et al. 2020	73	196	21	46	6.4%	0.71 (0.37, 1.35)	
Jennifer A Frontera et al. 2020	121	1006	424	2487	64.8%	0.66 (0.53, 0.82)	
Philip M Carlucci et al. 2020	54	411	119	521	27.3%	0.51 (0.36, 0.73)	
Sherief Abd-Elsalam et al. 2020	5	96	5	95	1.4%	0.99 (0.28, 3.53)	
Total (95% CI)		1709		3129	100.0%	0.63 (0.53, 0.75)	
Total events	253		569				

Heterogeneity: Chi² = 2.21, df = 3 (p = 0.55), I² = 0%
Test for overall effect: Z = 5.22 (p < 0.0001)

0.2　0.5　1　2　5
Favours (Intervention)　Favours (Control)

2) 퇴원율

Study or Subgroup	Zinc Events	Total	Control Events	Total	Weight	Odds Ratio M-H, Fixed, 95% CI	Odds Ratio M-H, Fixed, 95% CI
Jasper Seth Yao et al. 2020	75	196	17	46	4.7%	1.06 (0.54, 2.05)	
Jennifer A Frontera et al. 2020	715	1006	1623	2467	75.4%	1.28 (1.09, 1.50)	
Philip M Carlucci et al. 2020	317	411	356	521	19.9%	1.56 (1.16, 2.10)	
Total (95% CI)		1613		3034	100.0%	1.32 (1.15, 1.52)	
Total events	1107		1996				

Heterogeneity: Chi² = 1.85, df = 2 (p = 0.40), I² = 0%
Test for overall effect: Z = 4.00 (p < 0.0001)

0.5　0.7　1　1.5　2
Favours (Intervention)　Favours (Control)

한국임상약학회지. 2021.

다음 몇 가지 점에서 코로나19와 싸움을 하는 데 도움을 줄 것을 기대해 본다.[7]

첫째, 코로나19는 앤지오텐신 효소*가 풍부한 세포를 공격하

---

* 앤지오텐신 효소는 폐나 혈관 내피에 존재하는 효소로 혈압을 수축하여 고혈압의 원인이 된다. 최근 코로나19가 폐의 앤지오텐신 효소를 통해 폐 속으로 침투한다는 것이 밝혀지며 같은 작동 방식으로 병이 생기는 고혈압 환자들이 코로나19 고위험군으로 분류되기도 했으나 미국 심장병 학회에서는 관련성이 없다고 공식 논평을 냈다.

는 것으로 알려져 있는데 아연은 앤지오텐신 효소2(ACE2)를 억제하는 것으로 알려져 있다.

둘째, 아연은 NF-kB 시그널(우리 몸의 생체 신호 전달체의 하나이며 특히 염증과 관련된 신호 체계)을 억제하는 항염증 작용과 T 세포를 조절해 주는 역할을 하는데, 이는 코로나19 치료 중에 종종 문제가 되는 사이토카인 폭풍의 발생을 억제하는 데 도움이 된다.

셋째, 아연은 바이러스뿐 아니라 폐렴 구균 등 박테리아 감염의 위험을 낮추면서 동시 감염을 억제하여 폐 질환으로 인한 치명률을 낮출 수 있다.

복용 방법 및 주의 사항

아연의 하루 권장 섭취량은 남성이 10mg, 여성이 8mg이고 최대 섭취량은 35mg이다. 건강 기능 식품일 경우, 식약처가 권고하는 일일 섭취량은 2.55~12mg이다. 대부분의 건강 기능 식품에는 하루 분량에 이 정도 양이 들어 있지만, 아연만 들어 있는 단일제는 35mg 이상의 고용량인 경우가 많다. 앞서 바이러스 억제와 관련 임상 연구는 대부분 30~60mg 고용량을 사용한 경우가 많았다. 바이러스 유행기의 고위험군에서는 고용량의 아연을 복용하는 것도 고려해 볼 만하다. 남자가 여자보다 권장량이 다소 높다.

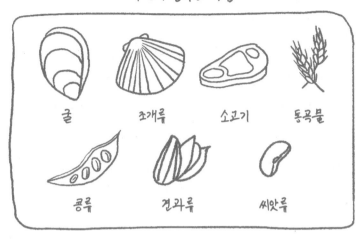

• 아연이 풍부한 식품 •

굴 조개류 소고기 통곡물

콩류 견과류 씨앗류

무심코 많은 용량의 아연을 장기간 섭취하면 구리를 지나치게 배설시켜 구리 결핍이 생길 수 있다. 또 고용량의 아연은 혈당을 낮출 수 있어 당뇨병 환자는 전문가와 상담이 필수다. 보통은 아연 글루코네이트가 일반적이나 가격은 좀 높지만 아연 피콜로네이트는 흡수가 잘된다.**

아연의 가장 좋은 공급원은 굴인데, 굴 한 개에는 아연이 거의 8mg이나 들어 있다. 굴이 남성에 좋은 음식의 대명사가 된 것은 아연이 정자의 합성 등 성선 발달에도 긍정적인 영향을 주기 때문이다. 그 외 조개류(키조개 4.3mg/100g)나 소고기(7.2mg/100g)도

** 아연의 종류는 염기에 의해 결정된다. 아연에 산소(O)가 붙어 있으면 산화 아연, 글루코네이트나 아세테이트나 사이트레이트(구연산) 등이 붙어 있으면 각각 그 이름으로 불린다.

좋은 공급원이 된다. 통곡류, 콩류, 견과류, 씨앗류에도 아연이
풍부하게 들어 있다.

이렇듯 아연은 대표적인 항바이러스 미네랄이다. 상처 치유,
키 발달 등에 사용될 뿐 아니라, 감기 같은 호흡기 바이러스 감염
의 예방과 치료에 도움을 줄 수 있다. 코로나바이러스에 대한 치
료 효과에 대한 연구들도 비교적 근거를 갖고 있으므로, 소아들
중심으로 코로나19 예방 및 치료를 위해 아연을 권장할 수 있다.

아연

영양소	아연Zinc
음식	굴, 조개류, 소고기, 통곡류, 콩류, 견과류, 씨앗류
항바이러스 작동 방식	면역 세포인 T 세포 활성화에 필수 영양소
다른 질병 예방 효과	상처 회복, 성선 발달, 당뇨 예방, 면역 강화
항바이러스 임상 연구	★★★★ (코로나바이러스에 대한 메타 분석 연구도 포함)
주의할 부작용	과다한 보충으로 인한 구리 결핍, 혈당 저하
용량 추천	30~60mg/하루
복용 방법	식전, 식후 상관없음

[연구 검증 단계] ★★★★ 바이러스 예방 및 치료에 대한 메타 분석 ★★★ 바이러스 예방 및 치료에 대한 복수의 임상 연구(RCT 혹은 코호트 연구) ★★ 바이러스 예방 및 치료에 대한 단수의 임상 연구 ★ 바이러스 연관 질환과의 연관성 연구 ☆ 동물 연구 수준

10
고위험군 암 환자를
지켜내는 셀레늄

셀레늄 영양소는 일반인들에게는 생소하지만 암 환자들이나 암 환자를 보는 의사들에게는 친숙한 대표적인 항암 미네랄이다.

코로나19처럼 신종 바이러스가 세계적으로 대유행을 할 때는, 70세 이상의 고령자와 암 환자 같은 면역 저하군에서 특히 치명률이 높다. 중국의 질병 예방 통제 센터(CDC)에서는 암이 없는 환자의 치명률(0.9%)에 비해, 암 환자의 코로나19로 인한 치명률은 5.6%로 월등히 높다고 발표했다. 이는 『랜싯 온콜로지』라는 암 저널에 발표가 되었는데, 암 환자의 경우 인공호흡관을 삽관하는 침습적 기계 환기, 중환자실 입원, 사망 등 중증 사건의 발생이 월등히 높은 것도 그 이유가 된다.[1]

암 환자들이 코로나19 감염에 더 취약한 고위험군이 된 것은 종양 그 자체로 인해 면역력이 일반적인 사람에 비해 더 떨어지고, 암을 치료하는 과정 중에 항암제나 방사선 치료를 거치면서

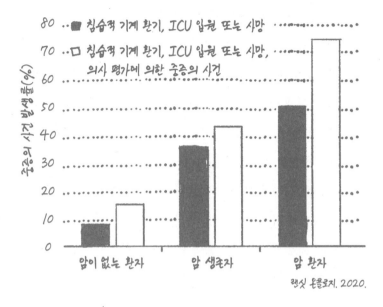

• 코로나19로 인한 암 환자 중증 사건 발생률 •

80 ·· ■ 침습적 기계 환기, ICU 입원 또는 사망
70 ·· □ 침습적 기계 환기, ICU 입원 또는 사망,
       의사 평가에 의한 중증의 사건

(세로축) 중증의 사건 발생률(%)

암이 없는 환자   암 생존자   암 환자

랜싯 온콜로지. 2020.

도 면역력이 떨어지기 때문이다.

암 환자들은 여러 면역 세포들의 기능이 떨어지는데 그중의 하나가 자연 살해 세포(NK 세포) 때문이다. 면역 세포의 약 10% 정도에 해당되는 이 NK 세포의 세포 활성도는 현재도 많은 병원에서 암 스크린 검사로 활용된다. 즉 이 NK 활성도(pg/ml) 결과가 500 이상이면 정상으로 분류하고, 100 이하이면 암을 의심한다. 필자의 경험에도 암 환자에서 NK 활성도가 100 이하인 것을 많이 발견했다. 이 NK 세포는 인플루엔자 같은 호흡기 감염에서도 중요한 방어 역할을 하는 것으로 알려져 있다.[2]

셀레늄은 코로나바이러스의 고위험군이 암 환자를 이 바이러

스로부터 지켜내는 암 면역 영양제로 잘 알려졌다. 그렇렇다면 셀레늄에 암뿐 아니라 항바이러스 효과까지 있을까?

우리 몸속에서 발생하는 활성 산소는 미토콘드리아에서 에너지를 만들 때 대량 발생하며 항균 작용, 항바이러스 작용, 염증 반응 등에 의해 발생한다. 이 활성 산소에 의해 몸이 노화가 되고 치매, 당뇨, 암 등이 생긴다. 그러므로 이 활성 산소를 억제하고 조절하는 항산화가 중요한 것이다.[3]

셀레늄은 강력한 항산화제이다. 셀레늄은 셀레노시스테인의 형태로 항산화 작용을 하는데, 특히 〈P 형태의 셀레노시테인〉은 혈관 내피 세포에 작용하여 동맥 경화 예방에 도움을 주고 〈W 형태의 셀레노시스테인〉은 글루타티온 과산화 효소를 도와 근육에 대한 항산화 역할을 한다.

동시에 셀레늄은 암 예방 작용과 면역 기능 증강 작용을 한다. 즉 셀레늄은 암세포에 직접 침투하여 암세포를 죽이는 작용을 하며, 면역 기능 증강에도 직접적인 작용을 한다. 미국 애리조나 대학교 클라크 박사 팀 등의 연구 결과는 셀레늄의 암 예방에 대한 획기적인 가능성을 보여 주었다. 이 실험은 셀레늄의 섭취가 암 발생을 줄일 수 있다는 가설을 테스트하기 위해 계획한 최초의 이중 맹검 실험으로, 매일 200g의 셀레늄을 먹은 사람들은 암 사망률이 50% 이상 더 낮아지고, 암 발생률은 37% 더 낮아졌으며, 전립선암의 발생률은 63%, 대장암의 발생률은 58%, 폐암의 발생률은 46% 더 낮아졌다. 즉, 200g의 셀레늄을 4년 반 동안 섭취

• 셀레늄의 암 예방 효과 분석* •

임상 연구		상대 위험도 (95% 신뢰 구간)	가중치 (%)
Yu, et al., 1991(A)		0.57(0.25, 1.33)	6.97
Yu, et al., 1991(B)		0.55(0.24, 1.25)	7.23
NPCT., 1996		0.65(0.50, 0.85)	18.39
Yu, et al., 1997		0.07(0.00, 1.15)	0.85
Li, et al., 2000		0.51(0.34, 0.77)	15.57
Li, et al., 2004		0.79(0.57, 1.10)	16.83
Dreno, et al., 2007		3.07(0.64, 14.80)	2.57
Reid, et al., 2008		1.12(0.62, 2.02)	10.74
SELECT, 2009		1.01(0.92, 1.11)	21.86
총합		0.76(0.58, 0.99)	100

-1   1   5   Nutrition Cacner. 2011.

한 결과, 암과 관련된 사망률 및 발생률이 40%가 감소하였다.[4]

이후에도 셀레늄은 다양한 암 환자를 대상으로 한 임상 시험에서 암의 예방 효과가 증명되어 왔다. 가장 최근에 시행한 메타 분석 결과는 셀레늄의 전립선암 예방 효과를 증명을 위해 시도된 38개의 임상 연구(총 3만 6,419명 대상)를 종합적으로 분석한 것이었는데, 전립선암 환자에서의 셀레늄 농도가 정상군에 비해 현저하게 낮았음을 알 수 있었다.[5]

* 10개의 각기 다른 결론을 메타 분석이라는 방식으로 정리한 표이다. 맨 마지막 총합의 다이아몬드가 걸쳐 있는 구간이 〈0.58, 0.99〉로 1을 넘지 않으므로 총합의 결론은 셀레늄이 암 예방(발생을 줄임)에 효과가 있다는 의미를 확인할 수 있다.

좀 더 직접적으로 암 환자에게 셀레늄을 투입한 9개의 이중 맹검 임상 연구(RCT)만을 메타 분석한 결과에서는 총 15만2,538명 중 3만2,110명에겐 셀레늄을 투여하고, 나머지는 위약을 투여했을 때, 셀레늄을 투여한 군에서 암 발생률이 24%나 낮아졌다. 이 연구에서도 암 환자에서 셀레늄의 농도가 의미 있게 낮았다.[6]

항바이러스 임상 연구

이렇게 항암 효과가 있는 셀레늄은 바이러스로부터도 암 환자들을 지켜낼 수 있을까?

셀레늄은 서아프리카에서 에볼라 바이러스가 발병했을 당시 에볼라 치료 병동 환자에 투여되어 환자의 회복을 도왔던 것으로 알려졌고, 라이베리아에서 구호 활동 중 에볼라에 감염되어 미국으로 호송된 에볼라 생존자 릭 사크라 박사도 셀레늄을 투여 받았었다. 당시 공개 서한에 따르면 다음과 같은 이유로 셀레늄이 바이러스에 효과가 있다고 알려졌다.[7]

첫째, 영장류에서의 에볼라 바이러스 감염의 임상 양상은 중증 패혈증의 임상 소견과 매우 비슷하고 발병 원리에 있어서 패혈증과 에볼라 바이러스의 염증 양상 또한 유사하다. 여러 사이토카인들과 인터루킨 6(IL-6)와 종양 괴사 인자 알파(TNF-α)*

* 종양 괴사 인자 알파(TNF-α)는 활성 대식세포에 의해 분비되는 계통 염증에 관여하

같은 매개체들이 관여한다는 공통된 특징이 있다. 혈액 응고 과정의 활성화 또한 중증 패혈증과 영장류의 에볼라 바이러스 감염에서 똑같이 두드러지는 양상을 보인다.

둘째, 셀레늄은 NF-kB 시그널 활성을 저해해 종양 괴사 인자 알파가 유도하는 염증 반응을 억제하며 이런 작용은 패혈증과 출혈열의 병태 생리에 기여하는 사이토카인 폭풍을 억제하는 데 도움을 줄 수 있다. 또한 셀레늄 단백질을 통해 혈액 응고 인자인 트롬복산/프로스타사이클린 비율을 조정해 항응고 작용을 한다.

셋째, 셀레늄은 이미 여러 출혈열 바이러스와 관련되어 생명을 구하는 효과가 있다는 것이 입증됐다. 1996년 독일의 한 바이러스 관련 학회에서 장천 후 박사는 수십 년 전 중국에서 바이러스성 출혈열이 발생했을 때 매일 셀레늄 2mg을 9일간 경구로 투여한 결과 사망률이 전체적으로 80% 감소했다고 보고했다.

셀레늄 복용의 인플루엔자나 호흡기 바이러스(인플루엔자나 코로나바이러스 등)에 대해선 연구가 많지 않은 반면, AIDS 바이러스 연구는 많다. 영국의 한 연구에서 혈액 내 셀레늄이 낮은 50~64세의 건강한 사람들을 대상으로 다양한 용량의 셀레늄을 12주간 복용하게 했다. 이후 인플루엔자 백신을 투여한 후 면역 지수를 관찰했더니 면역 지표들이 개선되었음을 밝혀 냈다. 적어도 셀레늄이 인플루엔자 백신의 예방 효과를 강화한다는 결론을

는 사이토카인이며, 이물질, 미생물 및 기타 유해하거나 손상된 성분을 소화하는 면역 세포의 일종이다.

낼 수 있는 연구이다.[8]

현재 코로나19와 관련된 다양한 임상 연구가 진행되고 있고 그중에는 비타민 C, 비타민 D, 항산화제 등 다양한 영양 보충제들의 효과를 증명하는 연구들도 진행되고 있다. 셀레늄의 항바이러스 효능에 대한 임상 연구도 진행되어 암 환자들을 바이러스부터 지키는 데 도움이 되길 바란다.

복용 방법 및 주의 사항

셀레늄의 하루 권장량은 50~200μg이지만 한국 영양 학회에 따르면 한국인의 하루 섭취량은 40~50μg에 불과하다. 셀레늄이 풍부한 대표적인 음식으로 브라질너트가 꼽힌다. 브라질너트는 남아메리카를 원산지로 둔 진달래목 오예과에 속하는 브라질너트 나무의 씨앗이다. 브라질, 페루, 볼리비아의 아마존 밀림에서 자라며 수백 년 동안 아마존 원주민의 중요한 식량 자원이 되어 왔다. 미국 농무부(USDA)에 등록된 6,898개 식품 중 셀레늄 함량 1위다. 브라질너트 1알(4g)에는 약 76.68μg(USDA 기준)의 셀레늄이 함유됐다. 일반적으로 셀레늄이 풍부하다고 알려진 굴(77μg/100g), 참치(90.6μg/100g)와 비교해도 월등히 많은 양이다. 그외 황다랑어(92μg/84g), 소고기(33μg/84g), 닭고기(22μg/84g), 시금치(11μg/1컵) 등이 셀레늄이 많은 음식들이다.

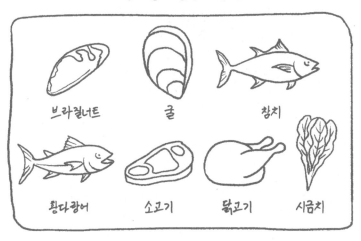

브라질너트　　　굴　　　참치

황다랑어　　　소고기　　　닭고기　　　시금치

　암 환자의 경우에는 고용량의 셀레늄을 보충제 형태로 복용할 때가 있다. 시중에는 보통 100~200㎍ 정도의 고용량 보충제가 있다. 병의원에선 암 환자 대상으로 1,000~2,000㎍의 셀레늄 고농도 주사를 투여하기도 한다. 그러나 경구용으로 복용할 수 있는 최대치는 400㎍을 넘지 않는 것이 좋다. 그 이상 투여 시에는 탈모, 관절통 등의 부작용이 생길 수 있기 때문이다.

　암을 이기는 면역 영양제로 잘 알려진 셀레늄은 그 작동 방식대로라면 바이러스도 이기는 데에도 도움을 줄 것이다. 그러나 일부 코로나바이러스에 대한 연구는 존재하지만, 아직 항바이러스에 관해서는 충분한 임상적 근거가 부족한 상황이므로, 일반인보다는 암 환자 대상으로 셀레늄 고농도 복용을 제한적으로 권고할 수 있다.

셀레늄

영양소	셀레늄 Selenium
음식	브라질너트, 굴, 참치, 황다랑어, 소고기, 닭고기, 시금치
항바이러스 작동 방식	NF-kB 시그널 활성을 저해해 TNF-α가 유도하는 염증 반응을 억제
다른 질병 예방 효과	암 예방, 갑상선 저하 예방
항바이러스 임상 연구	★★
주의할 부작용	과다 복용 시 탈모, 관절통
용량 추천	일반인의 경우 50~100μg/하루 암 환자 경우 100~200μg/하루
복용 방법	식전, 식후 상관없음

연구 검증 단계 ★★★★ 바이러스 예방 및 치료에 대한 메타 분석 ★★★ 바이러스 예방 및 치료에 대한 복수의 임상 연구(RCT 혹은 코호트 연구) ★★ 바이러스 예방 및 치료에 대한 단수의 임상 연구 ★ 바이러스 연관 질환과의 연관성 연구 ☆ 동물 연구 수준

11
가장 강력한 항산화 방어 능력
글루타티온

많은 소비자들이 한 번쯤은 들어 보았을 만한 글루타티온은 생각보다 많은 역할을 하나, 의사들조차도 잘 모르는 경우가 많다.

글루타티온은 글루타손 설프하이드릴Glutathone sulfhydryl (GSH)이라는 화학적 명칭을 가진 매우 작은 단백질 펩타이드로 단백질의 최소 단위인 아미노산의 중합체이다. 글루타티온은 글루타민, 글리신 그리고 시스테인의 세 가지 아미노산으로 구성되어 있으며 시스테인에 설파기(-SH), 즉 황 염기가 붙어 있는 구조이다. 특히 이 시스테인이 중요한데 체내에 시스테인이 많이 부족하면, 즉 시스테인이 많은 식단이 결핍되면 글루타티온의 기능도 함께 약화된다.

글루타티온에는 다양한 형태의 전구체들이 있다. 그중 대표적인 것이 N-아세틸시스테인N-Acetylcystein(NAC)이다.

· 글루타티온의 구성 ·

NAC는 강력한 글루타티온 전구체로 수십 년 동안 약품과 건강 보충제로 사용되어 왔다. 가래를 묽게 하는 주사제 중 비졸본이 이 성분이며, 아세트아미노펜으로 인한 간 손상의 치료제로 사용되는 의약품이기도 하다. 건강 보조 식품으로 글루타티온 대신 NAC를 구해서 복용하는 소비자들도 많다. 여러 인간 대상 글루타티온 임상 연구에서도 이 NAC를 투여하기도 했다.

또 잘 알려진 다른 글루타티온 전구체로 S-아데노실 메티오닌S-Adenosyl medthionine(SAM)이 있다. SAM은 부분적으로 시스테인으로 전환되는 메티오닌의 일종인데 한국에서는 관절염 치료제, 간경변 치료제, 항우울증제 대체제 등으로 주로 소비된다.

대표적인 기능

글루타티온의 대표적인 기능으로 다음 세 가지가 있다.[1]

① 항산화제

글루타티온은 가장 강력한 항산화제로 체내에서 자연스럽게 생성된다. 비타민 C나 비타민 E, 셀레늄 같은 항산화제도 이 글루타티온을 중심으로 연결된다. 글루타티온은 활성 산소의 일종인 하이드록실 자유 래디컬에 전자를 주어서 유해성이 없는 물 분자로 전환시키는 등 독성이 있는 자유 래디컬*의 중화를 맡고 있다.

모든 항산화제가 다 중요하며 대부분 음식 등을 통해 섭취할 수 있지만, 글루타티온은 우리 세포에서 자연적으로 생성되는 물질이므로 음식을 통해 공급받기가 어렵다. 따라서 산화 스트레스가 많은 경우에는 글루타티온을 생성하는 물질을 조달받는 게 최상의 선택이 될 것이다.

② 해독제(디톡스)

우리는 일상에서 늘 자연적 또는 합성적인 독성 물질을 흡입하거나 섭취한다. 아무리 기술이 발달되고 양질의 음식을 먹어도 독성 물질을 완벽히 피할 수 없기에 우리 스스로 몸을 보호하고

---

* 자유 래디컬은 세포나 조직이 산화되면서 산소기를 더 가지게 됨으로 불완전한 형태의 활성 산소를 의미하는데, 이를 자유 래디컬이라 부른다.

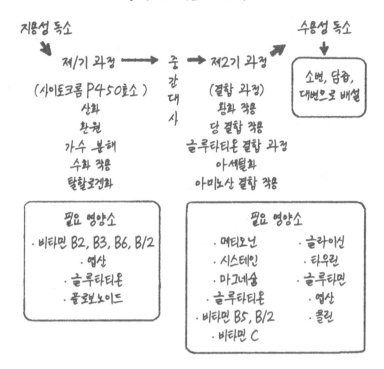

• 간에서의 독소 제거 과정 •

지용성 독소 → 제1기 과정 (사이토크롬 P450효소) 산화 환원 가수 분해 수화 작용 탈할로겐화 → 중간 대사 → 제2기 과정 (결합 과정) 황화 작용 당 결합 작용 글루타티온 결합 과정 아세틸화 아미노산 결합 작용 → 수용성 독소 → 소변, 담즙, 대변으로 배설

필요 영양소
· 비타민 B2, B3, B6, B/2
· 엽산
· 글루타티온
· 플로보노이드

필요 영양소
· 메티오닌   · 글라이신
· 시스테인   · 타우린
· 마그네슘   · 글루타민
· 글루타티온   · 엽산
· 비타민 B5, B/2 · 콜린
· 비타민 C

독성 물질을 제거하기 위한 노력이 필요하다. 간은 대표적인 해독 기관이다. 간의 해독에는 1기 간 해독 과정과 2기 간 해독 과정이 있다. 글루타티온이 바로 이 1기와 2기 간 해독 과정 모두에서 핵심적인 역할을 한다. 글루타티온이 세포의 독소와 결합하여 제거되니, 일종의 천연 킬레이팅(중금속이나 유해 물질을 제거하는 작용)이라고 불리는 이유가 여기에 있다.

③ 면역 시스템 증진제

글루타티온의 세 번째 중요한 역할은 이 책에서 계속 강조하는 면역 증진과 더불어 외부의 박테리아, 바이러스 등에 대해 싸우게 하는 역할이다. 글루타티온은 병원균의 감염을 예방하고 면역 시스템이 잘 적응하도록 돕는다. 글루타티온은 백혈구 수치를 증가시키고, T 세포를 증가시켜 외부의 침입균을 파괴하도록 만든다. 특히 글루타티온이 바이러스에 어떻게 작용하고 항바이러스 임상 연구가 있었는지는 뒤에서 다루고자 한다.

④ 미백 기능

그 외 미백 기능이 잘 알려져 있는데, 흔히 개원가에서 〈백옥 주사〉 혹은 〈물광 주사〉라는 이름으로 알려져 미백 목적으로 사용되데, 바로 이 글루타티온의 미백 효과 때문이다.

질병 예방과 치료 연구

글루타티온과 관련된 질병 연구는 많은 편이다. 대표적인 질병은 암, 파킨슨병, 알츠하이머 치매, 자폐증 등의 뇌 질환, 심장 질환이나 뇌졸중 등의 혈관 합병증, 당뇨, 천식 등 폐 질환, 위궤양 등의 소화기 질환 등 매우 다양하다. 그중 대표적인 암과 파킨슨병에 있어서 몇 가지 임상 연구를 소개하면 다음과 같다.

① 암 예방

산화 손상에서 유리되는 자유 래디컬들은 주요 발암 물질로서, 유전적인 이유 등으로 글루타티온을 생성하는 GSTM1 효소가 부족하면 흡연에서 유래된 독성이 제거되지 않아 방광암 등이 더 잘 발생한다. GSTM1 등 유전적 변이와 방광암 연구 63개를 메타분석한 결과 GSTM1 유전적 변이가 있으면 방광암이 1.36배나 더 증가했다.[2] 이처럼 글루타티온의 생성 등에 관여하는 유전적 변이 연구들은 방광암뿐 아니라 유방암, 폐암 등에 대해서나 주요 암의 작동 방식 중 하나로서 발암 물질의 제거와 관련된 글루타티온의 역할을 기술하고 있다.

글루타티온을 암 환자에게 직접 주사하거나 경구용 글루타티온을 복용케한 이중 맹검 임상 연구는 아직 발표되지 않았지만 글루코사민의 전구체인 NAC는 암 환자의 임상에서 종종 사용된다. 비교적 최근에 발표된 임상 연구는 항암 과정에서 오는 여러 부작용들을 글루타티온 혹은 NAC 등이 예방할 수 있음을 보여 준다. 2019년 태국의 연구자들은 간암으로 공급되는 동맥 혈관을 막는 방식으로 간암 치료에 사용되는 경동맥 폐색술(TACE)의 부작용 중 하나인 간 손상을 막고자 NAC를 주사로 투여하여 위약 투여군에 비해 의미 있게 간의 손상이 적었음을 보여 주었다.[3] 그 외 흡연으로 인한 발암 물질을 해독하고, 항암제에 의한 난청 등 여러 부작용을 완화시켜 주는 데에 글루타티온이 도움이 된다는 연구들이 보고되고 있다.

② 파킨슨병 예방

교황 요한 바오로 2세나 무하마드 알리 등에 의해 대중에게 잘 알려진 파킨슨병은 신경 전달 물질인 도파민의 생성 감소로 발생하며, 치료제 역시 부족한 도파민을 투여하여 환자들의 증상을 완화하는 방식이다. 그러나 왜 도파민의 생성이 부족한지, 도파민 약물 외에 다른 방법은 없는지에 대한 연구 가설이 꾸준히 제기되었는데 그중 하나가 파킨슨병의 진행 과정에서 산화 스트레스가 관여하고, 글루타티온이 파킨슨병 치료에 도움이 된다는 것이다. 대표적인 임상 연구로 이탈리아의 G. 세치 박사 팀은 조기에 치료받지 못한 파킨슨병 환자들에게 하루 두 차례씩 한달 동안 글루타티온 600mg을 정맥 투여했다. 그 결과 모든 환자에서 파킨슨 증상들이 40% 이상 감소되었다고 보고하였다. 이런 증상의 개선은 글루타티온 주사를 마지막으로 투여한 후 2~4달 간 지속되었다.[4] 이후 체계적인 이중 맹검법 연구를 통해 글루타티온의 파킨슨병의 적응 연구가 진행 중이다.

항바이러스 임상 연구

이 강력한 항산화제이자 면역 증강제로 잘 알려진 글루타티온이 코로나19를 이기게 할까?

코로나19와의 싸움에서 글루타티온이 도움이 된다는 근거는 첫 번째, 글루타티온 자체의 항바이러스 효과이며, 두 번째, 바이러스로 인한 폐렴 등 폐 합병증으로의 진행을 막는다는 것이다.

아직은 사례 보고 수준이지만, 2020년 4월 21일 한 의학 저널에 보고된 코로나19 환자에서의 글루타티온 주사제의 사용은 의미 있어 보인다. 뉴욕에 사는 각각 54세 남자, 48세 여자 환자는 기침과 호흡 곤란을 통해 입원했으며 코로나19 진단과 함께 방사선 검사에서 폐렴 소견을 보였다. 두 환자 모두 라임병 혹은 진드기 질병을 앓았거나 반복적으로 감염이 일어나는 환자들이었다. 2g의 경구 또는 정맥 주사 방식으로 두 환자 모두에게 글루타티온을 투여했고 한 시간 내 호흡 곤란이 개선되었으며 반복적인 글루타티온을 사용하면서 호흡기 증상을 완화시키는 데 효과를 보았다. 의료진은 글루타티온 외에도 아연, 비타민 C 고용량을 함께 투여했었다.[5]

앞서 언급한 대로 상당수 임상 연구들은 글루타티온보다는 글루타티온의 전구체인 NAC를 사용하여 진행해 왔는데, 과연 NAC의 항바이러스 연구는 어떤 수준일까?

2020년 4월 20일자 영국의 근거 중심 의학 센터(CEBM)에서는 웹사이트(www.cebm.net)을 통해 NAC의 코로나19의 치료에 대한 근거를 긴급 리뷰 형식으로 발표했다.[6] 이 미니 리뷰를 한 올리버 반 헤케 박사와 조셉 리 박사의 글을 인용하면 아래와 같다.

NAC는 1960년대부터 사용된 진해 거담제로 하루 600mg 정도를 사용한다(한국에선 비졸본 주사로 잘 알려짐). 그러나 하루 1,200mg 정도의 고용량에선 글루타티온을 도와 산화 스트레스와 싸우는 항산화제 기능을 한다. 이는 인터루킨 9이나 종양 괴사 인자 알파 같은 염증 지수들을 낮춘다.

특별히 당뇨나 심혈관 질환 같은 코로나19의 기저 질환에서 글루타티온 농도가 낮아져 있는데 비교적 간단한 연구 결과에 의하면 코로나19에 걸린 198명을 조사해 보니 대상자의 40%에서 글루타티온 환원 효소가 증가된 것을 발견했다.

작은 규모지만 인플루엔자에 대한 NAC 효과에 대한 임상 연구로 1990년대에 진행된 연구가 있다. 262명을 대상으로 6개월간 하루 두 번 600mg의 NAC를 복용시켰을 때, 위약 군에 비해 NAC 복용군에서 인플루엔자 발생이 줄었으며, 증상도 완화되었다. 이 효과는 나이 든 군에서 더욱 차이가 두드러졌다.[7]

즉 아직은 글루타티온 및 NAC의 항바이러스 효과에 대해서는 소수의 임상 연구밖에는 없어 결론은 내리기는 제한적이다. 앞으로 더 많은 연구를 진행해야 한다.

복용 방법 및 주의 사항

글루타티온은 체내 흡수율이 떨어져서 경구용 제제는 효과가 없는 것으로 한때 알려졌다. 그러나 앞서 인용한 임상 연구들에서도 경구 요법으로 사용한 경우가 있어서 최근엔 성능이 개선된 경구 제제는 복용해도 된다고 하는 편이다.

글루타티온이 단일 펩타이드 결합이라, 소화될 때 잘 파괴가 되지 않고 소화되어도 다시 바로 재흡수되어 채내에서 재합성되므로 경구 복용도 어느 정도 효과가 있다. 특별히 글루타티온 경구 복용의 논란의 종지부를 찍은 것이 2015년 펜실베이니아 주립 대학교에서 시행한 임상 연구이다. 6개월 동안 250mg, 1,000mg의 글루타티온과 위약을 매일 복용하게 하고 나서 혈중 글루타티온 농도를 측정했는데 위약에 비해 글루타티온 복용군 모두 혈중 글루타티온 농도가 높아졌으며 250mg 복용군에서는 17% 증가, 1,000mg 복용군에서는 31% 증가했다.[8] 특히 같은 연구에서 고용량 복용군에선 볼 안쪽 세포에서의 글루타티온 농도가 250% 증가했다는 보고를 통해 고농도 글루타티온 복용이 얼굴의 항산화에 도움이 되었음을 알 수 있다.

시중에 글루타티온의 종류로는 앞서 언급한 환원형 글루타티온(GSH)이 가장 일반적이고, 생체 흡수율을 높여 나온 제제로 아세틸글루타티온, 리포소말글루타티온, 설하형(혀 밑에 녹여 복용하는 방식), 천천히 흡수되는 서방형 제제 등 다양한 방식이 나와 있다. 또 알파리노레익산 등 다른 항산화제와 복합 형태로 출시되어 있기도 하다. 건강한 일반인들은 200~500mg 정도 복용하고, 당뇨 등 기저 질환이 있거나 고령인 경우는 500~1,000mg 고농도로 복용하는 것을 추천한다.

글루타티온 대신 NAC를 복용하는 것도 좋다. 가래약으로 시중에 많이 팔리는 뮤테란캡슐 200mg(한화), 후루무실캡슐 200mg(일동), 뮤코스테인캅셀 200mg(메디카), 목틴캅셀 200mg(한미) 등이 NAC이다. 이처럼 한번에 200mg 하루 세 번 복용할 때는 호흡기 점막을 묽게 만드는 진해 거담제 역할을 하지만 하루 1,000mg 이상 복용 시에는 항산화 역할을 한다. 그외 요즘 알려지기 시작한 알파리포산과 MSM도 글루타티온의 생성을 돕는 전구체들이다. 특히 식이 유황으로도 불리는 MSM (Methyl Sulfonyl Methane)은 글루타티온과 마찬가지로 황sulfa기를 갖는 시스테인으로 글루타티온으로, 특히 체내에서 전환되면 특히 관절염이 있을 때 도움이 되어 관절 개선제로 많이 찾는 보충제이다.

글루타티온을 주사제로 맞기도 하는데, 흔히 미백 효과가 있는 것으로 알려진 소위 〈백옥 주사〉 또는 〈비욘세 주사〉가 이 글루타티온 주사이다.

고농도 글루타티온의 부작용을 우려하는 시선이 있는 것도 사실이다. 비교적 흔히 경험하는 증상으로 주사제 투여 이후 구토 및 어지러움 등을 호소하는 환자들이 꽤 있다.

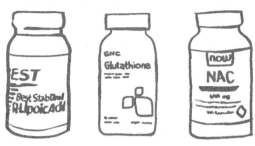

• 글루타티온 보충제의 다양한 형태들 •

2016년에 발표된 「피부 미백에 관한 글루타티온 정맥 주사에 관한 연구(위약 효과와 비교를 중심으로)」 논문에 따르면, 연구진은 25~47세의 건강한 여성 50명을 대상으로 매주 1,200mg씩 총 8주에 걸쳐 글루타티온 주사를 투여하는 실험을 진행했다. 그 결과 피실험자 50명 중 8명(32%)은 심각한 간 기능 장애를 보였고 1명은 아나필락시스 쇼크를 겪었다.[9] 아나필락시스 쇼크는 항원-항체 면역 반응이 원인이 되어 발생하는 급격한 전신 반응이다. 따라서 피부 개선의 목적으로 무분별하게 글루타티온을 맞기보다는 산화 스트레스의 고위험군 중심으로 가능한 한 의사나 약사의 상담을 통해 투여하거나 복용하기를 권장한다.

글루타티온

영양소	글루타티온(GSH)과 NAC
음식	추출물 형태의 기능 식품
항바이러스 작동 방식	산화 스트레스로부터 세포를 보호함, 면역 세포 증가, 호흡기 점막의 개선을 통한 중증 합병증 예방
다른 질병 예방 효과	치매 등의 예방 효과에 대한 연구들이 있음
항바이러스 임상 연구	★★
주의할 부작용	고용량 주사 시 구토 및 어지러움, 드물게 아나필락시스 쇼크 및 간 수치 증가
용량 추천	500~1,000mg/하루
복용 방법	주사 혹은 경구 복용

연구 검증 단계: ★★★★ 바이러스 예방 및 치료에 대한 메타 분석 ★★★ 바이러스 예방 및 치료에 대한 복수의 임상 연구(RCT 혹은 코호트 연구) ★★ 바이러스 예방 및 치료에 대한 단수의 임상 연구 ★ 바이러스 연관 질환과의 연관성 연구 ☆ 동물 연구 수준

TIP• 대표적인 항산화제로 알려진 글루타티온은 항산화 외에 간의 해독 작용 및 면역 개선제로 잘 알려져 있으며 암, 치매, 파킨슨병, 당뇨 등 많은 질환과의 연관성 혹은 병인 연구가 비교적 많은 논문을 통해 발표되고 있다. 특별히 중증 폐렴 합병증을 통해 코로나19의 사망률이 높아지기 때문에 중증 환자의 추가적인 치료 보조제로 사용해 보는 것을 고려할 수 있다.

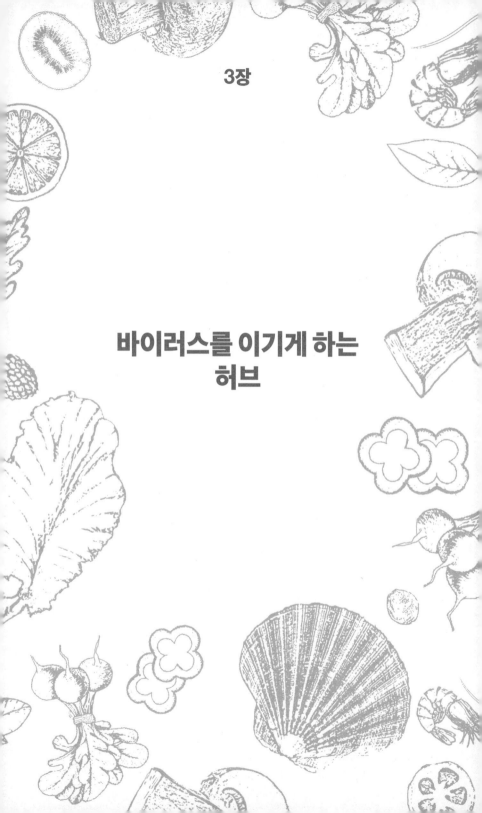

3장

바이러스를 이기게 하는
허브

12
인디언의 허브
에키나시아

미국은 웬만한 감기를 가지고 병원에 찾아가는 일이 드물다. 진료비도 비쌀 뿐 아니라 진료 예약 자체가 한국에서처럼 쉽게 되지 않기 때문이다. 대신 약국이나 잡화점에 가면 매우 다양한 일반 의약품과 허브 등이 진열되어 있는데, 그중에서도 감기나 호흡기 바이러스 초기에 사람들이 가장 많이 찾고 애용하는 것이 에키나시아Echinacea이다.

한국에서도 코로나19가 유행하자 미국에서 생활했던 사람을 중심으로 입소문이 빠르게 돌아, 평소 3개월만에 판매되던 양의 한화제약 에키나포스가 하루만에 팔렸다고 한다.[1] 한국에서는 한화제약의 에키나포스와 함께 고려제약의 이뮤-골드액, 쉐넨베르거의 에키나시아즙 등을 구입할 수 있다. 요즘은 온라인 해외 직접 구입으로도 쉽게 구할 수 있는 에키나시아가 어떤 원리로 바이러스를 이기게 하는지 살펴보자.

에키나시아는 북미 대륙의 인디언이 감기 치료, 상처 치유, 뱀독의 해독제 등으로 널리 쓰던 국화과의 꽃을 말한다. 에키나시아의 영어 이름인 Echinacea는 성게를 의미하는 그리스어 〈Ethios〉에서 왔다. 꽃 중심부의 돌기가 성게의 뾰쭉한 부분과 닮았다는 데서 유래한 것이다. 국내 화훼 시장에선 이 꽃 모습이 호랑이 눈과 닮았다고 해서 〈호랑이 눈〉 꽃으로 불린다.

항바이러스 임상 연구

에키나시아는 면역 세포의 기능을 촉진하고 호흡기 질환의 감염을 예방한다. 에키나시아 추출물은 면역 기관의 주역들인 대식 세포와 자연 살해 세포(NK 세포), T 세포 등을 활성화시키고 박테리아와 바이러스 및 곰팡이 등에 의한 감염으로부터 인체의 방어 능력을 증가시킨다.

독일 기센 대학교 미생물학과 플레슈카 박사는 에키나시아의 〈알킬아민alkylamide〉이라는 성분이 감기 바이러스의 표면 단백질을 변형시켜 인체 내에 재대로 안착할 수 없도록 작용한다는 것을 밝혀냈다. 바이러스가 신체 내부에서 증식하는 것을 효과적으로 막는다는 뜻이다. 또한 캐나다 브리티시 컬럼비아 대학교의 제임스 허드슨 박사는 에키나시아의 추출물이 인플루엔자, 헤르페스, 호흡기 바이러스 등의 작용을 억제하고, 관련된 유전자의

발현을 억제한다고 밝힌 바 있다.[2]

임상에서의 에키나시아 효과에 대해 의학계에서는 논란이 있어 왔다. 미국 코네티컷 대학교 약학과 크레이그 콜먼 박사는 에키나시아를 이용한 14개의 다양한 임상 시험을 종합적으로 메타 분석한 결과, 감기에 걸리는 위험을 58% 줄이고 감기에 걸렸더라도 지속 기간을 1.5일 단축했다고 2007년『랜싯 인펙셔스 디지즈』라는 의학 저널에 발표했다.[3] 이는 최초의 에키나시아에 대한 메타 분석으로 의의가 있다. 그러나 당시 인용된 2007년도 이전의 임상 연구들은 규모가 작은 편이어서 상대적으로 신뢰도가 낮은 편이다.

이후 2010년에는 에키나시아의 효과와 안정성을 확인하기 위해 이중 맹검법 연구(RCT)가 시행되었다. 즉 719명의 평균 나이 33.7세의 건강한 사람을 대상으로, 한 군에는 에키나시아(675mg)를 복용하게 하고, 다른 한 군에서는 위약을 복용하게 한 다음, 감기 등의 호흡기 질환 발생 여부와 유병 기간을 조사하였다. 그 결과 에키나시아 복용군에서 위약군에 비해 감기 예방 효과나 감기 기간 단축에 관해 통계적으로 더 낫다고 할 수 없는 결론을 얻었다.[4]

2014년『코크란』에 발표된 메타 분석에서도, 24개의 임상 연구를 종합 분석한 결과 에키나시아 복용군에서 감기의 예방 효과가 더 낫다고 할 수 없다는 결론을 얻었다.[5]

그러나 2015년에 다시 그때까지 시행된 이중 맹검법(RCT)

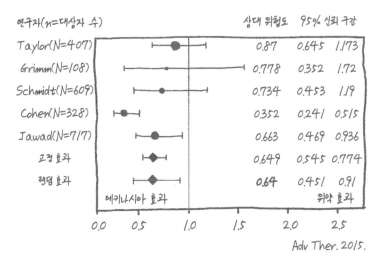

• 에카나시아의 반복적인 호흡기 감염 예방 효과* •

연구자(n=대상자 수)	상대 위험도	95% 신뢰 구간	
Taylor(N=407)	0.87	0.645	1.173
Grimm(N=108)	0.778	0.352	1.72
Schmidt(N=609)	0.734	0.453	1.19
Cohen(N=328)	0.352	0.241	0.515
Jawad(N=717)	0.663	0.469	0.936
고정 효과	0.649	0.545	0.774
랜덤 효과	0.64	0.451	0.91

에키나시아 효과   위약 효과

0.0   0.5   1.0   1.5   2.0   2.5

Adv Ther. 2015.

연구들을 모아서 종합적으로 메타 분석을 한 결과가 발표되었다 (위의 표 참고). 즉 6개의 임상 연구에서 총 2,458명을 대상으로 에키나시아 복용이 반복적인 호흡기 감염의 빈도를 줄였는지를 분석했는데 그 결과 위약 복용군에 비해 약 35% 정도의 감염 위험을 줄였다는 결론을 내렸다(상대 위험도 0.649). 특히 스트레스가 많거나 면역이 약한 군을 대상으로 시행한 3개의 임상 연구를 종합적으로 분석한 결과, 에키나시아 복용군에서는 위약 복용군에 비해 약 50% 정도의 감염 위험을 줄였다는 결론을 함께 내

* 마지막 행의 에키나시아 효과가 0.64로 나오는데, 즉 호흡기 발생이 32% 감소했다는 의미이며 95% 신뢰 구간이 최대~최소치 모두 1 이하이므로 통계적으로 의미 있다고 해석된다.

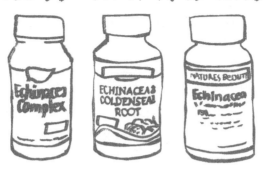

• 다양한 상품의 에키나시아 추출 건강 기능 식품 •

렸다(상대 위험도 0.501). 폐렴이나 중이염, 편도염 같은 감기 합병증의 예방 면에서도 에키나시아 복용군에서 위약 복용군에 비해 약 50% 정도의 예방 효과가 있었다(상대 위험도 0.503).[6]

코로나바이러스 임상 연구

메르스나 사스 같은 코로나바이러스에도 에키나시아는 효과적으로 바이러스를 억제할까? 2022년 미국의 『보완 통합 의학회지 JACM』에서 발표한 연구에 따르면 코로나19 증상이 있는 100명을 대상으로 각각 50명은 표준 치료(클로로퀸 등)만 받았고, 다른 100명은 표준 치료와 함께 에키나시아와 함께 생강을 투여했는데 에키나시아와 생강을 함께 투여한 그룹에서 각각 기침, 호흡 곤란, 근육통 등의 증상이 덜 심했다. 그러나 다른 증상이나 입원 기

간에 대해서는 차이가 없었다고 한다. 이처럼 비교적 소규모 연구
이지만 에키나시아 등의 허브가 증상 경감에 도움이 된다고 할 수
있다.[7]

복용 방법 및 주의 사항

북미에서 오랫동안 일반 대중들에게 초기 감기약으로 사랑받
아 온 생약임에도 불구하고 에키나시아는 다양한 부작용이 함께
보고된다. 영국 의약품 건강 관리 제품 규제청(MHRA)에서는
에키나시아가 함유된 스위스산 감기약을 12세 미만 어린아이들
에게는 사용하지 말라는 결정을 내렸다. 복통, 백혈구 감소, 근육
통 등의 부작용이 있을 수 있기 때문이다.

국내에서 시판되는 에키나시아로는 에키나포스 프로텍트정
(한화제약), 이뮤-골드액(고려의학), 에키나신액(부광약품) 등
으로 각각 알약이나 액체형으로 판매되고, 하루 2~3회 나누어
복용한다. 해외 사이트에서도 온라인으로 쉽게 에키나시아 정제
를 구입할 수 있으며, 하루 섭취량은 100~450mg으로 다양하다.

에키나시아

영양소	에키나시아Echinacea
음식	추출물 형태의 기능 식품
항바이러스 작동 방식	대식 세포, NK 세포, T 세포 등 면역 세포 활성화
다른 질병 예방 효과	감기 예방
항바이러스 임상 연구	★★★★ 연구에 따라 다른 결과를 냈음
주의할 부작용	근육통, 백혈구 감소 등
용량 추천	100~450mg/하루
복용 방법	식전, 식후 상관없음

연구 검증 단계 ★★★★ 바이러스 예방 및 치료에 대한 메타 분석 ★★★ 바이러스 예방 및 치료에 대한 복수의 임상 연구(RCT 혹은 코호트 연구) ★★ 바이러스 예방 및 치료에 대한 단수의 임상 연구 ★ 바이러스 연관 질환과의 연관성 연구 ☆ 동물 연구 수준

TIP● 에키나시아는 북미에서 감기의 초기 치료에 흔히 사용되는 허브로서, 역사가 오래된 만큼 감기 예방 및 치료에 다양한 임상 연구가 존재하지만 그 결과는 임상 연구마다 다른 편이므로 맹신을 해서는 안 된다. 다만 최근 엄격히 통제된 임상 연구에서는 어느 정도의 감기 예방 및 치료 효과가 있는 것으로 보여 면역이 약한 어른에게 치료제로서 고려해 볼 수 있는 대표적인 허브라고 할 수 있다.

13
미국 가정의 상비약
엘더베리

유명한 미국 드라마 「워킹데드」에서 온 세상이 좀비 때문에 무너져 내려가 제대로 된 약을 구할 수 없을 때, 극중 할아버지 의사 허셜이 독감에 걸린 사람들을 위해 숲속에서 엘더베리 열매를 찾아서 차로 끓여 환자들에게 먹이는 장면이 나온다. 이처럼 엘더베리는 미국의 대표적인 상비약으로 가정마다 구비되어 온 생약이다. 한국에서도 해외 경험이 있는 가정 중심으로 어린 자녀를 둔 부모들 사이에선 면역력 강화를 위해 인기다. 대부분 보라색 약병에 들어 있는데, 블랙 엘더베리라는 열매 추출물이다. 블랙 엘더베리는 자주빛 검은색을 가진 매우 작은 딸기(베리류)로 학계에서 부르는 이름이 〈삼부커스 니그라 엘sambucis nigra L〉이다. 기원전 400년부터 건강을 위해 사용되어 왔고, 의학의 아버지인 히포크라테스도 최고의 면역 치료법으로 꼽았던 약제이다. 17세기 유럽에서는 감기 예방을 위한 약초로 사용했고 지금도 미국뿐 아니라 유럽 등지에서 감기, 천식, 비염 등에 광범위하게 사용되는 허브이다.[1] 특별히 엘더베리는 일반적인 블루베리에 비해 3배나 더 많은 안토시아닌을 함유하는 것으로 알려져 있는데 엘더베리 100g 당 1,365mg의 안토시아닌이 들어 있다. 이 안토시아닌 덕분에 베리류 중에 가장 탁월한 항산화 효과가 있는 것으로 알려져 있다.

엘더베리의 일반적인 효능으로는 풍부한 안토시아닌 성분으로 인해 강력한 항산화, 항노화 효과가 있으며, 폴리페놀 등이 풍부하여 혈관 내 유해한 콜레스테롤을 감소시켜 동맥 경화증 예방 효과가 있는 것으로 알려졌다. 또한 안토시아닌과 비타민 A로 인해 눈의 피로를 풀어 주고 망막에 존재하는 단백질인 로돕신의 재합성을 촉진시켜 눈 영양제로도 알려져 있다. 그 외 다량 함유된 비타민 C성분과 폴리페놀 성분이 멜라닌의 피부 침착을 억제하고 콜라겐의 생성을 촉진하여 건강한 피부 관리에도 도움이 된다고 한다.

미국의 기능 의학회(IFM)에서도 이 엘더베리를 코로나19 같은 호흡기계 바이러스를 이기는 대표적인 허브로 꼽았다.[2] 엘더베리의 항바이러스 효과와 면역 증진에 대한 임상 연구들을 한번 살펴보자.

항바이러스 임상 연구

엘더베리의 항바이러스 작용 원리는 세포 방어 및 복구 메커니즘을 유리하게 조절하고 바이러스가 유발하는 병리학적 세포염증 과정을 조절하는 것으로 알려졌다. 그런데 엘더베리가 사이토카인 폭풍과 연관된다는 보고가 있었다. 이 사이토카인 폭풍은 코로나바이러스 같은 중증 합병증을 일으키는 바이러스에서 주요한 사망 원인으로 간주되어 왔는데, 과도한 면역 반응으로 인해 장기가 급격히 손상되는 것을 말한다. 한 실험실 연구에서 엘더베리의 투여로 세포 내 염증 물질인 종양 괴사 인자 알파가 다량 증가된 것이다. 그러나 동일한 연구자들에 의한 2002년도의 후속 연구에서 이런 가설은 사실이 아닌 것으로 밝혀졌다.[3] 이 후속 연구에서의 결론은, 엘더베리가 염증 반응 과정에서 사이토카인의 생성을 지원하나, 엘더베리가 기저 질환자의 면역 반응을 과도하게 일으키는 사이토카인 폭풍을 일으키지는 않는다는 것이었다.

엘더베리에 감기 같은 호흡기 질환의 예방이나 치료 기간 단축 등의 효과가 있는지를 보여 준 임상 연구가 있을까? 2016년 이전에 보고된 임상 연구는 대부분 연구 대상자가 100명 이하의 작은 규모 연구로 그 결과에 대한 임상적 근거가 미미하다고 할 수 있다.

2016년 호주의 연구자들은 엘더베리가 인플루엔자 바이러스

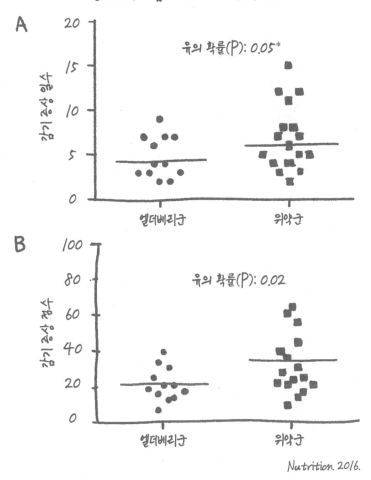

• 엘더베리의 감기에 대한 치료 효과 •

A

감기 증상 일수

유의 확률(P): 0.05*

엘더베리군   위약군

B

감기 증상 점수

유의 확률(P): 0.02

엘더베리군   위약군

Nutrition. 2016.

* 유의 확률(P)이 0.05 미만이면 통계적으로 의미 있다는 뜻이다. 각 군의 점은 대상자 한 명 한 명의 분포이고, 중간의 선은 평균값이다. 즉 엘더베리군이 위약군에 비해 감기 증상 일수나 감기 증상 점수가 평균적으로 더 적다.

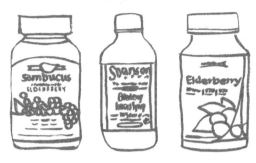

• 엘더베리 추출물의 다양한 형태 •

에 대해 어느 정도의 항바이러스 효과를 나타낸다고 연구 결과를 발표했다. 즉 호주에서 해외로 여행하는 312명의 이코노미 클래스 승객을 대상으로 무작위 배정 이중 맹검 비교 임상 연구 (RCT)를 한 결과 엘더베리 추출물을 투여한 군에서 위약군에 비해 감기 기간이 더 줄었고(그래프 A 참고), 감기 증상의 심각도를 나타내는 증상 점수도 유의하게 낮았다(그래프 B 참고).[4]

그러나 앞서 언급한 것처럼 엘더베리의 연구들 대부분은 소규모 연구들이라 이 결과를 너무 과신해서는 안 된다. 전통적으로 사용되어 왔던 허브인 데에 비해 체계적인 기초 연구 및 임상 연구가 부족한 것은 아쉽다.

복용 방법 및 주의 사항

우리나라에서는 엘더베리를 열매 자체로 구입하기는 어렵다. 주로 해외 인터넷 사이트에서 엘더베리 혹은 삼부커스 등을 검색하여 구입할 수 있다. 캡슐 형태나 시럽, 구미 형태 등이 나와 있다. 캡슐로 복용할 때는 하루 3회로 나누어 300~500mg을 복용하고, 시럽을 복용할 때는 4회로 나누어서 15ml를 5일간 복용한다.

부작용으로는 과량 복용 시 메스꺼움과 구토 및 현기증 등이 있다. 앞서 언급한 사이토카인 폭풍을 주의할 필요가 있으므로, 젊은 사람 중에 면역이 지나치게 좋은 사람이나 자가 면역 질환자는 주의해야 한다.

엘더베리

영양소	엘더베리Elderberry
음식	추출물 형태의 기능 식품
항바이러스 작동 방식	세포 방어 및 복구 작동 방식을 유리하게 조절하고 바이러스가 유발하는 병리학적 세포 염증 과정을 조절
다른 질병 예방 효과	노화 방지, 항산화, 피부 관리, 호흡기 질환 예방
항바이러스 임상 연구	★★★ 치료 효과
주의할 부작용	자가 면역 질환자는 사이토카인 폭풍 주의
용량 추천	500mg/하루
복용 방법	식전, 식후 상관없음

연구 검증 단계 ★★★★ 바이러스 예방 및 치료에 대한 메타 분석 ★★★ 바이러스 예방 및 치료에 대한 복수의 임상 연구(RCT 혹은 코호트 연구) ★★ 바이러스 예방 및 치료에 대한 단수의 임상 연구 ★ 바이러스 연관 질환과의 연관성 연구 ☆ 동물 연구 수준

TIP • 기원전 400년부터 복용해 온 북미와 유럽인들에게는 매우 친숙한 열매이다. 하지만 그 오랜 역사가 무색할 정도로 항바이러스에 대한 대규모 임상 연구는 부족한 편이다. 다만 일부 연구에서 감기의 이환 기간과 중증도를 낮추는 효과가 있으므로 호흡기 질환에 걸렸거나 바이러스로부터 스스로 보호할 때 복용해 볼 것은 고려할 만하다.

14
자연에서 찾을 수 있는 가장 강력한
항산화제 아스타잔틴

아스타잔틴은 크릴 오일에 대량 함유되어 있는 성분으로, 강력한 항산화 효과로 인해 최근 크릴 오일 열풍을 몰고 온 주역이다. 바다의 선물이라고 불리는 아스타잔틴은 주로 미세 조류, 연어, 송어, 크릴새우, 가재, 갑각류 등의 해양 생물에서 발견되는 자연 발생 카로티노이드*이며 자연에서 찾을 수 있는 가장 강력한 항산화제 중의 하나이기 때문에 카로티노이드의 황제라고도 불린다.

아스타잔틴이 알려진 지는 대략 90년 정도 되었으나 눈 영양제 또는 항암 효과, 항산화 효과를 지닌 물질로 유명세를 타게 된 것은 10년이 되지 않았다.

노벨상을 탄 생화학자 리하르트 쿤에 의해 1930년대경 처음

---

* 카로티노이드는 식물과 동물에서 널리 발견되는 노랑, 주황, 빨간색을 지닌 색소군으로 카로틴과 크산토필의 두 가지 주요 형태가 있고 베타카로틴, 감마카로틴, 라이코펜, 루테인, 제아잔틴 등 수백 가지가 있다.

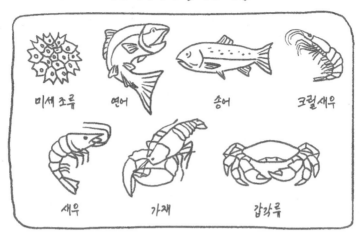

미세 조류　　연어　　송어　　크릴새우

새우　　가재　　갑각류

랍스터에서 발견되었으므로 랍스터astacus gammarus에서 이름
의 일부를 따 노란색 색소인 잔토필xanthophyll과 합성하여 아스
타잔틴astaxanthin이라는 이름으로 불리게 되었다.

　아스타잔틴은 랍스터에서 처음으로 발견되기는 했지만 새우,
연어, 송어에도 들어 있고 실제로는 미세 조류인 헤마토코쿠스
플루비알리스에 가장 많이 들어 있어서 아스타잔틴 제품들의 영
양 성분 정보를 보면 대부분 헤마토코쿠스 플루비알리스 조류 추
출물이라고 되어 있는 경우가 많다. 실제로 이런 미세 조류에서
만든 아스타잔틴을 복용하는 것이 좋다. 석유 화합물을 가공하여
만들어 내는 합성 아스타잔틴이나 유전자 조합 효모를 통해서 만
드는 아스타잔틴도 있지만, 효능과 안전에 관한 근거가 빈약하여
추천하지 않는다.

바다에서 직접 미세 조류를 수확해서 아스타잔틴을 만들면 공정도 오래 걸리고 비용도 많이 들기 때문에 땅 위의 실외 공장에서 미세 조류를 키워 내거나 실내 공장에서 키워서 아스타잔틴을 대량으로 추출해 영양제를 만드는 실정이다.

대표적인 기능

아스타잔틴은 강력한 항산화제로 비타민 C의 6,000배, 비타민 E의 550배, 베타카로틴의 약 40배의 항산화 능력을 가지고 있다.[1] 면역 조절제, 항산화제, 뇌 기능 보호, 저밀도 지단백(LDL) 콜레스테롤** 산화 억제 역할, 피부 노화 방지, 눈 피로 개선, 심장 혈관 질환 예방, 대사 증후군, 당뇨, 고혈압, 이상 지질 혈증 등에 도움이 되는 것으로 수많은 연구에서 밝혀졌다. 우리나라에서는 흔히 눈 영양제로 알려져 있다.

아스타잔틴은 췌장 베타 세포를 보호하는 작용을 통해서 인슐린 저항성에 도움을 주며, 2011년 이중 맹검 비교 임상 연구를 통해 LDL 콜레스테롤 수치를 낮추는 것을 확인했다. 2000년 한 논문을 통해 혈액 순환을 좋게 하고 혈관 벽의 탄성도를 회복시키며 산화 스트레스를 줄여 고혈압을 호전시키는 것으로도 알려지게 되었다.[2]

** LDL 콜레스테롤은 죽상 경화증을 일으키는 나쁜 콜레스테롤이다.

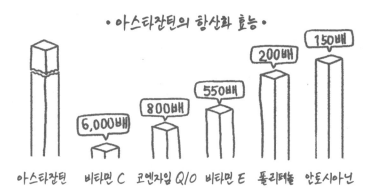

•아스타잔틴의 항산화 효능•

6,000배 800배 550배 200배 150배

아스타잔틴   비타민 C   코엔자임 Q10   비타민 E   폴리페놀   안토시아닌

2010년 인하 대학교에서 42명을 대상으로 한 8주의 연구에서 아스타잔틴을 먹은 군에서 DNA 손상이 감소하고 면역이 좋아지는 것을 확인했다. 또한 망막 세포를 산화 손상으로부터 보호하며 눈 피로 증상을 개선시키며 혈액-뇌 장벽Blood Brain Barrier를 통과해 작용하여 인지 기능 개선 효과도 있다고 보고되었다.[3]

특별히 피부에 작용하여 주름을 개선하고 피부결을 부드럽게 하고 피부 수분도 유지하는 데 도움을 주며 아토피 피부염에서도 효과가 있었다는 연구가 있었다.

항바이러스 임상 연구

이 강력한 항산화 영양소인 아스타잔틴은 바이러스도 이기게 할까? 미국의 유명한 스포츠 강사인 데이브 스코트는 코로나19를 이기는 영양소 7가지로 비타민 D, 글루타티온, 유산균 등과 함께 아스타잔틴과 크릴새우를 추천했다.[4] 아스타잔틴은 간, 신장 및 뇌와 망막 조직, 근육, 힘줄 등의 필수 장기에 스며들어 각 기관의 미토콘드리아의 기능을 향상시켜 에너지의 원동력이 되고 신체의 모든 기능을 최적화시켜 바이러스로부터 장기를 지키게 한다. 크릴새우 역시 코로나19로 인한 스트레스로부터 간, 심장 및 신장을 보호하고, 특히 뇌 세포의 인지질을 강화시켜 고열로부터 신체를 방어하는 작용을 한다.

미국의 제약 회사 카덱스의 연구 담당 부사장인 티모시 킹 박사는 최근 백서를 통해서 아스타잔틴이 폐 건강을 유지하고 코로나바이러스의 역할을 최소화하는 안전하고 자연적이며 다방면에서 활약하는 천연 항염증제라고 주장했다.[5] 특별히 코로나19는 면역 세포의 과잉 생산 및 염증성 사이토카인의 과다 방출로 특징되는 극단적인 면역 반응을 통해 장기의 기능을 순식간에 떨어뜨리는 이른바 사이토카인 폭풍을 일으키는데, 전임상 및 임상 연구***에서 아스타잔틴은 다수의 질환 모델에서 염증성 사이토카인인 인터루킨 1, 인터루킨 6, 종양 괴사 인자 알파 및 C-반응 단백질**** 등을 감소시키는 능력을 입증시켰다.[6] 또한 아스타잔

*** 임상 연구는 사람 대상의 연구를 말하며, 전임상 연구는 실험 연구(in vitro) 혹은 동물 연구(in vivo)의 통칭이다.
**** 염증 반응에서 증가되는 염증 물질인 사이토카인은 대표적으로 인터루킨(IL)과 종양 괴사 인자 알파(TNF-α), C-반응 단백질(CRP) 등이 있다.

틴은 고용량에서도 비정상적인 면역 억제를 일으키지 않으며 건강한 면역 항상성을 회복시키는 작용을 한다.

여전히 아스타잔틴의 인플루엔자나 코로나19 같은 호흡기 바이러스 예방이나 치료에 대한 항바이러스 효과를 입증한 임상 연구는 없다. 그러나 아스타잔틴은 직접적인 바이러스 억제 효과보다는 인체의 방어 능력 회복, 사이토카인 폭풍 같은 과도한 면역 반응으로 인한 장기 손상 등을 막는 데 도움이 될 것으로 본다. 앞으로 아스타잔틴의 바이러스 억제에 대한 많은 연구가 나오길 기대한다.

복용 방법 및 주의 사항

아스타잔틴은 음식을 통해서도 자연스럽게 섭취할 수 있지만 고용량을 섭취해야 하는 경우에는 대부분 건강 기능 식품을 통해 따로 섭취해 주는 것이 필요하다. 12주간 하루 40mg을 복용해도 문제가 없었다는 보고가 있으나 보통은 하루 4~12mg 정도를 복용하도록 하고 있으며 식약처에서는 하루 최대 섭취량을 12mg으로 규정하고 있다.

과다 섭취 시엔 일시적으로 피부가 노란빛을 띨 수 있고 변의 색깔이 붉어질 수 있다. 임산부나 수유부, 18세 미만의 경우에는 충분한 연구 결과가 없어 제한하는 것이 좋겠다.

아스타잔틴

영양소	아스타잔틴 Astaxanthin
음식	미세 초류, 연어, 송어, 크릴새우, 가재, 갑각류
항바이러스 작동 방식	강력한 항산화제로 폐, 심장 등의 장기를 보호하며 사이토카인 다량 배출 방지
다른 질병 예방 효과	눈 영양, 고지혈증 감소 및 동맥 경화증 예방
항바이러스 임상 연구	★
주의할 부작용	과다 복용 시 일시적으로 피부색이 노랗게 됨
용량 추천	4~12mg / 하루
복용 방법	식전, 식후 상관없음

연구 검증 단계 ★★★★ 바이러스 예방 및 치료에 대한 메타 분석 ★★★ 바이러스 예방 및 치료에 대한 복수의 임상 연구(RCT 혹은 코호트 연구) ★★ 바이러스 예방 및 치료에 대한 단수의 임상 연구 ★ 바이러스 연관 질환과의 연관성 연구 ☆ 동물 연구 수준

TIP• 비타민 C보다 6,000배나 높은 항산화 능력을 가진 아스타잔틴은 크릴 오일 열풍이 불기 전까지는 국내에는 잘 알려지지 않았던 영양제이다. 직접적인 바이러스 억제 효과보다는 바이러스로 인해 장기가 망가지는 것을 막아 주는 효과가 있다.

15
벌꿀에서 얻는 천연 항생제
프로폴리스

진료실에서 감기에 자주 걸리는 환자들에게 평소 어떤 영양 보충제를 복용하는지 물어보면 프로폴리스라고 답하는 경우가 의외로 많다. 2020년 1월 한국 건강 기능 식품 협의회가 조사한 자료에 의하면 한국인의 영양 보충제 구입 톱 10에 1등은 단연 홍삼이고, 2위는 프로바이오틱스이며, 오메가-3, 루테인 등과 함께 프로폴리스도 10위 안에 포함되고 있다.[1] 특히 코로나19 감염이 전국을 뒤덮으면서 프로폴리스에 대한 관심과 구매도 껑충 뛰었다. 일부 쇼핑몰에서는 그동안 재고로 보유하던 프로폴리스가 완판되는 등 소비자들의 반응이 뜨겁다고 전했다. 정말로 프로폴리스가 코로나19 같은 호흡기 바이러스의 예방과 치료에 도움이 될까?

벌집은 꿀벌들이 집단생활을 하는 공간인 만큼 각종 병균에 노출되기 쉽지만 항상 무균 상태를 유지한다. 바로 꿀벌들이 벌집 출입구에 발라 놓은 비 프로폴리스Bee Propolis 덕분이다. 꿀벌이 나무의 수지에 자신의 효소를 섞어 만들어 내는 천연 항생 물질 프로폴리스는 항균과 항염 작용이 뛰어나 벌집을 위생적으로 관리하며 꿀벌들이 건강하게 생활할 수 있게끔 돕는다. 과학자들은 이 프로폴리스의 성분으로 페놀릭 알데하이드, 쿠마린, 아미노산, 스테로이드, 폴리페놀 등 300여 가지의 천연 성분으로 분석했는데 그중 폴리페놀이 강력한 항산화 역할과 함염증 작용을 하는 것으로 알려졌다. 고대 그리스인들은 이 프로폴리스를 종기에 발라 치료했으며 고대 이집트인들은 미라를 만들 때 방부 목적으로 프로폴리스를 이용했다고 한다. 이와 달리 로열 젤리는 꿀과 꽃의 화분을 먹은 일벌이 인두선에서 분비해 내는 영양분으로, 양질의 단백질과 지질로 구성된다. 이 로열 젤리는 나중에 여왕벌이 될 유충의 양식이 된다.

프로폴리스의 효능인 항염, 항산화 작용으로 인해 다양한 임상에 적용된다.

첫째, 입술과 입 안의 통증과 구내염에 도움이 된다. 특히 구강 주변에 생기는 헤르페스 단순 포진 감염(HSV-1)이 자주 일어나는 경우에 3%의 프로폴리스 연고를 바르면 소염 효과로 인해 통증을 감소시킬 수 있다고 알려졌다. 그러나 구조화된 임상 연구를 바탕으로 분석을 한 결과에서는 유의한 결론을 내리지 못했다. 부산 대학병원의 신병철 교수가 2개의 임상 연구를 메타 분석한 결과 구강 궤양의 통증 감소에 외용 프로폴리스가 위약에 비해 효과의 차이가 없었다고 발표한 것이 대표적이다.[2]

• 벌꿀에서 얻어지는 프로폴리스 •

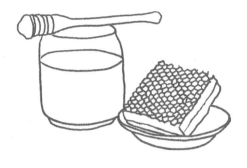

반면 암 환자들의 구내염에서 프로폴리스는 효과적이다. 2018년에 발표된 논문에서는 5개의 이중 맹검 비교 임상 연구 (RCT)를 종합적으로 메타 분석한 결과, 암 환자 중 위약 연고를 바른 군에 비해 프로폴리스 연고를 바른 군에서 점막 궤양과 구내염의 발생이 더 낮았고 프로폴리스 연고를 바른 군에서 특별한 부작용은 보고되지 않았다.[3]

프로폴리스 외용 연고는 성기에 생기는 헤르페스 단순 포진 감염의 치료에도 효과적이다. 2000년 우크라이나의 연구진은『식품의학』이라는 의학 저널에 외용 프로폴리스가 생식기 헤르페스 감염으로 인한 통증을 유의하게 감소시켰다고 발표했다. 즉 이전의 임상 연구를 분석한 결과, 프로폴리스는 위약군뿐 아니라, 성기 헤르페스 치료 약제인 아시클로비르보다도 효과적이라는 것을 발견했다. 이는 성기 헤르페스에 감염된 90명의 여성과 남성들이 10일 동안 매일 4회 프로폴리스 플라보노이드 연고와 위약을 바른 결과이다.[4]

또한 프로폴리스 복용은 당뇨 환자에게 당 수치를 낮추는 데 도움이 된다는 연구 보고들이 있는 것은 흥미롭다. 2019년에 발표된 메타 분석 연구에 따르면, 당뇨 환자를 대상으로 진행된 6개의 임상 연구(RCT)를 종합적으로 분석한 결과, 위약군에 비해 프로폴리스를 복용한 군에서 평균적으로 혈당을 13.51mg/dl을 감소시켰고 3개월의 평균치 혈당을 의미하는 당화 혈색소를 0.52%나 감소시켰다.[5]

그 외 프로폴리스는 상처 치료, 방광염 치료, 당뇨병 합병증에 의한 족부 궤양의 치료, 기억력이 떨어진 경도 인지 장애 환자의 기억력 증가 등에 대한 의미 있는 임상 연구들이 꽤 많이 발표되었다.

항바이러스 임상 연구

그렇다면 감기나 독감, 코로나바이러스 같은 호흡기계 바이러스 감염의 예방과 치료에 도움이 되었다는 연구 결과도 있을까? 안타깝게도 정작 감기나 인플루엔자 등에는 임상 연구가 거의 없는 편이다. 동물을 대상으로 한 인플루엔자 연구는 꽤 많이 있으나 인체를 대상으로 한 연구는 거의 없다.

2017년에 스페인의 아동 병원에서 2살부터 12살 사이의 소아 감기 환아 40명을 대상으로 프로폴리스 비강 분무 용액을 매일 코에 뿌리게 하고 7일째 증상 변화를 관찰했더니, 비염 증상이 완화되었고 이로 인한 삶의 질도 개선되었으며 부작용은 없었음이 확인되었다.[6] 이 파일럿 연구가 유일한 감기를 포함한 호흡기 바이러스에 대한 임상 연구이다.

프로폴리스가 코로나바이러스 같은 감염병에 도움이 될 수는 없을까? 오랫동안 프로폴리스의 건강에 대한 연구를 해온 인도네시아 대학교의 무라마드 살란 박사의 연구에 의하면 N3 같은 단백질 분해 효소를 가진 코로나바이러스는 증폭되면서 자신뿐 아니라 다른 사람을 감염시킨다. 이러한 바이러스 감염을 막는 방법으로 바이러스가 호흡기 점막에 부착하는 능력을 비활성화하는 것인데, 프로폴리스가 이 N3 단백질 분해 효소 바이러스에 자신을 부착시켜 감염력을 떨어뜨리는 역할을 한다는 것이다.[7]

코로나바이러스 임상 연구

코로나바이러스에 대한 프로폴리스 효과에 대한 소규모의 임상 연구들을 소개하면 다음과 같다. 2021년 『생물 의학과 약물 요법』이라는 저널에 발표된 브라질 연구자의 연구에 따르면 일주일 동안 각각 하루 400mg의 프로폴리스 복용을 한 군(40명)과 800mg의 프로폴리스 복용을 한 군(42명)을 일반적 치료군(44명)과 비교를 했더니, 프로폴리스를 복용한 두 그룹 모두에서 입원 기간이 각각 7일과 6일로, 이는 일반적 치료군의 12일보다 더 짧았다.[8]

복용 방법 및 주의 사항

시중에서 구입할 수 있는 프로폴리스는 주로 캡슐 형태와 스프레이 형태 등이 있다. 일부 천연 치약에도 불소 대신 프로폴리스 추출물이 사용되기도 한다.

플라보노이드* 함유량은 16~17mg 정도가 좋다. 그러나 건강 기능 식품이 아닌 대부분의 프로폴리스 제품은 플라보노이드 함량이 표기되어 있지 않고 몇 % 알코올 추출물인지를 표시한다. 예를 들어 70% 추출물이라고 하면 70% 알코올로 추출했다는 말이다. 높은 농도의 알코올을 쓸수록 플라보노이드가 많이 추출되지만, 프로폴리스 양이 적어져서 생산자 입장에서는 단가가 비싸진다. 알코올 농도가 낮으면 많은 양의 프로폴리스가 나오지만, 단백질·탄수화물·지질 등의 비중이 높아진다. 잔류되는 알코올을 걱정하기도 하지만 아주 적은 양이라 별 문제는 없다. 알코올 추출 제품은 유효 성분인 플라보노이드를 쉽게 그리고 많이 함유할 수 있는 게 장점이지만, 흡수율이 비교적 낮은 단점이 있다. 흡수율을 높이기 위해 알코올 대신 계면 활성 성분을 사용한 수용성 프로폴리스도 많은데, 폴리솔베이트·글리세린 같은 계면 활성 제제를 같이 섭취하게 되는 게 단점이다. 계면 활성제 없이

---

* 플라보노이드란 식물에서 추출하는 폴리페놀을 말하며, 안토시아닌, 플라보놀, 이소플라본 등 다양한 색소들이 플라보노이드에 포함된다. 플라보노이드는 강력한 항산화제이기도 하다.

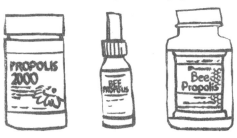

천연 올리고당으로 추출했음을 강조하는 몇몇 제품도 있다. 또한 국내 프로폴리스 제품의 80%는 원산지가 중국이라고 한다.[9]

프로폴리스를 만드는 과정에서 꽃가루가 섞여 들어갈 수가 있기 때문에 꽃가루 알레르기가 있는 사람은 섭취에 주의해야 한다. 프로폴리스를 처음 먹을 때 아주 소량만 먹어 보고 테스트를 한 후 점점 양을 늘려 보면서 복용하거나 바르는 게 좋겠다.

또 프로폴리스는 혈액의 응고를 늦추기 때문에 출혈 질환이나 수술을 앞두었을 때에는 섭취 전 전문의와 상담해야 한다.

요약하면 대표적인 천연 항생제로 잘 알려진 프로폴리스는 구강염이나 헤르페스 등의 감염, 염증 질환에 대해 임상 연구가 비교적 많이 있으며 특히 암 환자나 당뇨 환자 등 면역 저하군에서의 구강 질환의 예방에 권고할 만하다. 그러나 호흡기 감염에 대한 임상 연구는 아직 부족한 편이다. 그러나 최근 코로나바이러스에 대한 소규모 연구를 통해 어느 정도 치료 효과가 있음을 보여 주고 있다.

프로폴리스

간단
정리

영양소	프로폴리스Propolis
음식	추출물 형태의 건강 기능 식품
항바이러스 작동 방식	플라보노이드의 항균 작용 이외의 명확한 항바이러스 작용은 없음
다른 질병 예방 효과	구강염, 궤양 치료, 헤르페스로 인한 증상 완화, 당뇨 환자의 당 수치 감소, 방광염 치료
임상 연구 수준	★★★ (소규모 임상 연구)
주의할 부작용	꽃가루 알레르기 있는 경우 주의
용량 추천	플라보노이드 함유량 16~17mg/하루
복용 방법	식전, 식후 상관없음

연구 검증 단계 ★★★★ 바이러스 예방 및 치료에 대한 메타 분석 ★★★ 바이러스 예방 및 치료에 대한 복수의 임상 연구(RCT 혹은 코호트 연구) ★★ 바이러스 예방 및 치료에 대한 단수의 임상 연구 ★ 바이러스 연관 질환과의 연관성 연구 ☆ 동물 연구 수준

16
대한민국 대표 건강 기능 식품
홍삼

홍삼은 대한민국 국민이 가장 사랑하는 건강 기능 식품이다. 2019년 통계에서 건강 기능 식품의 연간 총 매출이 약 4조 6000억 원에 가까운데, 그중 25%인 1조 5088억 원이 홍삼 제품에서 나왔다. 그중 한국 인삼 공사의 대표 브랜드인 정관장 매출이 연간 8000억 원 가량으로 국내 홍삼 소재 건강 기능 식품 시장의 80%를 점유하고 있다.[1]

최근 홍삼 매출이 주춤하는 사이에 프로바이오틱스나 루테인(마리골드꽃 추출물)의 매출이 크게 상승했다. 그런데 코로나19 유행이 시작되면서 국내 홍삼 매출이 급증했다고 한다. 한국 인삼 공사에 따르면 바이러스가 한참 유행인 2020년 3월 1일부터 작년 대비 매출이 50% 이상 큰 폭으로 증가했다. 2009년 신종 플루, 2015년 메르스 사태 때 홍삼을 중심으로 한 건강 기능 식품 소비가 크게 늘었던 것과 같은 현상이다. 전 국민은 누구라도 한

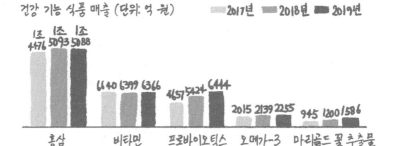

• 국내 건강 기능 식품과 홍삼 시장의 규모 •

건강 기능 식품 매출 (단위: 억 원)   ▨2017년 ▨2018년 ■2019년

홍삼: 1조 4476 / 1조 5093 / 1조 5088
비타민: 6440 / 6399 / 6366
프로바이오틱스: 4657 / 5424 / 6444
오메가-3: 2015 / 2139 / 2255
마리골드 꽃 추출물: 945 / 1200 / 1586

번씩은 먹어 봤을 이 홍삼이 면역 증진뿐만 아니라 실제 항바이
러스 효과를 가지는지, 이 시대에 어떠한 도움이 될지 한번 살펴
보자.

　홍삼이란 6년근 수삼을 정선하여 껍질을 벗기지 않은 채 증기
로 쪄서 건조시킨 담황갈색 또는 담적갈색의 인삼을 말한다. 한
마디로 홍삼은 가공한 인삼의 한 종류이다. 흙에서 바로 캔 인삼
을 수삼, 말린 삼을 백삼, 찐 삼을 홍삼이라고 구분한다. 홍삼에
는 사포닌 성분인 진세노사이드 Rg1, Rg3, Rb1 등이 주로 들어
있는데 Rg1은 피로 회복과 학습 기능 개선, Rg3는 면역력 증진,
혈액 개선 및 암세포 전이 억제 작용에 도움이 된다. Rb1은 정신
안정과 호르몬 분비 촉진에 도움이 된다. 홍삼에는 사포닌 외에
도 폴리아세틸렌, 페놀 화합물, 아미노당, 산성 다당체 등 다양한
생리 활성 물질이 들어 있다.[2]

　홍삼의 잘 알려진 효능으로는 먼저 식약처에서 공식적으로 인

정한 효능으로, 피로 회복, 면역력 증가, 기억력 개선, 혈행 개선 및 항산화 등이다.

특별히 국내 홍삼 매출의 80% 이상을 차지하는 한국 인삼 공사는 이익의 20%를 홍삼 연구비로 재투자하여 국내외 많은 홍삼 연구자들이 다양한 연구를 하도록 후원한다. 그 결과 많은 임상 연구들이 해마다 십수 건씩 수행되고, 그중 상당수의 연구들이 국제 학술 잡지인 『인삼 연구 저널』에 투고되고 있다. 이 학술지의 연간 피인용 지수Impact factor가 4점을 넘어서게 되면서 세계적인 학술지로 성장하였다. 이러한 배경으로 홍삼은 그 어느 건강 식품보다 많은 근거를 확보하고 있다.

항바이러스 임상 연구

면역 증진과 혈행 개선, 기억력 등에서 이미 많은 임상 연구 결과를 낸 홍삼은 항바이러스 관련 연구에서도 많은 근거를 확보하고 있을까? 항바이러스와 관련하여 2020년 5월 기준으로 대략 37개의 정도의 연구 논문들이 발표되었고 거의 대부분 국내 연구자들에 의해 연구되었다. 이들 연구의 대상 중 상당수가 AIDS 바이러스인 HIV-1에 대한 연구였고, B형 간염이나 C형 간염 바이러스 등 다양한 바이러스에 대해서도 연구가 진행되었다.

그중에서 인플루엔자 바이러스에 대한 연구는 모두 6건이 있

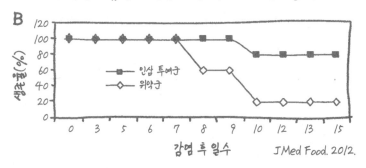

• 인플루엔자 감염 시 홍삼군과 위약군의 생존율 비교 •

있었는데 그중 일부를 소개하면 다음과 같다.

2012년 미국 에모리 대학교의 한인 연구자 강상무 교수 팀에 의해 발표된 동물 실험이 있다. H1N1과 H3N2 인플루엔자 바이러스를 주입한 쥐들에서 홍삼 추출물을 복용한 군과 복용하지 않은 대조군을 비교했다. 그 결과, 2주간 홍삼 추출물을 복용한 쥐들의 생존율이 그렇지 않은 쥐보다 높았다. 또한 홍삼 추출물을 복용한 쥐에서 폐의 인플루엔자 바이러스의 농도와 염증 수치가 낮았고, 면역 지표인 인터페론 감마가 높았음을 발견하였다.[3]

2014년 충남 의대의 서상희, 박은혜 교수 팀은 홍삼을 먹인 생쥐와 흰 족제비가 그렇지 않은 생쥐와 족제비보다 H5N1 인플루엔자 바이러스에 더 잘 보호될 수 있는지를 연구했다. 즉 60일 동안 홍삼의 추출물을 먹인 생쥐와 흰 족제비 군이 아무런 조치를 하지 않은 군에 비해 H5N1 인플루엔자의 바이러스로부터 더 오래 생존했음을 밝혔다. 그뿐만 아니라 홍삼을 섭취한 생쥐의 폐에서 역시 인터페론 알파와 감마 등 항바이러스 사이토카인이 높게 추출되었는데 홍삼 복용이 인플루엔자 바이러스를 이겨 생존에 도움이 된 것을 시사한다.[4]

2019년에는 홍삼과 흑삼에 대한 효능 비교 연구가 생쥐를 대상으로 진행되었다. 즉 신선한 인삼을 9회 반복하여 찐 흑삼과 홍삼을 각각 H1N1 인플루엔자 바이러스에 감염된 생쥐에게 1주일간 먹이고 2주일을 경과 관찰한 결과, 홍삼을 먹인 생쥐는 50%만 생존한 반면 흑삼을 먹인 생쥐는 100% 생존하여 흑삼이 홍삼에 비해 더 우수함을 증명하였다. 생쥐의 기관지 및 폐의 바이러스 양과 염증 사이토카인 등을 비교한 결과에서도 홍삼에 비해 흑삼의 바이러스 양과 염증 사이토카인이 더 적게 검출되었다.[5]

홍삼의 호흡기 바이러스에 대한 임상 연구는 한 건이 보고되었다. 2012년 전북대 의학대학의 이창섭, 하기찬 교수 팀은 30~70세의 건강한 성인 100명을 대상으로 각각 50명씩 홍삼 복용군과 위약군으로 나누어 임상 시험을 했다. 그 결과 3개월의 실험 기간 동안 각각 감기 등의 호흡기 감염 증상 빈도율이 홍삼 복용군에서는 24.5%, 위약군에서는 44.9%로 홍삼 복용군의 급성 호흡기 질환 빈도가 더 적었다. 급성 호흡기 질환의 이행 기간은 비슷했으나 홍삼 복용군에서 증상이 덜했다. 이는 홍삼 복용이 감기 등 급성 호흡기 질환을 예방하였을 뿐 아니라 증상의 완화에도 기여했음을 의미한다.[6] 그러나 안타깝게도 그 이후 홍삼의 항바이러스 임상 연구는 더 진행되어 보고된 바가 없다. 코로나바이러스에 대한 임상 연구는 현재 국내에서 진행 중이다.

복용 방법 및 주의 사항

홍삼은 온 국민이 한 번씩은 먹어 본 건강 기능 식품이고 그 효능과 부작용에 대한 경험도 천차만별이다. 인삼과 같이 홍삼도 열이 많은 사람에서는 잘 맞지 않는 것으로 알려져 있다. 또한 교감 신경이 활성화되어 있는 사람에게도 맞지 않는데 이런 사람에게 홍삼을 잘못 쓰면 두통, 어지러움, 불면, 가슴 두근거림 등의 부작용을 겪을 수 있다. 또한 아스피린이나 와파린 같은 혈전 용해제를 복용 중인 사람은 홍삼을 먹으면 약의 분해, 배출이 지연되어 출혈의 위험이 높을 수 있어 조심히 사용하도록 하자.

흔히 홍삼의 사포닌 함량은 진세노사이드 Rg1, Rg3와 Rb1의 합으로 표기한다. 이는 식약처가 권장하는 사포닌의 함량, 즉 진세노사이드 Rg1, Rg3, Rb1의 총 3~80mg 정도이다.

그리고 흔히 홍삼 제품에 고형분 함량이란 용어를 쓰는데 이는 홍삼 농축액 중 진짜 홍삼 가루의 비중을 나타내는 것으로 고형분 함량이 높을수록 홍삼 본연의 유효 성분이 높은 것으로 이해하면 된다.

또한 홍삼은 몸통과 뿌리의 성분과 효능이 다른데, 가장 좋은 비율은 홍삼근(몸통) 70%, 홍미삼(뿌리) 30%의 비율이다. 홍삼

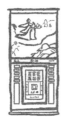 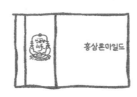 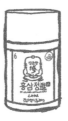

근 비율이 높을수록 부드럽고 홍미삼 비율이 높을수록 쌉쌀한 맛이 난다. 앞서 말한 대로 6년근이 홍삼 성분이 가장 풍부한 시기라 홍삼 제품의 원료명에 〈6년근〉이라고 표기되어 있는 것이면 좋다. 홍삼에 미생물을 투입하여 미리 발효시킨 홍삼을 발효 홍삼이라고 부르는데, 사포닌을 분해하는 장내 미생물이 부족한 경우에는 발효 홍삼을 통해 유효한 사포닌 성분을 흡수할 수 있다.

홍삼의 제형으로는 씹어 먹고, 떠먹고 마시는 등 다양한 섭취 방식에 따른 다양한 제품이 나와 있다. 뿌리삼이라고 부르는 원형삼은 등급에 따라 천삼, 지삼, 양삼, 절삼 등으로 나뉜다. 가장 흔한 형태의 홍삼은 농축액으로 홍삼을 장시간 달여 수분을 제거한 100% 홍삼 진액의 형태로 시장에 나와 있다. 1회용 스틱 형태가 일반적이고 떠먹는 방식도 있다. 홍삼의 제형에 따라 효능 차이는 크지 않으며 공복에 먹을 때가 흡수율이 더 좋다.

홍삼

영양소	홍삼Red Ginseng
음식	추출물 형태의 건강 기능 식품
항바이러스 작용 원리	T 세포 및 NK 세포 활성화, 면역 조절제
다른 질병 예방 효과	피로 회복, 면역력 증가, 기억력 개선, 혈행 개선 및 항산화
항바이러스 임상 연구	★★
주의할 부작용	열이 많은 체질은 주의
용량 추천	성인 10mg / 하루 어린이 3~5mg / 하루 (진세노사이드 Rg1+Rb1+Rg3의 섭취량)
복용 방법	식전에 섭취

연구 검증 단계 ★★★★ 바이러스 예방 및 치료에 대한 메타 분석 ★★★ 바이러스 예방 및 치료에 대한 복수의 임상 연구(RCT 혹은 코호트 연구) ★★ 바이러스 예방 및 치료에 대한 단수의 임상 연구 ★ 바이러스 연관 질환과의 연관성 연구 ☆ 동물 연구 수준

TIP。 대한민국에서 가장 인기가 많은 건강 기능 식품 홍삼은 사포닌 성분의 항염증, 항산화, 항암 효과로 유명하며, 다양한 질병에 관한 많은 임상 연구들이 진행되어 왔다. 그러나 항바이러스 임상 연구는 상대적으로 적은 편이라 앞으로 더 많은 임상 연구들이 진행되어 코로나19 같은 전염병 대유행에 국민들을 지키는 대표적인 건강 기능 식품으로 사랑받기 바란다.

17
마늘에 풍부한 알리신

2003년도 사스가 중국에서 대유행이었음에도 중국과 가까운 한국에선 감염자가 3명에 그치자, 많은 외신들이 한국인들이 먹는 김치와 마늘을 집중해서 보도했다. 영국의 『파이낸셜 타임스』도 김치를 담그는 법까지 자세히 소개하며 김치에 많이 들어 있는 마늘의 건강 효과를 집중 보도했다.

코로나19가 대유행인 2020년에도 김치가 다시 주목받으며 외국 소비자들 사이에 구입 열풍이 불자 『워싱턴 포스트』가 한국의 질병 관리 본부 관리의 말을 인용하여 〈김치를 먹는다고 코로나19에 걸리지 않는 것은 아니다〉라며 서둘러 진화에 나섰다. WHO는 〈대중을 위한 코로나19 조언〉라는 웹페이지를 열고 시민들이 자주 묻는 질문과 가짜 뉴스에 조목조목 정리하기에 나섰는데 그중 〈마늘은 건강 식품이며 항균 기능을 일부 가지고 있을 수도 있다. 하지만 마늘을 먹는 식습관이 사람들의 코로나19 감염을 막고 있다는 증거는 현재 없다〉라고 직접 밝혔다. 당연히 아직은 충분한 데이터가 없기에 어떤 특정 음식이나 영양소가 코로나19를 예방할 수 있다고 할 단계는 아니지만, 어떤 점이 마늘의 항균 효과를 설명하는지 한번 살펴보고자 한다.

마늘의 효능은 예로부터 유명하다. 〈마늘이 있는 식탁은 약국보다 낫다〉는 말도 있다. 마늘은 냄새를 제외하고 100가지 이로움을 준다는 의미에서 〈일해백리〉 식품으로도 불린다.[1]

가장 잘 알려진 효능은 간에서 지방을 만드는 효소 활동을 막아 콜레스테롤 합성을 저해하는 작용이다. 다른 음식을 통해 몸에 들어온 콜레스테롤을 배설시켜 주는 효과도 있다. 따라서 마늘을 먹으면 혈중 콜레스테롤과 중성 지질 농도를 감소시켜 고지혈증, 동맥 경화, 고혈압 등 혈관 질환 치료에 도움이 된다. 실제 마늘이 콜레스테롤 및 혈압, 혈당을 낮춘다는 임상 연구를 소개하는 논문들이 매우 많다. 그중 가장 최근에 쓰인 2018년도의 의학 논문에서는 1981년부터 2016년까지 발표된 수준 있는 임상 연구 14개를 메타 분석한 결과, 대조군에 비해 마늘을 복용한 군에서 총 콜레스테롤과 저밀도 지단백(LDL) 콜레스테롤을 의미 있게 낮춘다고 보고했다.[2]

가장 주목받고 있는 마늘의 효능은 항암 작용이다. 미국 국립 암 연구소는 마늘을 〈최고의 항암 식품〉으로 꼽았다. 마늘 성분 중 유기성 게르마늄, 셀레늄 등이 암 억제와 예방에 기여하는 것으로 알려졌다. 위암, 식도암, 대장암, 유방암, 피부암, 구강암, 간

암, 위암, 폐암 등에 미치는 마늘의 항암 작용 효능에 관한 많은 연구들이 진행되었다. 특별히 위암에 대해 연구들이 집중되었는데, 2018년도에 발표된 메타 분석 연구에 따르면 위암에 대한 18개의 단면 연구, 총 14만 2,921명의 자료를 분석한 결과 고농도의 마늘 복용군에서 위약군에 비해 위암 위험도를 49%나 줄이는 것으로 나타났다. 그러나 장기간 대상자를 관찰한 코호트 연구는 하나밖에 없었는데 이 연구에서는 암 발생률은 대조군에 비해 차이가 없는 것으로 결론을 냈다. 즉 단면 연구는 그 규모가 작고 마늘과 암에 관한 원인-결과 관계가 명확하지 않는 점을 감안하여 좀 더 체계적인 임상 연구를 통해(가능하면 이중 맹검 비교 임상 연구를 사용하여) 마늘의 암 예방 효과를 입증할 필요가 있다.[3]

항바이러스 임상 연구

마늘의 항균 효과는 주로 알리신에서 기인한다. 마늘 속에 있는 〈알리인〉 성분이 알리나제 효소에 의해 분해되면서 마늘 특유의 강한 냄새가 나는 알리신으로 바뀐다. 1994년 체스터 카발리토라는 화학자는 페니실린보다 더 강한 항생 물질로 알리신을 소개했다. 알리신이 세균 속으로 들어가 단백질을 분해하고 그 기능을 억제하기 때문이다. 마늘은 식중독을 유발하는 황색 포도상

구균, 연쇄 구균, 대장균, 비브리오균, 장염균 등을 사멸시키고, 폐렴균과 칸디다균에도 항균 효과가 있다고 알려졌다. 마늘은 기생충 구제 효과도 있는데 선충, 요충, 구충을 죽이는 효과가 있어 고대 이집트, 그리스, 로마, 인도, 중국 등에서도 기생충 예방약으로 마늘을 사용했다는 기록이 전해진다.

마늘은 감기, 인플루엔자나 코로나바이러스 같은 호흡기계 바이러스도 예방하거나 치료할 수 있을까?

임상적 근거를 주로 다루는 의학 저널 『코크란』 리뷰에서 감기에 대한 효과로, 2014년 이전에 시행된 8건의 임상 연구 중에서 엄격한 검토 기준을 통과한 한 연구를 대상으로 마늘의 감기 예방 효과를 리뷰했다. 146명의 참가자를 각각 마늘 복용군과 위약군으로 나누어 3개월 동안 임상 시험을 진행한 결과, 마늘을 복용한 군에서는 24건, 위약군에서는 65건의 감기 발생이 발생되어, 결과적으로 마늘이 감기 예방에 도움이 되었다고 밝혔다.[4] 이처럼 다수의 임상 연구가 있고 그중 상당 부분이 의미 있는 결론을 낸다고 해도 대상자가 적거나, 투여된 약물의 용량이 제각각이면 종합적인 분석과 결론을 내리기에는 한계가 있다. 이 연구를 바탕으로 이후 감기에 대한 항바이러스 효과를 의학계는 크게 신뢰를 하지 않게 된 것도 사실이다.

최근 실험실 연구에서 마늘 성분이 코로나19의 활동을 억제할 수 있다는 의미 있는 결과를 보여 준 연구가 2020년 4월에 보고되었다. 즉, 마늘의 에센셜 오일에서 추출한 17가지의 유기 유황 화합물이 코로나19가 인체에 침투할 때 경로로 사용하는 ACE2 수용체 단백질과 강력하게 상호 작용을 하여 결과적으로 코로나19의 인체 침입을 방지한다는 것이다.[5] 더 많은 연구를 통해 마늘이 코로나19를 예방하는지를 밝혀내는 것은 이제부터일 것이다.

코로나바이러스 임상 연구

지난 2년 동안 알리신의 코로나19 치료 효과에 대해 소규모로 진행된 임상 연구들이 있다. 2021년 유럽의 학술 저널에 발표된 이란 연구자들에 따르면, 66명의 코로나19 확진자들 대상으로 진행한 임상 연구에서 33명에게는 알리신을 몸무게당 90mg의 알리신을 투여하고, 나머지 33명에게는 위약을 투여한 결과, 기침, 호흡 곤란, 근육통, 후각 마비, 설사, 두통 등의 증상이 알리신 투여 그룹에서 유의하게 감소함을 보여 주었다. 다만 엑스레이나 혈액 검사상 염증 수치 등에서는 차이를 보여 주지는 못했다.[6]

복용 방법 및 주의 사항

마늘을 통한 건강 효과를 보려면 얼마나, 그리고 어떤 방식으로 먹는 게 가장 좋을까?

가장 좋은 섭취 방법은 생으로 먹는 것이다. 마늘에 열을 가하면 알리신을 만드는 알리네이즈 효소가 파괴되기 때문이다. 마늘을 조리해서 먹어야 한다면 가급적 마늘을 깐 후 바로 조리하지 말고 몇 분간 놔둔 후 열을 가하는 것이 좋은 효과를 얻을 수 있다. 또한 통마늘을 조리하는 것보다는 다진 마늘을 조리하는 것이 열로 인한 알리신의 손실을 줄일 수 있다. 그러나 마늘에 열을 가한다고 꼭 나쁜 것만은 아니다. 노화를 방지하는 항산화 물질의 활성도와 폴리페놀, 플라보노이드 함량은 오히려 증가한다. 열을 가한 마늘은 생마늘에 비해 항산화 물질 활성도(150℃, 4시간)가 약 50배 높고, 폴리페놀(140℃, 2시간)과 플라보노이드(150℃, 1시간) 함량은 각각 약 7배, 약 16배 높다. 과당(140℃, 1시간) 함량도 생마늘에 비해 약 7배 높다.

마늘은 얼마나 먹어야 할까? 혈관 질환자는 아침저녁으로 익힌 마늘을 한 쪽씩 먹는 게 적당하다. 3개월간 꾸준히 먹으면 혈중 콜레스테롤 수치가 내려간다. 고혈압 환자 역시 아침저녁으로 익힌 마늘을 한 쪽씩 먹는 것이 도움이 된다. 생마늘 한쪽을 곱게 갈아 물에 타 마셔도 되고, 매운맛에 예민한 사람은 장아찌를 만들어 먹는 것도 방법이다. 위의 그림과 같이 다양한 마늘 추출물 보충제도 구입할 수 있다. 마늘 보충제의 경우 성인은 하루에 마늘 가루 1스푼, 마늘환(70%, 0.5g)은 10~15개, 마늘즙·농축액·진액·음료(약 97%, 80ml)는 1포(병)정도가 적당하다.

마늘의 부작용은 특유의 냄새 외에 크게 알려진 것은 없지만,

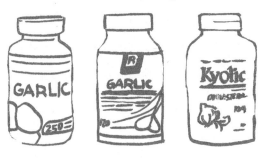

피임약이나 비스테로이드 소염 진통제 등 같은 약물과 상호 작용이 있다. 위장이나 소화기가 약한 사람이라면 마늘 보충제가 부담스러울 수 있는데 마늘을 발효하여 만든 교릭Kyolic은 이런 부작용이 덜하다. 교릭은 흔히 숙성 마늘로 알려져 있다.

마늘

영양소	마늘Garlic, 알리신Allicin
음식	생으로 먹거나 익혀서 먹는다. 그 외에도 다양한 형태의 보충제로 섭취 가능
항바이러스 작동 방식	T 세포 및 NK 세포 활성화, 면역 조절제
다른 질병 예방 효과	콜레스테롤 강하. 혈압 강하. 암세포 먹제
항바이러스 임상 연구	★★★
주의할 부작용	특별한 부작용 없음
용량 추천	매일 마늘 한쪽
복용 방법	식전 식후 상관없음

연구 검증 단계 ★★★★ 바이러스 예방 및 치료에 대한 메타 분석 ★★★ 바이러스 예방 및 치료에 대한 복수의 임상 연구(RCT 등을 포로트 연구) ★★ 바이러스 예방 및 치료에 대한 단수의 임상 연구 ★ 바이러스 연관 질환과의 연관성 연구 ☆ 동물 연구 수준

TIP • 마늘은 전 세계 식탁에서 바이러스 유행 때마다 가장 많이 등장하는 음식 중 하나이다. 콜레스테롤을 떨어뜨리거나 혈압을 낮추는 데는 임상적 근거가 좋은 편이나 바이러스를 예방하는 데 있어서 임상적 근거는 다소 부족하다. 그러나 코로나19를 극복하기 위한 새로운 연구들이 집중되고 있어서 마늘의 항염, 항바이러스 효과에 관한 좋은 연구 결과들이 나올 것이라 기대한다.

18
양파에 풍부한 퀘르세틴

음식인데 약물과 같은 작용과 역할을 하는 것을 피토케미컬이라 부른다. 피토케미컬은 대개 비타민이나 폴리페놀, 아미노산 등으로 구성되며, 질병을 예방하거나 질병 발병과 관련된 세포 전달 체계를 조절하며 관련 유전자들의 발현을 억제하거나 촉진하는 작용 원리를 가지고 있어서 약물과 마찬가지로 동물 실험을 거쳐 임상에서 효능을 증명하곤 한다.

대표적인 피토케미컬인 퀘르세틴은 플라보노이드 종류의 일종으로 대표적인 항노화 피토케미컬이다. 이 이름은 1857년부터 사용되어 왔으며 참나무 종류인 퀘르커스Quercus에서 유래되었으며 자연적으로 발생하는 극성 옥신 수송 억제제이다.

퀘르세틴이 풍부한 대표적인 음식으로는 양파가 있다. 양파 100g당 퀘르세틴 함량은 약 32mg이다. 특히 양파 속보다는 껍질에 퀘르세틴이 30~40배 정도 더 많이 들어 있다고 한다(양파 껍

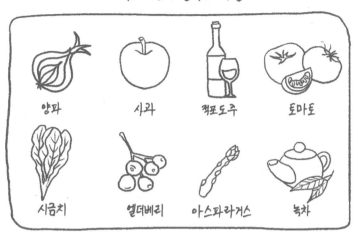

질의 퀘르세틴은 무려 322mg). 흔히 양파로 요리를 할 때는 양
파 껍질은 따로 버리곤 하는데, 껍질을 양파와 함께 착즙해 섭취
하거나 차를 끓일 때 활용하면 좋다. 퀘르세틴은 열에 강해서 삶
거나 굽거나 튀겨도 그 성분의 함량과 약용 효과는 생것과 큰 차
이가 없다. 양파는 퀘르세틴 외에도 항산화 성분이 다량 들어 있
고, 비타민 B1의 흡수를 높이고 뇌의 활성 산소를 제거하여 기억
력을 돕는 안토시아닌도 풍부한 슈퍼 푸드이다.[1]

그 외 퀘르세틴이 풍부한 음식으로 사과, 피망, 적포도주, 토마
토, 브로콜리, 시금치, 케일, 엘더베리, 크렌베리, 아스파라거스,
녹차 등이 있다. 주로 채소나 과일의 껍질에 많이 함유되어 있는
플라보노이드이므로 깨끗이 씻은 채소와 과일을 음식 재료로 잘
활용하면 좋다.

대표적인 기능

이런 퀘르세틴은 인체에 어떤 도움을 줄까? 퀘르세틴 추출물 혹은 퀘르세틴이 풍부한 양파 등을 통한 직접적인 임상 연구는 비교적 많은 편이다. 임상 연구 중에서 가장 근거 수준이 높은 방법인 이중 맹검법(퀘르세틴 추출물과 위약군의 대조 연구)을 통한 임상 효과를 본 연구를 소개하면 다음과 같다.

먼저 퀘르세틴은 그 약물적 기능이 항염, 항산화이므로 심혈관계 질환 예방이나 비만 치료 등과 관련된 연구가 많다. 그중 가장 대표적인 연구로 2009년 영국 학술지 『영양학』에 실린 독일 키엘 대학교의 임상 연구가 대표적이다. 플라보노이드인 퀘르세틴이 혈압을 낮추고 콜레스테롤 수치를 개선하며 산화 손상과 염증, 체지방 개선 등을 하는지를 증명하기 위한 이중 맹검 방식의 시험이었으며, 93명의 비만 환자를 대상으로 6주간 각각 150mg의 퀘르세틴과 위약을 복용하도록 하였다. 그 결과 위약을 복용한 대조군에 비해 퀘르세틴을 복용한 군에서 수축기 혈압이 떨어졌는데 특히 젊은 군에서 혈압이 더 떨어졌다. 또한 산화된 저밀도 지단백을 떨어뜨렸다. 그러나 다른 염증 수치나 콜레스테롤 수치에는 영향을 주지 못했다고 하였다.[2] 이는 퀘르세틴이 어느 정도 심혈관 질환을 예방할 수 있다는 가능성을 보여 준 연구이다.

퀘르세틴의 심혈관계 보호 효과에 대한 작용으로는 인체 유사 심혈관 연구 모델을 통해 입증된 퀘르세틴의 항산화, 항염증 및 항동맥경화 효능이다. 또한 퀘르세틴은 인간 혈관 내피 세포를 보호하였으며 인간 간 세포에서는 NF-kB 시그널의 활성을 억제하였다. 이소람네틴 및 Q3GA과 같은 퀘르세틴 대사체의 동맥 경화 억제 효능에 대한 연구에서 이소람네틴은 여러 동물 혈관 조직에서 내피 세포 비의존적 혈관 이완 효능을 보였으며, Q3GA는 혈관 평활근 세포의 이동 및 증식뿐만 아니라 세포의 비대화를 억제하였다.[3]

비교적 최근에 연구된 임상 연구로서, 2019년 『영양학』에 실린 또 다른 독일 대학의 연구가 있다. 또 다른 피토케미컬인 알파리포릭산과 퀘르세틴을 같이 복용하게 하였을 때 심혈관 질환의 위험 요인에 어떤 영향을 주는지를 증명하기 위한 이중 맹검 방식의 임상 연구였다. 67명을 대상으로 8주간 알파리포릭산 3.6g과 퀘르세틴 190mg을 복용한 군과 위약을 복용한 대조군을 비교한 결과, 혈압에는 차이가 없었지만, 통계적으로 의미 있는 수준으로 콜레스테롤을 떨어뜨렸다. 혈당, 요산 수치, 산화 지표, 염증 수치 등에는 차이가 없었다.[4] 다만 대상자 수가 적어서 이 자체로 퀘르세틴의 심혈관 질환 예방 효과를 단정지을 수는 없을 듯하다.

좀 더 용량을 올려서 다른 염증 질환인 류머티스 관절염에 효과가 있는지를 보여 준 임상 연구도 대표적인 퀘르세틴 연구 중하나이다. 2017년 『미국 영양 학회』에 실린 이란 연구 팀의 이중 맹검 방식의 임상 연구는 다음과 같다. 50명의 류머티스 관절염을 진단받은 여성 성인을 대상으로 각각 쿼르세틴 500mg 복용군과 위약군으로 나누어 8주간 복용하게 한 결과, 위약 대조군에 비해 쿼르세틴 복용군에서 혈액 내 염증 수치인 종양 괴사 인자 알파, ESR 등이 크게 호전되었고, 아침에 일어날 때 특징적으로 손 관절이 붓는 증상과 통증 등 임상 증상도 개선되었다. 증상 개선으로 인해 하루의 일과도 정상적으로 돌아왔음을 이 연구에선 증명했다.[5] 이처럼 여러 임상 연구를 통해 쿼르세틴의 항염, 항산화 효과를 확인했고 그로 인해 비만, 류머티스, 고혈압, 고지혈증, 다낭성 난소 증후군, 치질 등 다양한 질환군에서 의미 있는 결과도 도출했지만, 상대적으로 대상자의 숫자가 적고, 의미 없는 결과를 낸 연구들도 함께 보고되고 있으므로 쿼르세틴이 혈압 약이나 소염제를 대체할 정도는 아닌 것으로 본다.

쿼르세틴과 암 환자

쿼르세틴은 항산화, 항염증, 항증식, 세포 사멸 유도 및 신생 혈관 억제 등의 활성을 통해 발암 단계 및 원인, 암의 형질 및 종류 등에 관계 없이 전반적으로 적용될 수 있는 천연 유래 항암제 후보로 여겨져 왔다.

그러나 암 환자에게 쿼르세틴 추출물을 복용하게 하고 그 효과를 위약군에 대조하여 증명한 임상 연구는 아직 없다. 2009년도에 『미국 임상 영양 학회지』에 발표된 연구에 따르면, 퀘르세틴 등 5개의 대표적인 플라보노이드가 암 환자 생존에 도움이 되는지를 증명하기 위해 3,234명의 암 환자를 평균 11.5년 관찰하고 그들의 음식 패턴을 분석하여 음식 가운데 함유된 플라보노이드의 양을 추출해 내어 분석했다. 그 결과 플라보노이드의 양과 암 환자의 생존율과는 통계적으로 차이가 없다는 결론이 나왔다.[6] 이후 동물 실험이나 소규모 임상 연구에서 일부 암세포를 억제하거나 암 환자의 치료 효과에 일부 도움되는 연구들이 발표되었지만, 현재까지는 퀘르세틴 추출물이나 퀘르세틴이 풍부한 음식들이 실제 암 환자의 생존에 도움이 되었다는 유의미한 증거는 없다.

항바이러스 임상 연구

퀘르세틴은 바이러스를 이기는 데 도움이 될까? 퀘르세틴은 면역력을 높이고 염증을 퇴치하는 것으로 가장 알려져 있다. 2016년 『영양학』 저널의 한 연구에서 언급된 바와 같이, 퀘르세틴의 항바이러스, 항염증 작동 방식은 다음과 같다.

① 대식 세포에서 지질 다당류 유도 종양 괴사 인자 알파를 생

성한다.

② 〈신경 세포 자연사 감소〉를 초래하는 신경 교세포에서 종양
괴사 인자 알파 및 인터루킨 1α(IL-1α)의 LPS 유도 mRNA
레벨을 조정한다.

③ 칼슘이 세포로 유입하여, 전 염증성 사이토카인을 방출하
고, 내장 비만 세포에서 나오는 히스타민과 세로토닌 방출
등을 억제한다. 또한 비만 세포를 안정시키고, 위장관에서
세포 보호 활동을 하며, 〈면역 세포의 기본적 기능에 대한
직접적인 규제 효과〉를 가지게 한다. 그리고 이를 통해 〈많
은 염증 경로와 기능을 하향 조절하거나 억제함으로써, 마
이크로몰의 농도 범위에서 많은 분자 표적들〉을 억제하게
된다.[7]

퀘르세틴 보충제의 감기 바이러스에 대한 임상 검증은 노스캐
롤리나 주립 대학교의 연구진에 의해 2010년 『약물 연구』라는
학술지에 개제되었다. 18~85세 건강한 사람들 1,002명을 대상
으로 12주 동안 각각 세 군으로 나누어 위약, 퀘르세틴 하루
500mg, 퀘르세틴 하루 1,000mg을 복용시킨 후 감기의 발생 및
감기의 중등도를 관찰했는데, 그 결과 세 군에서의 차이는 없었
다. 그다음에는 대상을 40세 이상으로 좁혀서 다시 분석을 시작

• 쿼르세틴의 감기에 대한 치료 효과 •

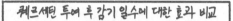
쿼르세틴 투여 후 감기 일수에 대한 효과 비교

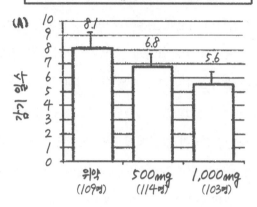

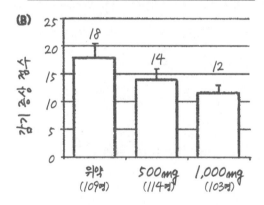
쿼르세틴 투여 후 감기 증상에 대한 효과 비교

Pharmacol Res. 2010.

했다. 대조군에 비해 퀘르세틴 1,000mg 고용량 복용군에서 감기 걸린 일수가 31% 줄었고, 감기의 중등도도 36%나 낮아졌다. 즉 전 연령대에서는 효과는 없었지만, 40세 이상의 경우 퀘르세틴 고용량군에선 감기의 치료에 도움이 되었다는 결론을 낸 것이다.[8]

퀘르세틴은 코로나19도 이기게 할까? 두 건의 실험 논문에서, 퀘르세틴은 각각 사스와 메르스 같은 코로나바이러스 균주를 실험실 환경에서 억제했었다고 보고된 바 있다. 즉 퀘르세틴은 코로나바이러스의 프로티아제(단백질 분해 효소)를 억제하여 코로나바이러스의 증식을 억제한 것이다. 퀘르세틴은 또한 바이러스 수명 주기와 관련된 단백질 반응을 억제하여 항바이러스 효과도 갖는다고 한다.[9]

이처럼 아직은 임상 연구가 많이 쌓이지 않았지만 그 작동 방식으로 보아, 바이러스가 만연한 시대에 퀘르세틴은 쉽게 구할 수 있는 음식이나 재료로도 바이러스를 이기게 하는 또 하나의 무기 체계가 될 수 있을 듯하다.

코로나바이러스 임상 연구

2022년 1월 비교적 최근에 발표된 임상 연구에 의하면 이란 연구자들은 기존의 항바이러스 치료제와 함께 퀘르세틴을 병용 투여한 후 증상 개선 효과가 있음을 밝혔다. 즉 60명의 중증 코로나바이러스 입원 환자를 대상으로 렘데시비르 같은 항바이러스제 투여와 함께 일주일 동안 매일 1000mg의 퀘르세틴을 투여한 결과 항바이러스제 단독 투여 그룹에 비해 퇴원을 더 빨리했고 입원 중 염증 수치나 산소 포화도 같은 임상 지표들이 더 빨리 호전되었다.[10]

복용 방법 및 주의 사항

그렇다면 퀘르세틴은 얼마나 어떤 형태로 복용해야 할까? 앞선 연구들에서의 퀘르세틴 용량은 150~1,000mg으로 진행되었고 감기에 대해서는 1,000mg 복용군에서 효과가 있었으므로 바이러스 시기에는 일반적으로 500mg 이상 복용을 추천할 수 있다. 위에서 언급한 대로, 양파 100g당 32mg의 퀘르세틴이 함유되어 있으므로 치료 목적으로 퀘르세틴의 용량을 충족시키기 위해서는 약 10개 정도의 양파를 매일 먹어야 하는 셈이다. 퀘르세틴은 국내에선 유통이 흔치 않다. 하지만 해외 사이트에서는 비교적 저렴한 값으로 퀘르세틴을 구입할 수 있다. 시중에는 파인애플에서 얻는 또 다른 항염증 물질인 브로멜라인과 같이 혼합된 제품들도 제법 있다.

퀘르세틴은 부작용이 거의 없는 안전한 보충제로 알려져 있다. 실제 만성 C형 간염의 환자에게 퀘르세틴 복용의 안정성을

171

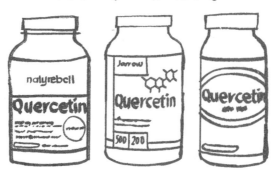

평가하는 임상 연구에서 하루 5g까지 매일 복용했을 때에도 간 수치의 상승 등 부작용 보고가 없었다.[11]

　그러나 예민한 사람들에겐 두통과 홍조, 메스꺼움 등은 있을 수 있다. 또한 약물 상호 작용도 있어서 퀴놀론계 항생제, 사이크로스포린 같은 면역 억제제, 그 외 간에서 대사가 되는 당뇨약, 혈압약 등에서 일부 서로 영향을 주어 약물의 농도를 감소시킬 수 있으므로 주의해야 한다.

쿼르세틴

영양소	쿼르세틴Quercetin
음식	양파, 사과, 피망, 적포도주, 토마토, 브로콜리, 시금치, 케일, 엘더베리, 크랜베리, 아스파라거스, 녹차
항바이러스 작용 원리	TNF-α 등 사이토카인을 분출하여 바이러스를 사멸하며 바이러스의 단백질 효소를 억제하여 증식을 막음
다른 질병 예방 효과	고혈압 및 고지혈증 등 심혈관 예방 효과, 루머티스 등 염증 관련 개선 효과
항바이러스연구	★★★ (코로나바이러스 연구 포함)
주의할 부작용	특별한 부작용 없음
용량 추천	500~1,000mg/하루
복용 방법	하루 한두 번 복용

연구 검증 단계 ★★★★ 바이러스 예방 및 치료에 대한 메타 분석 ★★★ 바이러스 예방 및 치료에 대한 복수의 임상 연구(RCT 혹은 코호트 연구) ★★ 바이러스 예방 및 치료에 대한 단수의 임상 연구 ★ 바이러스 연관 질환과의 연관성 연구 ☆ 동물 연구 수준

TIP • 양파나 과일 등의 껍질에서 풍부하게 존재하는 쿼르세틴은 그야말로 천연 항염제이다. 혈압이나 고지혈증의 일부 임상 연구가 긍정적으로 존재하고 감기 바이러스에 대해서도 치료 효과에 대한 임상 연구가 있다. 다만 각각의 임상 연구의 규모가 작은 편이고 최근 유행하는 최근 유행하는 코로나바이러스에 대한 직접적인 임상 연구가 발표되고 있어 면역이 약한 사람들 중심으로 사용을 권고할 만하다.

19
카레에 풍부한
커큐민

인도의 대표적인 음식 카레에 풍부한 성분인 커큐민(강황)은 예로부터 맛뿐 아니라 대표적인 항산화, 함염증 성분으로 알려졌다. 커큐민은 『뉴욕 타임스』가 선정한 10대 슈퍼 푸드에도 들어간다. 울금이라고도 알려져 있는 커큐민은 흙향과 후추향의 맛이 나는 향신료이다. 인도의 아유르베다나 중국 전통 의학 등에서도 5,000년 이상 각종 질병의 치료제로 사용되어 올 정도로 치료 목적으로 사용되어 온 전통적인 음식이다.

커큐민과 관련된 임상 연구들은 이미 여러 차례 다양한 증상 및 질병을 대상으로 진행되어 발표되었다. 커큐민의 종양 억제 및 치매 예방 등에 대한 많은 연구들은 이미 널리 알려져 있다.

전 세계에 코로나19 확진자들이 늘고 있던 유행 초기에 인구 13억의 대국 인도에서만큼은 확진자들이 매우 적어서 인도의 카레가 바이러스를 억제한다는 소문이 돌았다. 실제로도 『중앙일

보』(2020. 3. 3.)와 『매일일보』(2020. 3. 4.)에서도 커큐민이 코로나19를 예방한다는 보도가 나오고 관련 동영상들이 돌아다녔는데 후에 인도에서도 대규모로 확진자가 나오면서 결과적으로 가짜 뉴스가 되었다. 대표적인 항염증 영양소인 커큐민은 알레르기나 호흡기 질환, 나아가서 바이러스를 직접 억제하는 임상 연구들이 존재할까?

호흡기 질환과 항바이러스 연구

2016년에 발표된 무작위 배정 이중 맹검 비교 임상 시험에 따르면, 241명의 알레르기 비염 환자 대상으로 2개월 동안 500mg의 커큐민을 보충시켰더니 재채기, 콧물 및 가려움증 등 알레르기 증상 및 건초열 증상을 줄일 수 있었다. 연구자들은 커큐민이 면역 반응의 균형을 잡는 데 도움이 된다고 제안했다. 또한 면역 염증 지표인 인터페론 감마, 인터루킨 4, 종양 괴사 인자 알파 등의 사이토카인이 커큐민 복용 후 억제되었고 인터루킨 10은 증가하여 면역 균형 효과가 있음을 보여 주었다.[1]

2012년 싱가포르에서 약 2,500명의 55세 이상의 중노년층을 대상으로 진행한 임상 연구에서는 커큐민이 풍부한 음식이 호흡 기능을 어떻게 좋게 하는지를 관찰했다. 즉, 적어도 한 달에 한 번 카레를 먹는 군이 그렇지 않은 군에 비해 폐 기능이 더 좋았는

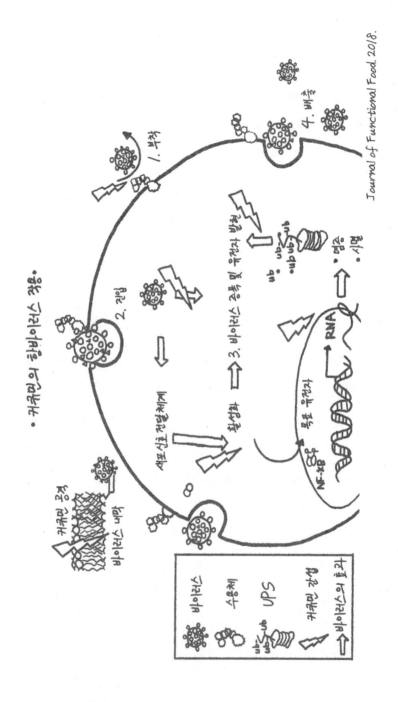

• 커큐민의 항바이러스 작용.

1. 부착

2. 진입

3. 바이러스 증식 및 유전자 발현

4. 배출

세포 신호 전달체계

활성화

숙주 유전자

RNA

NF-κB

표적 유전자

ub-ub-ub-ub
ub

복제

사멸

커큐민 공격

커큐민 억제작용

바이러스

수용체

UPS
ub-ub
ub

커큐민의
→ 항바이러스 효과

데, 카레의 양이 많을수록 폐 기능이 비례해서 증가했다. 특별히 현재 흡연을 하거나 과거 담배를 피운 적이 있는 군에서 카레 복용군과 카레를 복용하지 않는 군의 폐 기능 차이는 더욱 차이가 났다. 즉, 카레를 먹는 군이 그렇지 않은 군에 비해 흡연군에서는 9.2%, 과거 흡연군에서는 10.3%, 비흡연군에서는 1.5% 폐 기능이 더 좋은 것으로 보고되어, 카레의 커큐민 성분이 적어도 흡연으로 인한 폐의 염증을 호전시키는 것으로 해석될 수 있다.[2] 다른 연구에서도 증명된 것처럼 커큐민이 면역 염증 지표인 사이토카인의 분비가 억제되는 항염증 작용을 하는 것으로 본다. 이는 코로나19의 주요 합병증이 폐 손상에 따른 급성 호흡기 부전 증후군(ARDS)인 것을 감안할 때 커큐민의 코로나19 치료의 가능성을 보여 준다. 실제로 최근 미국의 제약 회사인 사인패스는 자사가 이미 리포소말 형태의 커큐민 성분을 이용하여 만든 항바이러스제인 리포커큐Lipocurc를 코로나19의 감염자들 대상으로 하여 급성호흡기 부전 증후군 합병증 치료제로서 개발하고 있다고 언론에 발표했다. 이런 리포소말 형태의 커큐민은 기존의 커큐민보다 생체 이용률이 2,000배나 높아서 적은 용량으로도 효과적인 항염증 효과를 가져오는 것으로 알려졌다.

코로나19는 앤지오텐신 수용체인 ACE2가 발현될 때 번성하고 쉽게 감염이 악화된다. 2019년 충남대 연구 팀이 『영양소』저널에 발표한 연구에 따르면 5주차 수컷 쥐에 4주 동안 퀘르세틴, 사포닌, 커큐민 등의 영양소를 무작위로 배당하여 경구로 복용케한 결과 커큐민을 처리한 수컷 쥐에서 ACE의 농도와 ACE의 mRNA 발현이 유의미하게 억제되었다. 추가적인 임상 결과로 커큐민을 투여함으로 뇌 RAS 성분을 차단하게 하여 혈압을 낮추고 아세티콜린도 억제하였음을 함께 보고했다.[3]

타이완의 웨이 리 슈 박사는 『기능성 음식 저널』에서 커큐민의 항바이러스 효과를 다음과 같이 요약했다. 〈커큐민은 항염증, 항산화 및 종양 활성을 억제하는 효과를 가지고 있고 광범위한 연구를 축적해 왔는데, 수많은 연구들이 커큐민이 바이러스 감염 억제 효과가 있다고 할 수 있다. 즉 바이러스 복제의 직접적인 간섭과 함께 바이러스 복제에 필수적인 신호 경로의 억제, 예컨대 PI3K/ARK, NF-kB 등의 생체 신호 경로를 억제함으로 바이러스의 증식을 억제하는 것이다.〉[4]

그 외에도 커큐민의 경구 투여 혹은 정맥 주사를 통해 쥐와 칠면조 등 동물에 대해 인플루엔자나 지카 바이러스 같이 호흡기계 바이러스 억제 효과를 직접적으로 억제하는 임상 연구는 몇몇 연구에서 성공적인 결과를 보여 주었다.

코로나바이러스 임상 연구

인도의 한 대학 병원에서 진행된 커큐민의 임상 효과에 관한 연구가 최근 『약리학 프런티어』라는 저널에 실렸다. 코로나19 확진자 중에 각각 경증, 중증, 심한 중증 환자 140명을 대상으로 이중 70명은 대조군으로 이들에게는 하루 두 번 유산균을 복용하게 하였고, 다른 70명은 실험군으로 각각 커큐민 525mg과 피페린 2.5mg을 하루 두 번 총 30일을 복용하게 했다. 그 결과 모든 증상 군에서 커큐민과 피페린을 투여한 그룹에서 위약군에 비해 기침, 인후통, 호흡 곤란의 증상이 유의하게 개선되었고, 산소 포화 농도 등의 임상 증상도 위약군에 비해 실험군에서 더 빠르게 개선됨을 알 수 있었다. 게다가 입원 일수와 사망률도 커큐민/ 피페린 투여군에서 더 좋은 성적을 내었다. 이 연구에 의하면 커큐민이 코로나19 치료에 효과적으로 도움이 되었다고 할 수 있다.[5]

이외에도 6개의 임상 연구가 더 진행되었는데 모두 커큐민이 경증 혹은 중증 환자의 증상 개선뿐 아니라 주요 염증 지표 등의 개선에도 도움을 주었다는 결론을 냈다. 다만 이들 연구가 20~40명 정도의 소규모 연구임을 참작하였을 때 더욱 큰 규모의 체계적인 임상 연구를 통해 커큐민의 코로나바이러스에 대한 치료와 예방 효과에 대한 검정이 필요하다고 할 수 있다.[6]

복용 방법 및 주의 사항

커큐민은 어떤 방식으로 얼마나 많이 먹어야 할까?

강황 200g에는 약 1g 정도의 커큐민이 존재한다(약 0.5%). 많

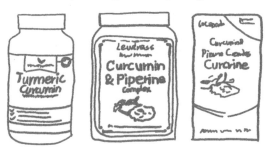

• 다양한 제품의 커큐민 보충제 •

은 임상 연구에서 효과를 내기 위해 사용한 커큐민은 1~3g 정도로 꽤 높은 용량이다. 매일 200~600g의 강황을 먹거나 세끼를 카레로 먹어야 할 정도의 높은 용량이므로 별도의 보충제를 복용하지 않고서는 치료 및 질병 예방 효과를 거두기 어렵다. 해외 구매 등을 통해 시중에서 구할 수 있는 커큐민 보충제는 한 알 당 500mg~2g 정도의 용량으로 판매가 되고 있다. 문제는 커큐민은 생체 이용률이 매우 낮은 편이라서 대부분은 대변으로 배설된다는 것이다. 따라서 흡수율을 높이기 위해 다양한 방법으로 개선되어 나온 고급형 커큐민들도 있다. 앞서 언급한 리포소말 형태의 커큐민이 대표적이며, 한독제약에서는 구강 투여 후 약물 전달 체계를 개선시킨 테라큐민을 시중에 내놓기도 했다. 또 피페린 같은 후추 성분의 영양소를 같이 복용하면 생체 흡수율이 증가되는데 시중에는 커큐민과 피페린의 복합 제품도 여럿이 나와 있다.

담석 환자는 커큐민을 복용할 때 조심스러울 필요가 있다. 담낭에서 담즙이 결석 등으로 나오기 힘든 상황에서 강황은 담낭을 수

축하여 담즙 분비를 촉진시키기에 통증이나 황달이 유발될 수 있다. 이 외에 혈액 응고를 방해할 수 있어서 항응고제를 복용하거나 수술 전 등 지혈의 문제를 일으킬 수 있는 경우에는 조심해야 한다.

커큐민

영양소	커큐민 Curcumin
음식	카레
항바이러스 작동 방식	바이러스 증식에 필수인 생체 경로를 차단함으로 항바이러스 효과를 가짐
다른 질병 예방 효과	알레르기, 치매, 일부 암의 예방 효과가 있는 것으로 알려짐
항바이러스연구	★★★
주의할 부작용	담석 환자에 주의
용량 추천	500~2,000mg
복용 방법	식간, 아침 혹은 점심에 복용

연구 검증 단계 ★★★★ 바이러스 예방 및 치료에 대한 메타 분석 ★★★ 바이러스 예방 및 치료에 대한 복수의 임상 연구(RCT 혹은 코호트 연구) ★★ 바이러스 예방 및 치료에 대한 단수의 임상 연구 ★ 바이러스 연관 질환과의 연관성 연구 ☆ 동물 연구 수준

TIP• 인도 카레에 풍부한 커큐민은 가장 대표적인 항산화, 항염 작용이 있는 슈퍼푸드로, 관절염, 알레르기 등의 염증 질환과 치매, 소화기 암 등의 예방 효과가 알려져 있다. 바이러스를 억제하는 방식을 통해 기초 연구들이 진행되어 왔으며 최근 인도의 연구자들에 의해 커큐민의 코로나19에 대한 임상 연구가 발표되어 치료 효과에 대해 증명한바 있다.

20
남성 호르몬
테스토스테론

여성은 40대 후반에 폐경을 경험하면서 갑작스럽게 성호르몬의 저하를 경험하지만, 남자들은 20대 후반부터 서서히 남성 호르몬의 저하가 일어나기에 혈액 검사를 하기 전까진 남성 호르몬 저하가 있는지를 잘 모르는 경우가 많다. 그러나 성욕이 예전 같지 않고 저하되며 발기 부전 등의 증상이 있으면서 만성 피로, 근육의 감퇴, 의욕 저하 등이 지속되면 한번 정도는 남성 호르몬 저하인지 의심해야 한다. 남성 호르몬 보충 주사는 대표적인 항노화 주사로도 잘 알려져 있다. 이런 남성 호르몬 저하도 코로나19 감염과 연관이 있을까?

코로나19가 전 세계를 강타하는 가운데 중국에서 발표한 독특한 통계가 눈에 띈다. 즉 전체 감염자의 58%가 남자로, 여자에 비해 월등히 높다는 통계이다. 연령별로 좀 더 세분화하면 20~39세까진 여자가 남자보다 조금 더 높은 반면, 40세 이후부턴 남자 감

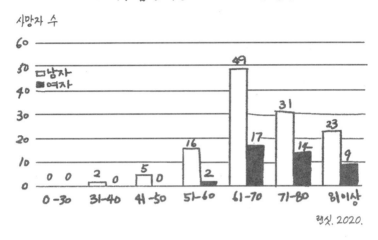

• 코로나19 감염 사망자의 연령대별 성별 •

시망자 수

□남자
■여자

렌싯. 2020.

염자가 많아지고 60세 이상에선 66.6%가 남자 감염자이다. 특별히 위의 도표와 같이 코로나19 사망자의 경우 남자가 여자에 비해 월등히 많다. 즉 31~40세에서는 82.4%, 41~50세에서는 73.1%, 51~60세에서는 78.5%, 61~70에서는 79.7% 등 남자가 여자에 비해 사망자가 훨씬 높다. 이러한 내용은 중국 후베이성 유한 진이탄 병원 연구진이 상하이 교통대 및 루이진 병원 측과 함께 공동으로 조사한 내용으로, 의학 전문지인 『랜싯』에 실렸다.[1]

이처럼 나이가 든 남자들이 여자 혹은 젊은 남자들에 비해 코로나19에 더 취약한 것은 남성 호르몬의 부족과 연관될 것이라는 가설이 떠오르고 있다. 이 연구진들에 따르면 메르스와 사스의 경우에서도 마찬가지였다고 한다. 정말 남성 호르몬의 부족이 코로나19와 연관성이 있을까?

항바이러스 임상 연구

남성 호르몬인 테스토스테론이 호흡기에는 어떤 영향을 미칠까? 여러 임상 연구들에 따르면 대표적인 만성 호흡기 질환 중 하나인 만성 폐쇄성 폐 질환(COPD)의 환자에서 남성 호르몬의 저하를 가져오는 성선 기능 저하증이 동반된 경우가 22%에서 69% 정도였다고 한다. 즉 낮은 테스토스테론 수치는 호흡기 근육 활동의 감소와 전반적인 근력 및 운동 능력의 감소를 유발할 수 있으며 정상적인 테스토스테론 수치를 가진 군에 비해 1초간 호기량(FEV1) 등이 낮다는 것이 보고되었다.[2]

한 무작위 대조 시험 연구에서 35명의 고령의 심장 부전 환자를 대상으로 남성 호르몬 테스토스테론 근육 주사를 6주 간격으로 두 차례 맞은 결과 위약군에 비해 최고 산소 소모량(VO2)이 호전되었고, 인슐린 저항성 및 운동 능력이 개선되었다.[3]

코로나19는 바이러스가 인체에 침투할 때 안지오텐신 전환 효소 II(ACE2)를 사용하여 폐포 상피 세포를 감염시키는데, 폐를 보호하는 ACE2가 바이러스와 결합하면 이 폐 보호 기능이 떨어지는 것이다. 흥미로운 것은 이 ACE2는 고환을 구성하는 레이디히Leydig 세포의 구성 성분으로 밝혀졌다. 즉 고환의 기능이 코로나19의 침투와 질병의 영향에 어느 정도로 관여하는 것으로 생각할 수 있다.

이런 기존의 연구를 바탕으로 최근 남성 호르몬인 테스토스테론이 부족한 코로나19 환자가 사망할 위험이 높다는 연구 결과가 나왔다. 독일 라이프니츠 실험 바이러스학 연구소의 귈사 가브리엘 교수 연구 팀은 2020년 5월 13일 테스토스테론 부족이 코로나19 환자의 증상 악화와 사망의 위험 요인일 수 있다는 연구 결과를 발표했다(프리프린트 형식의 발표로 아직 공식적으로 논문에 게재되지는 않았다).

연구 팀은 함부르크-에펜도르프 대학교 메디컬센터 집중 치료실에 입원한 코로나19 환자 45명(남성 35명, 여성 10명)을 대상으로 입원 첫날 테스토스테론, 디하이드로테스토스테론 등 12가지 호르몬의 혈중 수치를 측정하고 경과를 지켜봤다. 그중 남성 환자는 9명, 여성 환자는 3명이 사망했다. 남성 환자는 3분의 2 이상인 68.6%가 테스토스테론 수치가 낮았다. 남성 사망 환자도 대부분이 테스토스테론 수치가 낮았다. 여성 환자는 60%가 테스토스테론 수치가 높았다. 여성도 난소에서 소량의 테스토스테론이 분비된다. 가브리엘 교수는 테스토스테론이 바이러스가 유도하는 과잉 면역 반응인 사이토카인 폭풍을 억제하는 것으로 보인다고 설명했다. 테스토스테론 수치가 정상인 남성은 사이토카인 폭풍이 억제되어 살아남을 가능성이 크다는 이야기다.[4]

가장 최근인 2020년 5월에 『남성학』이란 저널에는 남성 호르몬의 결핍이 코로나19 남자 환자들의 폐렴 합병증과 관련이 있다는 연구가 발표되었다. 이탈리아에서 진행된 이 연구에서는 한 병원의 호흡기 중환자실에서 코로나19로 치료받는 31명의 남성 환자들을 분석했는데, 안정된 상태로 회복된 군에 비해, 중증 합병증 혹은 사망으로 악화된 군에서 총 테스토스테론의 수치가 낮았으며 혈중에 자유롭게 떠다니는 테스토스테론 수치 역시 낮았음을 보고했다. 테스토스테론 수치가 낮을수록 염증 수치인 CRP 수치가 증가된 것도 발견했다. 특히 총 테스토스테론이 5nmol/L 이하의 남성에서 중증 합병증이나 사망의 위험이 급격하게 증가된 것을 관찰했다. 이 연구는 총 테스토스테론과 유리된 테스토스테론이 코로나19의 예후와 사망률의 한 지표가 될 수 있음을 입증한 것이다.[5]

그러나 반대의 연구도 있다. 즉 높은 테스토스테론이 오히려 코로나19에 취약하게 한다는 것이다. 그림에서처럼 코로나19가 폐에 침투할 때 필요한 단백질에는 ACE2 외에도 TMPRSS2가 있다. 콜롬비아의 어빙 의학 센터의 연구진에 따르면 테스토스테론을 낮추면 이 TMPRSS2의 활성을 줄여 코로나19의 침투를 막을 수 있다는 것이다. TMSPRSS2 단백질은 남성 호르몬의 수용체인 안드로겐 수용체(AR)를 활성화하는 데 필수 요소로 사용되기에 남성 호르몬과 연관이 된다.[6]

또한 예일, 하버드 및 캘리포니아 대학교 등의 연구 팀들은 ACE2를 조절하는 약품들을 훑어 본 결과 안드로겐 수용체를 저해하는 약품들, 주로 전립선 비대나 전립선 암 치료 등의 약제들이 ACE2를 억제하는 것을 확인했다. 이들 연구진들에 따르면 〈코로나19 환자의 비정상적인 안드로겐 상태가 심장 손상 등 심

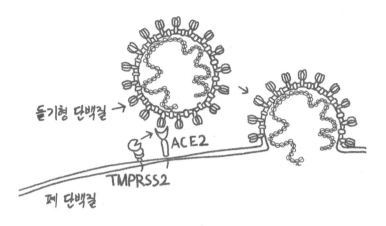

• 코로나19의 침투에 필요한 두 단백질 •

돌기형 단백질 →

ACE2

TMPRSS2

폐 단백질

각한 증세와 관련이 있는 것으로 나타나고 있다〉며 앞서 말한 남
성 환자가 여성 환자보다 코로나19에 감수성이 높은 이유로 여
성에게 없는 남성 호르몬 때문이라고 주장하고 있다.

　이러한 결과를 바탕으로 코로나19 환자의 테스토스테론 감소
효과를 테스트하기 위한 임상 시험이 뉴욕시, 로스앤젤레스 및
시애틀 지역에 있는 3곳의 재향 군인 병원에서 시작될 예정이다.
이 연구는 이중 맹검 연구 방법으로 위약군에 대비하여 데가렐릭
스라는 약물을 투여할 예정인데 이 약제는 혈류에서 테스토스테
론을 신속하게 제거하고 전립선 암 환자를 치료하는 약물이다.
그러나 이들 주장은 아직 가설일 뿐 임상 연구로 증명되지는 못
했다. 앞선 연구에서처럼 낮은 남성 호르몬이 코로나19에 더 취
약할지, 아니면 반대의 가설처럼 높은 남성 호르몬이 코로나19에

더 취약할지는 더 많은 연구들이 진행되어야 할 듯하다.

투여 방법 및 주의 사항

나이가 들수록 남성 호르몬은 지속적으로 감소한다. 특히 40세 이후엔 남성 호르몬 수치가 매년 1.2~1.6%씩 떨어진다. 남성 호르몬이 적어지면 성욕 저하, 발기력 감퇴, 우울감, 체지방 증가, 만성 피로 등의 증상이 나타난다. 특별히 남성 호르몬의 부족과 함께 다음 여섯 가지의 증상이 함께 있을 때 남성 갱년기로 정의한다. 성욕의 감소와 발기 부전, 감정의 변화와 불안, 근육량과 근력의 감소, 체지방의 증가나 비만, 체모의 감소 그리고 골밀도의 감소 등이다. 특히 성욕의 저하나 발기 부전은 반드시 포함되어야 한다.

총 테스토스테론 수치가 3.5ngl/ml 이하이거나 혈중에 유리된 상태로 떠다니는 유리 테스토스테론이 전체의 2~3% 미만으로 남성 호르몬 결핍 증상으로 인한 불편을 겪는다면 남성 호르몬 보충을 고려할 수 있다. 남성 호르몬의 보충 방법으로는 경구용 제제의 복용, 테스토스테론 패치 및 근육 주사 등이 있다.

경구용 복용 제제는 지방과 함께 먹어야 효과가 있어서 주로 식사 도중에 복용하게 하는데 그럼에도 생체 흡수율이 매우 낮아 잘 권고되지 않는다. 피부에 일정 시간 부착하는 테스토스테론 패치는 샤워 중에 떨어져 나가거나 피부 알레르기가 생길 수 있어서 역시 흔히 처방되지는 않는다.

가장 보편적인 방법이 3개월 단위로 맞는 근육 주사 형태의 남성 호르몬 보충법이다. 흔히 〈네비도〉라는 상품명으로 잘 알려진 운데카노산테스토스테론 100mg을 10주 내지 14주 간격으로 주사를 하며 테스토스테론의 농도를 일정 기간 유지하는 방식이다. 성선 기능 저하증(작은 고환) 환자에는 에나스테론 250mg을 2~3주 간격으로 근육 주사로 놓는다.

드물지만 남성 호르몬 투여의 부작용 중 하나가 고환의 위축이다. 이는 테스토스테론뿐 아니라 스테로이드 등 호르몬 합성과 관련된 보충제에서 흔한 문제인데, 외부에서 호르몬이 주입되므로 남성 호르몬을 만드는 고환의 기능이 위축되는 것이다. 인위적으로 남성 호르몬들을 투여하는 보디 빌더가 고환이 땅콩만 하다는 우스갯 소리가 있을 정도이다.

또한 남성 호르몬과 탈모에 관한 속설도 있다. 그러나 속설처럼 남성 호르몬이 바로 탈모를 야기하지는 않는다. 탈모의 원인은 테스토스테론 때문이 아니라 다른 형태인 다이하드로테스토스테론이 원인이다. 대표적인 탈모 치료제로 알려져 있는 프로페시아는 테스토스테론이 다이하드로테스토스테론으로 전환되는 것을 막아 주는 약이다. 다만 남성 호르몬의 장기 투여로 인해 머리카락이 가늘어질 수 있어서 남성 호르몬 투여자들은 두피 관리에 신경을 써야 한다.

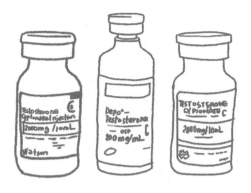
• 여러 종류의 남성 호르몬 주사 •

가장 두려운 부작용은 전립선암의 발생이다. 한 연구에 따르면 남성 호르몬의 상위 25% 안에 드는 사람이 전립선암에 걸릴 위험이 하위 25%에 비해 2.3배 높다. 그러나 남성 호르몬이 직접적으로 전립선암을 일으켰다는 임상 연구는 아직 보고되지 않고 있다. 실제 클리닉에서도 남성 호르몬 투여 전 전립선암 수치인 PSA를 측정하여 전립선에 문제가 없을 때에만 투여하고, 또 투여 후 정기적으로 PSA를 추적하며 약물을 조정한다.

필자의 견해로는 높은 젊은 남자들이 근육 발달의 이유로 남성 호르몬을 투여하는 것은 득보다는 해가 많기에 반대한다. 그러나 40세 이상에서 남들에 비해 테스토스테론이 상당히 떨어져 있으면 증상 개선의 목적으로 투여하는 것에는 찬성한다. 그럼에도 여러 부작용에는 면밀한 관찰이 필요하다.

영양제와 음식 가운데 남성 호르몬 증가에 도움이 되는 것이 있을까? 비타민 D, 아연과 셀레늄이 정자 합성에 도움이 되고, 테스토스테론 증가에 도움이 된다. 여기에 도움되는 음식으로는 굴, 코코넛 등이 있다. 기본적으로 테스토스테론은 콜레스테롤로부터 합성되므로 육류를 통한 충분한 단백질과 지방의 섭취가 중요하다. 또한 근육 운동은 남성 호르몬 증가에 도움이 되며 충분한 수면도 남성 호르몬 합성에 도움을 준다.

테스토스테론

영양소	테스토스테론Testosterone
음식	호르몬 형태로 보충
항바이러스 작용 기전	호흡기 근육을 강화시킴
다른 질병 예방 효과	근육량 증가, 대사증후군 개선, 수면 장애의 호전 등
임상 연구 수준	★★
주의할 부작용	고환 위축, 머리카락 얇아짐, 전립선암에서 투여 금기
용량 추천	근육 주사 시 100mg/3개월
복용 방법	3개월 단위 근육 주사

연구 검증 단계 ★★★★ 바이러스 예방 및 치료에 대한 메타 분석 ★★★ 바이러스 예방 및 치료에 대한 복수의 임상 연구(RCT 혹은 코호트 연구) ★★ 바이러스 예방 및 치료에 대한 단수의 임상 연구 ★ 바이러스 연관 질환과의 연관성 연구 ☆ 동물 연구 수준

TIP • 중년 남성들에게 젊음을 찾아 줄 수 있는 남성 호르몬은 코로나19 등에 일부 연구에서는 호흡기계 근육을 개선시키고, 중증 합병증 및 사망의 이환을 막을 수 있다는 발표가 있었으나 반대의 가설도 있고 아직 충분한 데이터가 쌓이지 못했기에 항바이러스 목적으로 적극적인 추천을 할 단계는 아니다.

21
일상의 만성 피로를 날려 주는
부신 강화제

진료실에서 만나는 상당수 환자가 만성 피로를 호소한다. 굳이 병원에 와서 피로를 호소하지 않아도 일상 곳곳에서 주부, 회사원, 노동자 등 사회 모든 구성원들이 천근만근의 피곤함을 달고 산다. 심지어는 아이들도 피곤하다고 한다.

만성적인 피로는 갑상선 기능 저하나 당뇨, 간염, 암 등 질환이 원인이기도 하지만 별다른 이유 없이 발생하기도 한다. 특별히 아픈 곳도 없고, 건강 검진을 해봐도 이상이 없는데 피로감이 지속되면 〈만성 피로 증후군〉으로 진단한다. 피곤하고 귀찮아서 약속을 지키지 못한다거나, 잠을 푹 자도 피로에 시달리는 등 일상 생활에 지장을 초래하는 피로가 6개월 이상 지속되는 경우다. 기능 의학적 관점에서 만성 피로의 가장 큰 원인은 스트레스, 특히 회복의 기회를 얻지 못하고 지속되는 만성 스트레스에 의한 부신 기능 저하이다.

부신 호르몬이란?

콩팥 위에 있는 부신(副腎)이라는 조직은 우리 몸속에 뇌하수체, 갑상샘과 더불어 대표적인 호르몬 조직이다. 여기서는 코르티솔, DHEA, 안드로겐, 테스토스테론, 에스트로겐 등 다양한 호르몬들이 분비되며, 노르아드레날린(노르에피네프린, 에피네프린) 같은 교감 신경을 자극하는 신경 전달 물질을 만든다. 부신의 영어 이름은 아드레날린이고, 부(副, ad)와 신장(腎, renal)의 합성어이다. 부신은 외부의 스트레스로부터 자신을 보호하고 때로는 공격하고 지속적으로 동기 부여를 하여 몸을 지치지 않게 하는 역할을 한다. 또한 부신 조직에는 바깥쪽의 피질 부분을 글루코코르티코이드라 부르는데, 앞서 말한 부신 호르몬들을 만드는 역할을 한다. 동시에 당분의 조절을 하며 항염증, 스트레스에 대한 대응 등의 기능을 한다. 부신 기능이 떨어지면 쉽게 당이 떨어지는 기능적 저혈당을 경험하고 반대로 스트레스 호르몬이 증가하면 혈당도 같이 증가되며 염증 수치가 올라가는데 이 부신 피질의 작용 때문이다. 부신 조직 안쪽의 수질 부분을 미네랄코르티코이드라 부르는데 이 부위의 역할은 미네랄 균형, 특히 나트륨과 칼륨의 조절을 위한 체내 수분 조절이다.

특히 부신 피질에서 만들어지는 코르티솔 및 DHEA라 불리는 부신 호르몬은 스트레스에 민감하다. 스트레스 초기에 두 호르몬이 모두 올라가지만, 스트레스가 지속되면 코르티솔은 지속적으

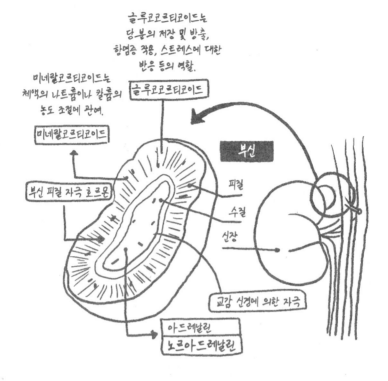

• 부신과 부신 호르몬 •

글루코르티코이드는
당분의 저장 및 방출,
항염증 작용, 스트레스에 대한
반응 등의 역할.

미네랄코르티코이드는
체액의 나트륨이나 칼륨의
농도 조절에 관여.

글루코르티코이드

미네랄코르티코이드

부신 피질 자극 호르몬

부신

피질

수질

신장

교감 신경에 의한 자극

아드레날린
노르아드레날린

로 올라가나 DHEA 호르몬의 합성이 차단되며 DHEA가 낮아진다. 스트레스가 더욱 지속되어 만성화되면 코르티솔과 DHEA 모두 저하되면서 피곤함과 무력감, 저혈압이 지속되고 추위를 많이 탄다. 특별히 코르티솔 호르몬이 저하되면 면역 기능이 떨어져서 입안에 궤양이 잘 생기고 감기에 자주 걸린다. 이 시기를 부신 탈진 혹은 부신 피로 시기라고 부른다. 또 부신 기능 저하가 지속되면 기억력도 감퇴한다. 부신 저하가 되면 쉽게 당이 떨어지는 증상이 생겨서 몸은 달콤한 탄수화물의 유혹에 쉽게 넘어가 어느덧 탄수화물 중독이 되고 부실한 식단으로 연명하게 만들어 만성 피로를 더욱 악화시킨다. 대게 이런 증상을 많이 호소하는 환자들은 마른 편이고 추위를 잘 타며 에너지가 쉽게 방전되어 운동도 잘 안 하고 집에만 있기를 좋아한다.[1]

부신 저하의 치료

부신 기능 저하는 어떻게 극복해야 할까? 부신 기능 저하가 생긴 가장 큰 이유는 스트레스이다. 따라서 피로를 이기기 위해 급성 스트레스가 만성 스트레스로 넘어가지 않도록 적절한 이완과 회복의 시간을 늘 최우선적으로 확보해야 한다. 잘 쉬는 것이 가장 중요하고 기본적인 치료이다.

호르몬의 원료가 되는 적절한 콜레스테롤 및 단백질 보충도 필요하다. 많은 부신 기능 저하 환자들의 식생활 습관을 보면 탄수화물에 의존하는 경우가 많다. 고기, 달걀 등 양질의 단백질을 보충해야 한다. 환자 데이터를 분석한 연구에 의하면 체지방을 줄이고 근육을 늘리는 방식의 운동이 부신 기능을 회복시키는 데 일등 공신이었다.

중증 부신 기능 저하 환자(에디슨병*)나 쿠싱 증후군**의 경우 부신의 기능을 빠른 시간 내 회복하거나 유지하기 위해 스테로이드를 중요 치료제로 사용한다.

그러나 질병 수준의 부신 기능 저하가 아니면, 특히 DHEA가 떨어져 있는 일반적인 부신 기능 저하일 때는 DHEA 호르몬을 복용하게 한다. 여성은 DHEA 25mg, 남성은 DHEA 50mg을 하루 한 번 정도 복용하는 것이 가장 알맞은 용량이다. 흔히 피로할 때 복용하는 홍삼, 인삼, 감초, 홍경천, 공진단 같은 부신 강화 영양제, 즉 강장제를 복용하는 것도 방법이다. 사람마다 홍삼이 안 맞는 사람이 있고 강장제를 복용해도 증상의 개선을 못 느낄 수도 있는데, 부신 호르몬을 측정하거나 자율 신경 검사를 통해 부신 기능의 저하가 의심될 때 사용하는 것이 효과적이다. 부신 기능을 회복시키는 대표적인 피로 회복 주사는 감초나 태반 주사(라이넥 등)가 있다. 이외에 글루타티온, 마그네슘 등이 부신 기능을 회복하는 대표적인 주사제이다.

항바이러스 임상 연구

이처럼 스트레스로부터 부신 기능이 떨어지고 면역이 떨어진 피로 환자에게 처방하는 부신 강화제들은 바이러스도 이기게

---

* 체내 대사 조절 및 혈압, 염분 그리고 수분 조절에도 관여하는 코르티코스테로이드 호르몬이 부족한 에디슨병은 드문 질환으로 체내 전해질 변화를 가져올 수 있다.
** 뇌하수체 선종, 부신 과증식, 부신 종양, 이소성 부신 피질 자극 호르몬 분비증 등의 여러 원인에 의해 만성적으로 혈중 코르티솔 농도가 과다해지는 내분비 장애이다.

할까?

부신 기능 저하 환자의 경우 단핵구 증가 및 세포 독성 자연 살해 세포(NK 세포)의 감소 등으로 특징 지어진 선천성 면역으로 인해 감염 위험이 증가된다. 또한 스트레스로 인해 피로, 통증, 위장관 장애 등이 흔한데 이는 경증 코로나19와도 구별이 필요하다. 코로나19의 경우 심각한 급성 호흡 증후군으로 악화될 수 있다. 따라서 부신 기능 저하 환자에서 적절한 양의 스테로이드 치료를 하면서 부신을 강화시키면 바이러스 감염에 따른 합병증을 막을 수 있다. 코로나19 감염 시 부신 저하 환자에게는 원래 용량의 2배 가량의 스테로이드 요법을 사용하는 것이 안전하며, 심한 열이 지속되거나 중증 폐렴으로 진행될 때는 정맥용 스테로이드 주사인 하이드로코티존을 50~100mg 일시에 주사 후 하루 200mg까지 유지 요법으로 사용할 것을 권고한다. 다만 이 경우 코로나19 중증 환자에서 관찰되는 혈전 색전증에 대한 우려가 있으므로 주의 깊게 환자를 모니터링해야 한다.[2]

미국의 내분비 임상학회(AACE)는 웹사이트를 통해 최근 성명을 내고, 부신 기능이 저하되어 있거나 쿠싱 증후군 같이 기존에 경구용 스테로이드를 복용하는 환자들은 코로나19 감염에 더욱 취약하고 사망률이 높기 때문에 약품 공급이 끊기지 않도록 신경을 써야 하며 최소 90일치 약품을 집에 보관하고 있으라고 권고하기도 했다.[3]

최근에는 영국 연구 팀이 대규모 임상 시험을 통해 스테로이드제 〈덱사메타손〉이 중증 코로나19 환자에 효과가 있다는 사실을 입증했다. 영국은 덱사메타손이 이미 세계적으로 널리 쓰이는 데다 가격도 저렴한 만큼 진정한 의미의 첫 치료제가 될 것으로 자화자찬 중이다. 보리스 존슨 영국 총리는 〈영국 과학자들에 의해 가장 큰 돌파구가 마련됐다는 점이 기쁘다〉며 〈앞으로 국민 보건 서비스(NHS)에서 이 약을 이용할 수 있을 것〉이라고 말했다.

영국 옥스퍼드 대학교 연구 팀은 수천 명 단위의 대규모 임상 시험을 통해 덱사메타손이 중증 증세를 보이는 코로나19 환자의 회복에 효과를 본다는 사실을 확인했다. 연구 팀은 임상 시험 참여를 희망한 입원 환자 2,000여 명에게 소량의 덱사메타손을 치료제로 투약했다. 이후 일반적인 치료를 받은 4,000여 명의 환자와 회복 경과를 비교했고, 그 결과 덱사메타손이 산소 호흡기에 의지하던 환자의 사망률을 28~40%, 기타 산소 치료를 받는 환자의 사망률을 20~25%까지 줄일 수 있다는 사실이 확인됐다. 중증 환자의 사망률을 개선하는 데 성공한 것이다. 다만 경증 환자에게는 큰 효과를 보지 못했다. 연구를 주도한 옥스퍼드 의학대학 감염학과 피터 호비 교수는 〈덱사메타손은 널리 쓰이는 매우 일반적인 약이면서, 가격 또한 매우 저렴하다〉며 〈코로나19로 인해 호흡에 어려움을 겪은 환자 8명에게 약을 사용하는 데 드는 비용이 겨우 40파운드(한화 약 6만 원)〉라고 설명했다. 이 뉴스가 발표되자 국내도 덱사메타손을 생산하는 제약 회사들의 주가가 갑자기 오르면서 큰 화제가 되었다. 하지만 전문가들은 임상적으로 덱사메타손의 효과가 입증된 것은 사실이나, 스테로이드제 특성상 장기적으로만 면역 반응을 억제할 수 있으므로 중증 환자에게만 제한적으로 써야 한다고 권고했다.

부신 기능 회복에 많이 사용되는 감초 주사는 바이러스를 이기는 데 도움이 될까? 감초의 주성분은 글리시리진, 사포닌, 플라보노이드류, 다당류이며, 리커마린, 포도당 등이 보고되고 있으며 기타 약간의 고미질(苦味質), 수지, 섬유 등이 함유되어 있다. 그중에서 대표적 성분이 글리시리진이다. 이는 다양한 항염 작용, 부신 기능 회복 및 해독 작용 등에 도움이 된다고 보고된다.

이 감초 주사(글리시리진)의 항바이러스 연구는 주로 B형 간염이나 C형 간염 같은 만성 바이러스 감염에 집중되어 있다. 또한 알코올에 의한 간염 세포의 손상을 치료하는 임상 연구들이 진행되어 왔다. 이들 연구에서 부분적으로 간 수치 및 글루타티온 수치 등 간 손상의 지표가 회복된 임상 결과는 여러 건 발표되었지만 간염 바이러스의 증식을 직접 억제하는 임상 연구에 대한 증거는 아직 부족하다.

다만 비록 임상 연구는 아니지만, 독일 프랑크푸르트 대학교의 실험실 연구를 통해 감초 성분 중 하나인 글리시리진이 2003년 유행했던 사스를 억제했다는 보고를 하기도 했다. 이 보고에 따르면 리바비린, 6-아자우리딘, 피라조푸린, 마이코페놀산 및 글리시리진 등 6개의 생약 추출물을 사스바이러스가 있는 배양주에 처치했더니 그중 감초의 글리시리진이 가장 높은 수준에서 바이러스 증식 억제 효과를 보였다. 이는 의학 저널 『랜싯』에 실렸다.4 최근 의학 저널 등에서는 이 글리시리진에 대해 ACE2 단백질의 억제, 사이토카인 폭풍 조절 등의 작동 방식을 들며 향후 항바이러스 치료에 중요한 역할을 할 것을 기대하며 더 많은 연구를 주문하고 있다.

또 다른 부신 기능 회복 주사인 태반 주사의 바이러스 억제 효과는 어떨까? 태반 주사는 식약처에서 간 기능 개선 및 갱년기 증상의 개선에 대해 허가받은 인태반 의약품으로 말 그대로 산모의 태반에서 추출한 것이다. 인태반 의약품에는 자하거 추출물, 자하거 가수 분해물, 자하거 엑스 복합제로 구별되는데 여기서 말하는 자하거는 건강한 산모의 태반을 말한다. 자하거 추출물로 잘 알려진 것이 멜스몬 주사이며, 자하거 가수 분해물로 잘 알려진 것은 녹십자 웰빙에서 생산하는 라이넥 주사 등이 있다. 자하거 추출물은 태반을 가수 분해하는 방식으로 만든다. 태반을 염산에 녹이면 저분자 아미노산이 나오는데 이 물질이 자하거 추출물이다. 태반 주사의 초기 모델로 식약처가 인정한 효능은 〈갱년기 장애 증상의 개선〉이다. 자하거 가수 분해물은 태반뿐만 아니라 제대(탯줄), 양막을 원료로 제조한다. 태반, 제대, 양막을 아세톤으로 탈지해 불순물을 제거한 다음 건조시킨다. 이후 펩신으로 가수 분해해 중분자 아미노산을 뽑아낸 다음 자하거 추출물 공정에 사용하는 염산 가수 분해를 통해 저분자 아미노산을 만들어

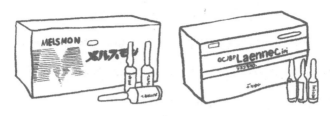

• 대표적인 태반 주사 멜스몬과 라이넥 •

낸다. 자하거 가수 분해물은 중분자 아미노산과 저분자 아미노산이 포함된 제품이다. 자하거 추출물에 비해 원료도 다양하고 제조 공정이 복잡해 진보된 태반 주사로 평가받는다. 원가도 상대적으로 비싸다. 자하거 가수 분해물은 자하거 추출물과는 달리 〈만성 간 질환에 있어서의 간 기능의 개선〉 효능을 인정받았다. 흔히 태반 드링크로 불리는 자하거 엑스 복합제는 갈색 유리병에 들어 있는 진한 갈색의 액제로 자양 강장, 허약 체질, 육체 피로, 병후의 체력 저하, 식욕 부진의 개선 효능을 인정받았다. 자하거 엑스 복합제는 자하거 엑스 1.5~7.5ml과 함께 카페인 무수물, 티아민질산염, 피리독신염산염 등도 함유했다. 나머지 성분들은 자양 강장제로 많이 마시는 박카스와 구성 성분이 유사하다. 마시는 자양 강장제에 자하거 추출물 극미량을 넣었다고 보면 된다.[5]

최근 녹십자 웰빙에서는 충북 의학대학과 공동으로 진행한 동물 실험에서 태반 주사인 라이넥 주사가 코로나19에 감염된 동물에 효과적인 치료제로 사용되었음을 발표했다. 즉 연구자들은 아프리카 녹색 원숭이 신장 세포인 베로 세포에 코로나19를 감염시

켰고 라이넥 용액을 처리해서 바이러스 증식의 억제 효과를 보았
다. 이어진 동물 실험 모델로 족제비를 대상으로 이틀에 4회씩 나
누어 라이넥 주사를 투여한 결과 코로나19에 감염된 흰 족제비의
발열이 감소했으며 바이러스 증식도 억제됨을 확인했다. 현재 이
연구 결과는 임상 논문에 게재 중이다.[6]

부신 강화제

영양소	부신 강화제
음식	홍삼, 인삼, 감초, 홍경천, 공진단
항바이러스 작동 방식	스트레스로 인해 저하된 부신 기능의 회복
다른 질병 예방 효과	간 기능 개선 및 갱년기 장애 개선
임상 연구 수준	★★ / ☆ 부신 강화제에 따라 다름
주의할 부작용	유방암이나 자궁 내막암 등에서는 금기
용량 추천	부신 강화제에 따라 다름
복용 방법	부신 강화제에 따라 다름

연구 검증 단계 ★★★★ 바이러스 예방 및 치료에 대한 메타 분석 ★★★ 바이러스 예방 및 치료에 대한 복수의 임상 연구(RCT 혹은 코호트 연구) ★★ 바이러스 예방 및 치료에 대한 단수의 임상 연구 ★ 바이러스 연관 질환과의 연관성 연구 ☆ 동물 연구 수준

TIP • 부신 강화제 및 관련 주사들에 대해서는 코로나19를 포함한 호흡기계 바이러스에 대한 대규모 임상 연구에서의 안정성 및 유효성에 대한 증거 제시 수준은 부족하다. 그러나 스트레스와 부신 기능의 저하, 이에 따른 면역 저하는 일상에서 경험할 수 있는 가장 대표적인 반응이므로 바이러스 감염의 시기에 스트레스를 제거하고 피로를 회복하는 기본적인 부신 기능 관리는 중요하다. 특별히 고위험군에 해당되는 중증 부신 기능 저하 환자에게 부신 피질 호르몬 투여는 권고할 만하다. 감초 주사와 태반 주사는 아직 항바이러스에 대한 근거 수준은 낮지만 간 질환 환자들이나 갱년기 환자들에게 면역 강화 목적으로 권고할 만하다.

4장

장이 건강해야
바이러스를 이긴다

22
제2의 면역 기관
장

진료실에 있으면 장이 안 좋다고 호소하는 환자들이 많다. 예를 들어 누구는 조금만 먹어도 소화가 안 된다고 하고, 누구는 음식만 먹으면 배에 가스가 찬다고 하고, 누구는 변비가 너무 심해서 안 해본 것이 없다며 하소연한다. 또 누구는 몇 년간 이유 없이 배가 아프고 설사를 달고 산다고 호소한다. 의료 현장에 있으면서 느끼는 것은 예전에 비해 점점 장 문제로 힘들어하는 이들이 늘고 있다는 것이다. 언급한 환자들처럼 명확한 증상으로 오는 이들은 오히려 양호한 편이다. 문제는 장과 관련이 없는 것 같은 매우 모호한 증상으로 병원에 오는 환자들이 많다는 것이다.

예를 들어 건강 검진 결과에 특별한 이상이 없지만 늘 피곤하고, 입병이 자주 생기며, 감기에 자주 걸리는 사람이 있다. 또 이유 없는 알레르기와 피부 트러블로 고생하는 사람, 만성 두드러기로 약을 달고 사는 사람, 두통이나 어지러움, 머리에 마치 안개가 낀 것 같은 느낌이 있다는 사람들도 있다. 장과는 무관해 보이는 증상들 같지만 세심히 진료하고 검사해 보면 장이 문제였던 경우가 많다. 장이 회복되면 애매한 증상들이 개선되고 회복되는 것이다.

이것은 장이 우리 몸의 여러 기능을 유기적이며 복합적으로 담당하고 있음을 의미한다. 그래서 장이 안 좋으면 신체의 여러 기관에 이상이 생기고, 장이 회복되면 신체의 여러 기관에서의 증상이 호전된다.

이처럼 장은 음식을 소화·흡수시키는 1차적인 기능 외에도, 우리 몸에서 중요하고 다양한 기능을 최전선에서 수행하는 기능을 한다. 장의 여러 다양한 역할 중 아무리 강조해도 부족함이 없는 기능이 바로 〈면역 기능〉이다.

현대 의학의 아버지 히포크라테스는 모든 질병의 시작은 장에서 기인한다고 했다. 우리 몸의 조절 면역 세포의 70%는 장에 있고, 장 건강은 면역에 직접 영향을 주므로 이 말은 결코 과언이 아니다. 의학이 계속해서 발전하면서 장과 면역의 상관관계에 주목하게 되는데, 2,000년 전에 이 점을 내다보았다는 것만 보아도 히포크라테스는 과연 현대 의학의 아버지라 불릴 만하다. 만병이 장에서 시작된다면, 질병 예방의 첫 걸음도 장을 잘 관리하는 것에서 출발할 수 있지 않을까?

이제 장이 어떻게 면역 기능을 담당하는지 알아보자. 장의 면역 기능을 알려면 먼저 장이 무엇인지부터 알아야 한다.

· 정상 장벽과 손상된 장벽 ·

정상 장벽

장내 세균 균형 상태

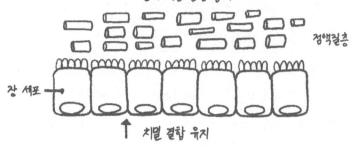

정액질층

장 세포 →

↑ 치밀 결합 유지

손상된 장벽

장내 세균 불균형 상태

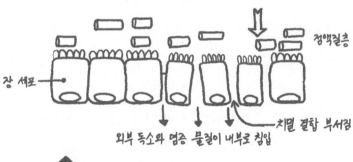

정액질층

장 세포 →

└ 치밀 결합 부서짐

외부 독소와 염증 물질이 내부로 침입

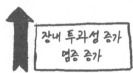

장내 투과성 증가
염증 증가

쉽게 말해 장은 입과 항문을 연결하는, 속이 비어 있는 길다란 튜브다. 이 튜브를 통해 음식물만 몸속으로 들어오는 게 아니라 바이러스, 박테리아, 독소들도 함께 들어온다. 이때 장벽이 음식물을 흡수하고 바이러스와 같은 외부 침입자들은 막아 낸다. 이것이 우리 몸의 첫 번째 방어벽이다.

장벽은 세포들이 가지는 신호 전달 체계를 통해 면역을 유지한다. 장벽은 굵기만 따져 보면 매우 약해 보인다. 두께가 머리카락보다 얇기 때문이다. 그리고 여러 겹도 아닌, 상피 세포 한 층뿐이다. 그런데 이 얇은 상피 세포가 대단한 기능을 가진다. 장벽의 상피 세포들은 미생물이나 외부 독소 또는 단백질들도 통과하지 못할 정도로 단단하고 촘촘하게 구성된다. 단단하고 치밀한 장벽 결합을 통해 장 내 완전성을 유지하는 것이 중요한데, 이를 위해 장 상피 세포는 방어 체계의 일종인 항미생물 펩타이드antimicrobial peptides(AMPs)와 장벽 보호를 위한 점액질층을 끊임 없이 만든다.

따라서 어떤 이유에서든지 이런 장벽들의 치밀 결합이 깨지면, 소위 말하는 장벽 투과성이 커지고 장 누수 증후군(LGS, 또는 새는 장 증후군)과 같은 다양한 증상을 일으키는 장벽의 결함이 생긴다. 치밀 결합이 부서져 구멍이 생긴 장 틈새로 지질 다당류라는 내독소가 침입한다. 방어벽을 뚫고 독소들이 몸 안에 들어오는 것이다. 이 독소들은 전신으로 들어가 영향을 주는데, 내독소는 인슐린 저항성에 영향을 주고 염증을 일으키며 우울증에

·장 누수 증후군·

스트레스 / 환경 독소 / 약물, 항생제 / 병원균 / 알레르기 / 가공식품

장의 염증

장벽의 치밀 결합이 부서지면 장 누수 증후군 발생

도 영향을 준다. 장벽이 무너지면 외부의 독소나 미생물이 쉽게 인체 내부로 들어와 인체 내부를 공격하며 만성 염증을 일으키거나 질병의 요인이 된다. 즉 장벽이 무너지면 몸은 곧바로 질병에 걸리게 된다.

우리 장내의 미생물들은 장벽 바로 아래의 장 관련 림프 조직에서 장의 면역 세포들과 지속적으로 소통한다. 태아들은 엄마의 배 속에서 무균 상태로 있다. 그후 이 세상에 태어나면서 엄마의 산도와 음식, 환경 등을 통해 미생물들을 접한다. 인간은 자라나면서 많은 소통을 통해 어떤 미생물이 유익하고 어떤 미생물은 배척해야 하는지 계속해서 배우고 습득하며 성장한다. 이러한 배

움을 통해서 과하지도 않고 부족하지도 않은 적절한 면역 기능을 가지게 된다.

건강한 장의 면역 세포들은 외부의 적이라고 판단되는 미생물을 공격해 장에 계속 거주하려는 것을 막는다. 그리고 유익하다고 판단되는 미생물은 장내에서 군락을 형성해 살 수 있도록 구별한다. 장벽은 음식을 잘 분해해서 영양소로 흡수하는 기본적인 소화 기관의 기능을 수행하면서도, 음식에 포함된 미생물 중 아군과 적군을 잘 구분해 내는 중요한 임무도 수행하고 있다.

23
장의 감염과 염증 줄이기

무엇을 먹어야 장이 튼튼해질까? 우선 장내 미생물이 어떻게 기능하는지를 알아보자. 우리가 음식을 먹으면, 장내 미생물은 그중에서 소화되지 않은 식이 섬유를 먹이로 해 단쇄 지방산(SCFA)*과 같은 2차 대사산물을 만들어 낸다. 이러한 단쇄 지방산(부티르산, 아세트산, 프로피온산 등)은 장 점막을 회복시키고 조절 T 세포의 기능을 원활하게 하며 장 세포를 자극하여 면역에 도움을 준다. 또한 염증을 줄이며 암세포의 성장을 억제한다.

2018년 스탠퍼드 대학교의 연구 결과에 따르면 주요 장내 세균 중 하나인 박테로이데스 속의 미생물이 단쇄 지방산인 프로피온산을 생성하여 살모넬라균의 성장을 억제한다. 우리가 좋은 섬유질을 먹어서 배 속의 장내 미생물을 잘 가꿔 놓으면 병원균의

* 말 그대로 짧은 사슬 지방산 Short chain fatty acid이다. 미생물이 대사 과정에서 이차적으로 만들어 내는 산물이어서, 단쇄 지방산을 2차 대사산물이라고 한다.

성장을 억제할 수 있는 것이다.[1]

또한, 미시간 대학교 연구진에 따르면 동물 실험에서 식이 섬유를 부족하게 먹은 경우에는 미생물(아커만시아 뮤시니필라 또는 박테로이데스 카카에 같은)이 증식해 장벽의 점액을 먹어 버려 장벽을 얇게 해 병원균이 쉽게 침입했고 대장염이 생기는 것을 관찰했다.[2]

반대로 식이 섬유를 충분히 먹으면 미생물에서 만들어 내는 단쇄 지방산이 골수에서까지 면역 세포들을 생성해 호흡기 감염으로부터 인체를 보호하는 것으로 알려졌다. 특히 폐의 면역 관련 손상을 줄였다. 이런 반응은 〈장-골수-폐의 축Gut-Brain-Lung Axis〉을 통해 이뤄졌다. 즉, 장내 미생물의 먹이가 되는 섬유질이 가득한 홀푸드를 잘 챙겨 먹는 것이 감염을 이겨 낼 수 있는 여러 방법 중 하나라는 것이다.

그런데 평소에 항생제를 자주 사용하여 장내 미생물 생태계의 균형이 깨진 상태라면 단쇄 지방산이 충분히 생성되지 않게 되고 나아가 코로나바이러스와 같은 호흡기 바이러스 감염에 걸렸을 때 취약할 수 있다.[3] 또한 정신적인, 심리적인, 사회적인 그리고 신체적인 스트레스와 같은 모든 종류의 스트레스는 코르티솔과 같은 스트레스 호르몬을 지속적으로 분비하게 하는데 이것이 장기화되면 면역을 저하시킨다. 이러한 스트레스는 장내 미생물들에도 영향을 주어 장내 환경의 조성을 변화시킨다. 단쇄 지방산과 같은 유익한 대사산물을 만드는 미생물을 없애고 프로테오박

테리아와 같은 염증을 일으키는 미생물을 증가시켜 장과 호흡기에 감염을 일으킨다.[4]

정상적인 위산 분비 기능을 유지하는 것 또한 장 건강에 중요하다. 즉 위산 분비 억제제(양성자 펌프 억제제나 히스타민2 수용체 길항제 등)나 위산을 중화하는 제산제와 같은 약물들을 복용하거나 위산 저하증이 있는 경우엔 장에 문제가 될 수 있다. 약물이나 위산 분비 저하로 위의 산도가 낮아지며 pH가 증가하여 (정상적인 위의 산도 pH 1.5~3.5) 외부 병원균의 침입을 더 쉽게 만들기 때문이다. 위의 산성에 의해 장으로 들어가기 전에 제거되어야 할 미생물들이 파괴되지 않고 들어가서 기회감염을 일으키고 노로바이러스와 같은 장 바이러스에 의한 감염도 더 잘 생기게 한다.[5]

또한 일반적으로 고령은 감염과 합병증에 더 취약하다. 인체가 노화하면서 장내 미생물 다양성이 감소하고 염증성 미생물의 비율이 높아지는 것과 관련이 있다. 하지만 좋은 식습관과 생활 습관을 통해 장내 미생물을 잘 가꾸면서 장수하는 사람들이 있는데, 이들의 장내 미생물은 젊은 사람보다 훨씬 더 다양하고 균형을 이뤄 젊을 때 못지 않은 조화로운 면역 기능을 유지하기도 한다.[6]

코로나19에 감염된 많은 사람들이 소화기 증상을 같이 보인다. 중국 후베이성에서 나온 연구에 따르면 입원한 환자의 약 50%에서 설사나 구토, 복통이 동반되었고 심지어는 다른 증상 없이 소화기 증상만 있는 환자도 있었다.[7] 다른 연구에서는 호흡기 증상이 없어진 후에도 코로나19가 5주 가량이나 대변에서 관찰되었다고 보고했다.[8] 하지만 코로나19가 폐에서 직접적인 폐 손상을 일으키듯이 장에서도 직접적인 장 세포의 손상을 일으키는지에 대해서는 아직 밝혀지지 않았다.[9]

우리가 생활하면서 접촉하는 모든 것들이 우리 장내 미생물에 영향을 미친다. 마찬가지로 함께 생활하는 가족과 직장 동료 그리고 애완동물의 미생물을 우리는 서로 공유하고 있다. 사교성이 높은 사람의 장내 미생물이 더 다양했다는 연구 결과도 있다.[10] 다양한 장내 미생물은 면역에 도움이 될 수 있다. 하지만 코로나19 팬데믹처럼 전 세계적인 바이러스 대유행 시에는 장내 미생물의 다양성이 줄어들더라도 사회적 거리를 지키는 것이 중요하다.

<장-면역 축>을 회복시켜 면역을 지키는 방법

이제 장내 미생물과 장벽을 잘 관리해야 적절한 면역 기능을 유지할 수 있다는 것에 대해서는 모두 잘 알 것이다. 장과 면역에 관한 이 내용을 토대로 하여 다음의 여덟 가지 실천적인 가이드를 소개한다.

① 꼭 필요하지 않은 항생제 사용 줄이기

세균을 없애는 항생제는 적절하게 사용하면 요긴한 치료제이지만 과도한 사용은 장내 미생물의 균형을 단기간에 파괴할 수 있다. 그래서 적재적소에 사용하는 것이 중요하다. 항생제가 꼭 필요하다면 써야 하지만 그렇지 않다면 복용 빈도를 줄이자.

② 장내 미생물의 먹이가 될 만한 영양이 풍부한 음식 섭취하기

장내 미생물에게 충분한 먹이를 줘야 미생물들이 2차 대사산물을 잘 만들어 내어 장벽도 튼튼히 하고 면역력도 지켜 준다. 섬유소가 풍부한 음식들이 그것인데, 만약에 소화 기능이 저하된 상태에는 가스가 차거나 불편할 수도 있다. 이때는 본인의 소화력에 맞추어 서서히 증량하면서 섭취한다.

③ 규칙적으로 운동하기

적당한 운동은 면역을 회복시킨다. 하지만 지칠 정도로 무리한 강도의 운동은 오히려 면역이 일시적으로 떨어질 수 있다.

④ 사람이 많지 않은 실외나 자연으로 나가기

사회적 거리 두기를 통해 미생물의 다양성이 감소하므로, 자연에 노출되는 것을 통해 미생물 다양성을 회복하고 면역 기능을 올릴 수 있다.

⑤ 스트레스 관리하기

스트레스는 만병의 근원이며, 면역을 저하시키고 장벽의 회복 능력을 떨어뜨린다.

⑥ 충분한 수면 취하기

하루 7시간 이상 충분한 수면을 취하면 장내 미생물의 다양성을 유지하는 데 도움을 준다.

⑦ 프로바이오틱스 복용을 고려하기

식습관과 생활 습관을 조절하는 것이 우선이지만, 특정 균주가 호흡기 바이러스 감염 예방 도움이 될 수 있으니 복용하는 것이 좋다.

⑧ 부티르산 보충을 고려하기

미생물의 먹이가 되는 홀푸드 식이를 다양하게 섭취하기 어렵고, 2차 대사산물인 단쇄 지방산의 일종인 부티르산을 생성하는 미생물이 부족하다면 단기적으로 부티르산 섭취를 고려해 볼 수 있다.

24
장내 미생물은 하나의 장기이다

체중 약 70kg를 기준으로 볼 때 사람의 세포 수는 30조 개인데, 고작 약 200g 정도인 장내 미생물(마이크로바이옴microbiome) 개체 수는 38조 개나 된다. 사이즈도 매우 작고 무게도 작지만 사람의 세포 수보다도 훨씬 많으며 전신에 퍼져 있다. 장내 미생물의 유전자 수는 330만 개로 인체 유전자 수의 150배에 달한다. 이러한 장내 미생물은 인간의 유전자와 달리 쉽게 바뀔 수 있다.

예전부터 장내 미생물이 우리와 공생하고 있다는 것은 알지만 정확히 어떤 역할을 하는지는 알지 못했다. 기술 발전으로 장내 미생물을 총체적으로 분석할 수 있게 되면서 기능과 역할이 하나하나 알려졌고 바야흐로 장내 미생물이 의학의 대세가 되었다. 이제는 장 질환뿐만 아니라 자가 면역 질환, 간 질환, 심혈관 질환, 대사 질환, 뇌 질환에 이르기까지 수많은 연구 결과들을 통해 장내 미생물의 중요성이 점점 더 부각되고 있다.

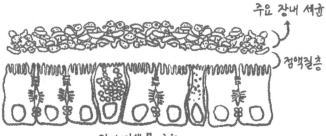

• 균형 생태계 VS 불균형 생태계 •

주요 장내 세균

점액질층

장내 미생물 균형
주요 장내 세균이 다양하고 풍부

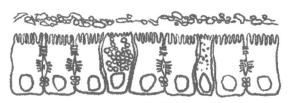

장내 미생물 불균형
주요 장내 세균이 감소하고 유해균이 증식

장내 미생물은 단순히 장내에만 국한되어 장염이나 설사와 연관된 장 관련 질환에만 영향을 주는 존재가 아니다. 장내 미생물은 전신에 영향을 주어 직접적으로 특정 질병의 원인이 되기도 하며 간접적으로 영향을 주기도 한다. 따라서 장내 미생물은 일종의 형체가 없는 하나의 장기로 인식되고 있다.

미국 하버드 대학교 연구진은 대장암 크론병을 비롯한 13가지 만성 질환의 발생 원인을 분석한 결과 유전적 요인이 큰 제1형 당뇨를 제외한 12가지 질병에서 유전적 요인, 환경적 요인보다 장내 미생물의 영향력이 더 크다는 놀라운 보고를 하였다. 장기로 인식되어 이식의 대상이 되기도 하는데 이식은 대변을 통해서 이뤄진다. 대변의 3분의 1은 미생물로 구성되어 있기 때문이다. 약으로 완치되기 어려운 장의 클로스트리디움 디피실레 감염증 질환은 대변 미생물 이식과 같은 방법을 통해 치료하고 있다.

예전에는 유익균 VS 유해균의 이분법적 개념으로 장내 미생물을 바라봤다. 더 나아가 유해균이나 유익균에 넣을 수 없는 균들을 중간균이라는 이름을 붙였지만 중간균이라는 개념은 학술적 근거가 많지 않고 국내에서만 주로 통용되는 용어이다. 이제는 장내 미생물에 대한 올바른 생태학적 개념이 필요하다.

장내 미생물의 좋고 나쁨을 판단하는 기준은 균형이다. 인체가 항상성를 유지하듯 장내 미생물도 균형을 유지한다. 이러한 균형도를 기준으로 보면, 주요 장내 세균이 다양하게 생활하는 균형 생태계(장내 미생물 균형)와 주요 장내 세균의 다양성이 떨어지거나 유해균을 같이 지니는 불균형 생태계(장내 미생물 불균형)로 구분할 수 있다. 불균형 생태계는 그 자체로 만성 염증을 일으킬 수 있으며, 이는 다양한 질병과 밀접한 관련이 있다.

장내 미생물의 균형도를 객관적으로 비교·평가하는 것은 쉽지 않다. 개개인의 장내 환경 생태계는 각기 다르고 다양하며 가변적이기 때문이다. 예전에는 장내 환경을 알아보기 위해 대변을 채취하여 특정 균주가 있는지 없는지만 확인하는 PCR 방식의 검사를 많이 사용했다. 가격이 저렴하고 결과가 빨리 나온다는

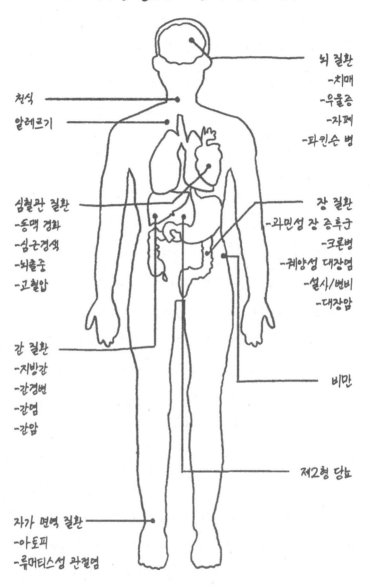

• 장내 미생물 불균형으로 일어날 수 있는 질환 •

뇌 질환
-치매
-우울증
-자폐
-파킨슨 병

천식
알레르기

심혈관 질환
-동맥 경화
-심근경색
-뇌졸중
-고혈압

장 질환
-과민성 장 증후군
-크론병
-궤양성 대장염
-설사/변비
-대장암

비만

간 질환
-지방간
-간경변
-간염
-간암

제2형 당뇨

자가 면역 질환
-아토피
-류머티스성 관절염

장점은 있었지만, 알려진 몇몇 균주의 유무만 알 수 있어 정확히 장내 환경을 파악할 수 없었다. 최근에는 더 발전된 NGS 방식 (장내 미생물 생태계 전체를 다 읽어 내는 검사) 등을 통해 비로소 장내 미생물 생태계를 제대로 파악하게 되었다.

요즘은 다양한 연구를 통해 장내 미생물 데이터를 NGS 방식으로 수집할 수 있으며, 인공 지능 분석을 기반으로 GMI(장내 마이크로바이옴 건강 지수)라는 개념도 사용하게 되었다. 객관화된 지수가 있기 전에는 파악하기 어려웠던 개개인의 장내 환경 생태계를 수치화하여 GMI라는 객관화된 지수로 비교 분석이 가능하게 된 것이다.

장에 염증이 생기거나 바이러스나 박테리아의 감염이 생기면 그 영향은 단지 장에만 국한되지 않는다. 장염을 앓고 나서 만성 과민성 장 증후군이 시작되었다는 사람부터, 섬유 근육통이 생겼다는 사람 등등 다양한 신체 전반에 걸친 후유증을 가진 사람들을 진료실에서 자주 볼 수 있는데, 이는 우리 장내 미생물의 변화로 설명할 수 있다.

실제로 특정 병원균에 의한 감염 후 일주일 뒤에 장내 미생물의 다양성이 급격히 감소하였고, 질병에서 회복됨에 따라 다양성은 다시 회복되었지만 이전 건강할 때의 장내 미생물 구성과는 상당히 달랐다는 보고도 있다.[1]

호흡기 인플루엔자 감염은 많은 경우 설사를 비롯해 장염과 같은 증상을 동반한다. 이것은 장이 직접적으로 바이러스에 감염

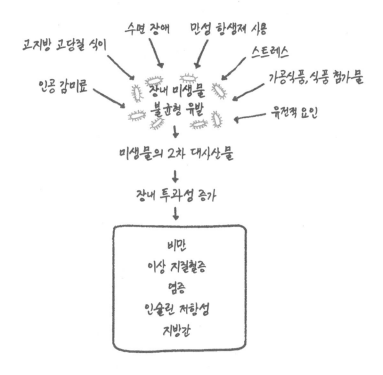

· 장내 세균 불균형을 일으키는 다양한 환경 요인들 ·

고지방 고당질 식이
수면 장애
만성 항생제 사용
스트레스
인공 감미료
가공식품, 식품 첨가물
장내 미생물 불균형 유발
유전적 요인

미생물의 2차 대사산물

장내 투과성 증가

비만
이상 지질혈증
염증
인슐린 저항성
지방간

되었기 때문이라기보단 폐에서 활성화된 면역 세포들이 장으로 이동하여 염증을 일으켰기 때문인 경우가 많았다. 호흡기 감염은 염증성 프로테오박테리아의 비율을 증가시켰다.[2]

장내 미생물은 장 건강을 지키고 더 나아가 각종 질병을 예방하는 면역력 유지에 중요한 키스톤keystone 역할을 한다. 감염 외에도 현재까지 연구된 장내 미생물의 불균형으로 생길 수 있는 질병들은 위와 같다. 그리고 이 외에도 더 많은 질병들이 연구되고 있는 실정이다.

25
프로바이오틱스와 MAC으로
장 면역 지키기

장 건강이 면역의 화두가 되면서 덩달아 프로바이오틱스 건강 기능 식품에 대한 관심이 높아졌다. 전 국민이 아마 한 번은 먹어 봤거나 먹고 있을 정도로 매우 흔한 영양제 중 하나가 되었다.

프로바이오틱스는 적당한 양을 섭취하였을 때 좋은 영향을 주는 살아 있는 균이고, 장내 환경에 도움이 되는 미생물이지만 꼭 있어야 하는 유익균은 아니다. 국내 식약처에서 고시한 프로바이오틱스는 총 19가지인데 주로 락토 바실러스와 비피도 균이 주를 이룬다. 락토 바실러스 11종, 비피더스(또는 비피도 박테리움) 4종, 락토코쿠스 1종, 스트렙토코쿠스 1종, 엔테로코쿠스 2종이다. 엔테로코쿠스 2종은 항생제 내성 문제가 있어서 이를 제외하고, 17종만 설명하기도 한다.

놀랍게도 몸에 좋다고 하는 유산균은 항상 우리 대장에 존재하지 않는다. 아이러니하게도 건강한 젊은 성인의 대변을 검사해

• 프로바이오틱스 /7강 •

비피도 박테리움

① 비피도 박테리움 롱검

② 비피도 박테리움 비피덤

비피도 박테리움 아니말리스 그룹

③ 비피도 박테리움 락티스
(과민성 장 증후군IBS에 도움)

④ 비피도 박테리움 브레베

락토 바실러스

⑤ 락토 바실러스 플란타럼(과민성 장 증후군IBS 환자의
가스 제거에 도움, 김치의 유산 발효에 도움)

락토 바실러스 헬베티쿠스 그룹

⑥ 락토 바실러스 헬베티쿠스

⑦ 락토 바실러스 에시도필루스
(궤양성 대장염UC 치료에 이용, 산성에서 잘 자람)

⑧ 락토바실러스 퍼멘텀

⑨ 락토 바실러스 가세리

락토 바실러스 델브루에키 그룹

⑩ 락토 바실러스 불가리쿠스
(불가리아인의 장수 비결로 꼽힌 균)

228

락토 바실러스

락토바실러스 파라카세이 그룹

⑪ 락토 바실러스 파라카세이
(알레르기성 비염에 효과, 헬리코박터 파일로리균의 성장 억제)

⑫ 락토 바실러스 카제이
(카제이casei는 치즈라는 뜻으로, 치즈에서 처음 분리)

⑬ 락토 바실러스 람노서스
(장의 산도 변화에 안정적이고 특히 락토 바실러스 람노서스 GG 균주는 가장 많은 연구 결과를 가진 균주 중 하나)

⑭ 락토 바실러스 루테리

⑮ 락토 바실러스 살리바리우스
(병원균인 살모넬라 생장 억제)

스트렙토코쿠스

스트렙토코쿠스 살리바리우스 그룹

⑯ 스트렙토코쿠스 서모필러스

락토 코쿠스

⑰ 락코 코쿠스 락티스

보면 우리가 흔히 알고 있는 락토 바실러스 또는 비피도 박테리움이 아예 없거나 거의 없는 경우가 많다. 락토 바실러스와 비피도 박테리움을 알약이나 가루로 복용하면, 복용하는 동안에는 잠시 우리의 장에서 거주한다. 하지만 복용을 중단하고 2주 정도 지나면 장에서 거의 없어진다. 유산균이 우리 장의 주된 미생물이자 터줏대감은 아니라는 말이다.

심지어 최근 연구를 보면 우리가 유익하다고만 알고 있는 유산균들은 건강한 사람보다 오히려 질병에 걸린 환자에서 더 높은 비율로 관찰되기도 한다. 유산균은 무조건 장에 좋고 건강에 필수적이며, 건강한 사람의 장에서 많이 발견될 거라고 생각했던 기존의 시각에 재해석이 필요한 시점이다. 건강한 한국인 장의 주요 세균은 단쇄 지방산의 일종인 부티르산을 생성하는 세균이지, 유산을 만드는 유산균이 아니다.

프로바이오틱스의 시대라고 할 정도로 다양한 제품들과 제형들이 다양한 가격대로 나와 있다. 하지만 개개인의 장내 미생물이 다르므로 본인에게 맞는 프로바이오틱스를 찾는 것이 필요하다. 각 제품마다 함유한 균종이 다양하고 그 종들의 세부적인 효능이 달라서 일부가 같은 방식으로 작동한다 해도 모든 프로바이오틱스가 같은 효과를 나타내는 건 아니기 때문이다.

프로바이오틱스가 호흡기 바이러스 감염과 관계가 있는지에 대하여선 수많은 논문들이 나와 있지만 논문들마다 사용한 균주들과 적용한 질병들이 각각 다르다. 이를 고려할 때 특정 프로바이오틱스가 바이러스 감염 예방에 도움은 될 수 있겠지만 주 역할보다는 보조적인 역할을 할 뿐이다.

2018년, 락토코쿠스 락티스 JCM5805가 인플루엔자 바이러스의 유병율과 합병증을 낮췄고 호흡기 증상의 기간을 줄였으며 인터페론 알파 자극을 통해 항바이러스 작용을 했다는 연구가 있다.[1]

2020년 4월에 나온 짧은 보고서에는 스트렙토코쿠스 살리바리우스 K12가 코로나19에 대한 방어 능력을 올릴 것으로 여겨진다는 발표도 있었다. 스트렙토코쿠스 살리바리우스는 원래도 호흡기와 폐에 존재하는 균이다. 그런데 코로나19에 감염된 환자들은 폐의 미생물 균총이 건강인과는 많이 달라지면서 건강한 상재균 대신 병원성을 지닌 미생물들이 많아졌기 때문에 추가로 건강 상재균인 스트렙토코쿠스 살리바리우스 투여를 생각해 볼 수 있고, 특별히 그중에 K12 종은 인터페론 감마를 자극하고 자연살해 세포(NK세포)를 활성화시키는 효과가 있으면서 인체에 안전하므로 사용을 고려해 볼 수도 있다는 것이다.

2020년 6월 미국 듀크 대학교에서는 락토 바실러스 람노서스 GG가 코로나19의 감염 위험을 줄이는 효과가 있는지, 그리고 감염 시 중증도나 관련 증상을 완화시키는 데 효과가 있는지를 알아보는 임상 시험이 허가되었다.

이 임상 시험은 프로바이오틱스를 예방 목적으로 복용 시에 실제로 호흡기바이러스의 감염이 줄 것이라는 다수의 분석 결과들을 토대로 설계되었다. 장내 미생물이 코로나19 감염에 어떠한 역할을 하는지에 대한 이해를 넓히는 좋은 연구가 될 것이라 사료된다.

프로바이오틱스 자체를 바이러스 치료제로 쓰는 것은 아직까지는 쉽지 않다. 또한 코로나19에 직접적인 영향을 주는 프로바이오틱스도 지금까지는 본격적으로 연구되지 않았다. 앞으로 많은 연구가 필요한 분야이며 추가적인 연구가 진행될 때까진 특정 균주를 먹어서 바이러스 감염을 이기려고 하기보다는 오히려 기본적인 장 건강에 힘쓰는 것이 더 중요하다.

프로바이오틱스와 유산균

많은 사람들이 프로바이오틱스를 유산균의 동의어로 오해한다. 그러나 엄밀히 말하면 다른 개념이다.

① 유산균

유산lactic acid을 만들어 내는 균이라는 뜻으로, 정확히 영어로 표현하면 Lactic acid bacteria(LAB)이다. 당분을 발효해서 유산을 만들어 내는 균들을 말하고 대표적인 것으로는 락토 바실러스 계열과 스트렙토코쿠스, 엔테로코쿠스 등이 있다.

② 프로바이오틱스

적당량을 섭취하였을 때 인간의 몸에 이로운 역할을 한다고 알려진 미생물들을 말하며, 유산균이 포함되어 있는 좀 더 큰 개념이다. 유산균 대부분이 여기에 속한다.

③ 프리바이오틱스

원래 의미는 포괄적으로 프로바이오틱스의 생장에 도움을 주는 물질이라는 뜻이다. 하지만 국내에서는 수백 가지의 다양한 장내 미생물 전체보다는 주로 유산균과 비피도 박테리움의 생장을 촉진하는 물질이라는 뜻으로 더욱 널리 쓰인다. 이 프리바이오틱스는 이눌린, 프락토올리고당, 갈락토올리고당, 이소말토올리고당, 대두 올리고당 등으로 주로 이루어져 있다. 프리바이오틱스 제품 역시 프로바이오틱스처럼 다양한 제품들이 나와 있으며, 쉽게 찾아 볼 수 있다.

장내 미생물의 먹이 MAC

MAC(microbiota accessible carbohydrate, 미생물이 접근 가능한 탄수화물)이란 락토 바실러스와 비피도 박테리움의 먹이에 집중한 프리바이오틱스와 달리 장의 수백 가지 다양한 미생물들의 먹이를 포괄적으로 포함하는 개념이다. 프리바이오틱스는 주

• 장내 미생물들의 먹이 MAC의 기능 •

복합 탄수화물 위주의 식단

미생물↑ → 미생물 다양성↑ → 질병 예방↑
이용 가능 탄수화물↑ 유익 대사 물질(짧은 사슬 지방산)↑

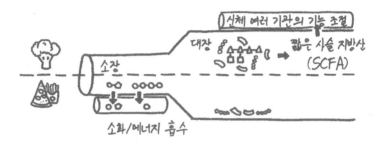

신체 여러 기관의 기능 조절

대장   짧은 사슬 지방산 (SCFA)

소장

소화/에너지 흡수

단순 탄수화물 위주의 식단

미생물↓ → 미생물 다양성↓ → 질병 예방↓
이용 가능 탄수화물↓ 유익 대사 물질(짧은 사슬 지방산)↓

로 올리고당들로 이루어져 있으나, 일반인의 장내 미생물에는 사실상 올리고당을 주로 먹고 성장하는 락토 바실러스나 비피도 박테리움이 거의 없다. 이 미생물들은 제품으로 복용하는 기간 동안만 장에서 존재할 뿐, 우리 장의 실질적인 터줏대감이 아니다.

실제로 우리 한국인의 장에 주로 존재하는 균은 페칼리박테리움, 박테로이데스, 프리보텔라 등이다. 이러한 주요 장내 미생물들의 먹이를 종합적으로 총칭하는 용어를 바로 MAC이라고 한다.

MAC은 단순하게 설명하면 사람은 소화하지 못하기 때문에 대장까지 그대로 내려가서, 대장에 있는 미생물에게 먹이로 전달

되는 복합 탄수화물들을 말한다. 프리바이오틱스는 주로 3-5분자의 단당류가 결합한 올리고당들인데, MAC은 이런 올리고당보다 더 복잡한 탄수화물들로 5개 이상의 더 많은 단당류가 결합한 다당류나 저항성 전분 등을 포함한다.

다당류는 다시 소화성 다당류인 녹말, 글리코겐과 난소화성 다당류인 식이 섬유로 나뉘는데, 식이 섬유 중 장내 미생물의 먹이로 쓰이는 것들을 MAC으로 총칭할 수 있다.

100종에서 1,000종에 이르는 다양한 장내 미생물은 이러한 MAC을 먹고 분해해서 우리 몸에 이로운 짧은 사슬 지방산을 만들어 낸다. 따라서 프리바이오틱스를 넘어 식이 섬유가 풍부한 껍질째 먹는 과일, 도정되지 않은 곡물, 뿌리채소와 같은 MAC을 잘 먹어 주는 것이 장내 환경의 풍성함과 건강함을 결정한다.

식이 섬유

전통적으로 식이 섬유란 곡물이나 식물의 껍질처럼 사람의 장에서 소화되지 않는 물질을 말한다. 쉽게 말해서 사람의 체내 소화 효소로는 분해되지 않는 고분자 화합물이다. 대부분의 식이 섬유는 다당류로서 소화되지 않고 흡수되지 않아서, 장에서 변의 단단함의 정도를 결정한다. 식이 섬유들을 처음부터 다량 섭취하면 장 상태에 따라서 복부 팽만감이나 가스가 증가하기도 하므로

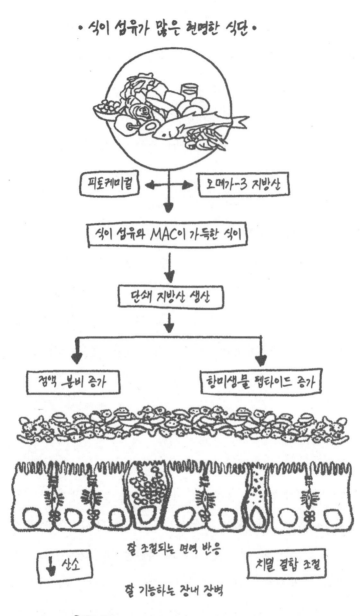

• 식이 섬유가 많은 현명한 식단 •

피토케미컬 ←→ 오메가-3 지방산

식이 섬유와 MAC이 가득한 식이

단쇄 지방산 생산

점액 분비 증가

항미생물 펩타이드 증가

잘 조절되는 면역 반응

↓ 산소

치밀 결합 조절

잘 기능하는 장내 장벽

장내 미생물에 의해 분해되는 식이 섬유

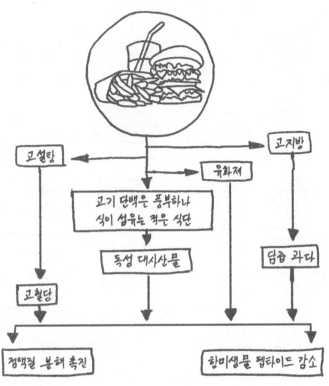

• 식이 섬유가 부족한 서구형 식단 •

고설탕

고지방

유화제

고기 단백은 풍부하나
식이 섬유는 적은 식단

독성 대사산물

담즙 과다

고혈당

점액질 분해 촉진

항미생물 펩타이드 감소

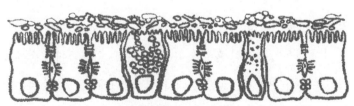

염증을 유발하는 면역 반응

↑ 산소

치밀 결합 감소

기능이 저하된 장내 장벽

장내 미생물에 의해 분해되는 점액

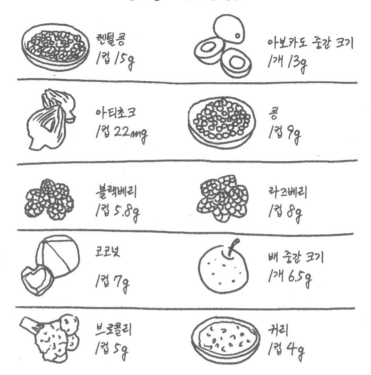

• 음식들의 식이 섬유량 •

렌틸콩 1컵 15g		아보카도 중간 크기 1개 13g	
아티초크 1컵 22mg		콩 1컵 9g	
블랙베리 1컵 5.8g		라즈베리 1컵 8g	
코코넛 1컵 7g		배 중간 크기 1개 6.5g	
브로콜리 1컵 5g		귀리 1컵 4g	

적은 양에서 시작하여 천천히 증가시키며 먹는 것이 좋다.

식이 섬유가 충분한 홀푸드 위주의 식단은 미생물에게 충분한 먹이를 공급하여, 이로운 2차 대사산물인 단쇄 지방산을 만들게 하고, 면역 조절에 도움이 되는 점액질과 항미생물 펩타이드를 증가시켜 장벽을 튼튼히 한다. 또한 장 세포 사이의 치밀 결합을 단단하게 하여 장 누수를 예방하며 면역 기능을 적절하게 조절하도록 도와준다.

반대로 식이 섬유가 부족한 가공식품 위주의 서구형 식단은 장내 미생물의 먹이가 부족하여 장 점막 점액질의 분해를 촉진시키고, 면역 기능을 조절하는 장의 대사산물들이 부족해져 장벽 기능과 면역 기능이 저하되며 염증이 유발된다.

식이 섬유에는 수용성 식이 섬유와 불용성 식이 섬유가 있다.

① 수용성 식이 섬유

물에 녹는 식이 섬유들로 물에서 쉽게 용해되거나 겔처럼 점성화가 된다. 음식의 흡수를 늦춰 주어 혈당을 천천히 올리고 총 콜레스테롤과 LDL 콜레스테롤 수치를 낮추는 데 도움이 된다. 대장에서 장내 미생물에 의해 분해되어 단쇄 지방산을 만든다. 차전자피, 펙틴(과일, 채소에 풍부), 귀리, 난소화성 덱스트린, 구아검 등의 검류, 콩류 등이 이에 해당한다.

② 불용성 식이 섬유

주로 식물 세포 벽에서 기인하는 식이 섬유들로, 물에 녹지 않고 장내 미생물에 의해서도 분해되지 않고 배설된다. 물에 녹지는 않지만 대장에서 변의 부피를 늘리고 부드럽게 하여 장관 통과 속도를 증가시켜 배변에 도움을 준다. 쉽게 말하면 소장에서 대장, 직장에 이르기까지 길고 구불구불한 파이프에서 내용물이 막히지 않고 잘 내려가도록 도움을 준다. 밀기울, 셀룰로스, 키토산, 리그닌 등이다.

미국 심장 학회에 따르면 하루 식이 섬유 권장량은 2,000kcal 다이어트를 기준으로 할 때 25g이다. 50세 미만의 여성은 하루 21~25g, 50세 미만의 남성은 하루 30~38g을 섭취하도록 권장한다.

식이 섬유는 장의 흐름을 부드럽게 하면서 소화 기능을 유지하는 것 외에도 체중 감소나 장내 미생물 균형에도 도움이 되었고, 충분한 식이 섬유를 섭취한 사람들과 그렇지 않은 사람들을 비교한 연구에서 만성 질환의 위험도도 낮았다.

식이 섬유의 권장량

식이 섬유는 콜레스테롤 수치를 낮추고 혈당 유지에 도움을 주고 체중 감소에도 도움이 된다. 뇌졸중과 심장 질환과 같은 심혈관 질환의 위험도를 낮추고 당뇨를 예방하며 장 건강에 도움을 준다. 또한 장내 미생물의 연료가 된다.

현재 미국인들은 하루 식이 섬유 권장량에 못 미치는 평균 약 16g의 식이 섬유를 먹고 있다고 보고되었다. 한국 영양 학회가 제시한 영양 섭취 기준에 따르면, 성인 남성은 하루 평균 25g, 성인 여성은 20g의 식이섬유를 먹도록 권하고 있다. 하지만 국민 건강 영양 조사 제6기 3차년도(2015) 결과에서는 하루 평균 약 22.7g의 식이 섬유를 먹고 있었고 식이 섬유 섭취량은 50~64세

• 각 성별과 연령별 식이 섬유 권장량[2] •

	유아	여성	남성
나이	1~3세	4~8세	4~8세
칼로리(kcal)	1,000	1,200	1,400~1,600
식이 섬유 권장량(g)	14	16.8	19.6

	여성	남성	여성
나이	9~13세	9~13세	14~18세
칼로리(kcal)	1,600	1,800	1,800
식이 섬유 권장량(g)	22.4	25.2	25.2

	남성	여성	남성
나이	14~18세	19~30세	19~30세
칼로리(kcal)	2,200~3200	2,000	2,400~3,000
식이 섬유 권장량(g)	30.8	28	33.6

	여성	남성	여성	남성
나이	31~50세	31~50세	51세 이상	51세 이상
칼로리(kcal)	1,800	2,200	1,600	2,000
식이 섬유 권장량(g)	25.2	30.8	22.4	28

연령군에만 높았다. 당연한 결과겠지만 가공식품과 서양식에 익숙한 젊은 세대일수록 식이 섬유 섭취량이 부족했다.

자연 음식에 들어 있는 식이 섬유를 먹는 것이 가장 이상적이겠지만 비만율이 높은 현대 사회에서는 너무 많은 칼로리 섭취를 하지 않으면서 식이 섬유를 충분히 먹으려면 식이 섬유가 주로 들어 있는 식이 섬유 위주의 음식들을 먹거나 식이 섬유 보충제를 따로 먹어 주는 것도 하나의 방법이 될 수 있다.[2]

현대인은 대부분 식이 섬유 섭취량이 부족하지만 아주 과한 것도 좋지는 않다. 하루 70g 이상의 너무 과다한 식이 섬유 섭취는 배에 가스가 차고 오히려 복통, 변비나 설사를 유발한다. 특히 과민성 장 증후군(IBS)이 있다면 더 불편한 증상을 경험할 수 있다. 또한 과한 식이 섬유는 칼슘, 아연, 철과 같은 미네랄과 결합하여 미네랄의 흡수를 저해하기도 한다.

미국에서는 첨가당과 식이 섬유를 의무적으로 표시하도록 하고 있어서 스스로 섭취하는 식이 섬유의 양을 확인하기에 용이하다. 하지만 아직까지 우리나라는 영양 성분 표시에 식이 섬유가 의무 표시 항목은 아니라서 먹는 제품의 식이 섬유량을 정확히 알기 어려운 경우가 많다. 2019년에는 이와 관련하여 식이 섬유를 의무로 표시하길 원한다는 소비자들의 청원이 올라오기도 했었다. 건강한 식이 생활을 위한 영양학적인 정보들이 더 많이 제공될수 있도록 관련 사항들이 개정되어야 할 것이다.

26
장에 도움이 되는 영양소

장벽에 도움이 되는 영양 성분은 여러가지 비타민과 항산화제들을 비롯해 아연, 콜라겐, 허브류 등등 굉장히 많지만 여기서는 대표적인 것만 간단하게 설명하고자 한다. 아미노산의 일종인 글루타민과 초유에 듬뿍 들어 있는 락토페린이다.

글루타민

인체에서 가장 풍부한 유리 아미노산의 일종인 글루타민은 인체의 에너지 공급원으로 쓰이고, 장 건강 유지, 백혈구와 림프구를 통한 항염증 작용에 도움을 준다. 글루타민은 장의 주요 영양소이자 에너지원이다. 전체 조직에서 사용되는 글루타민의 약 30%를 장에서 쓴다. 인체의 장 내측 벽은 단일층의 상피 세포로

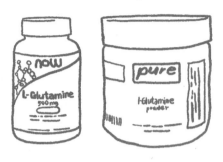

이루어져 있는데 이 세포들은 4~5일마다 바뀌므로 항상성을 유지하기 위해서는 높은 수준의 세포 증식이 필요하고, 글루타민은 이를 돕는다. 또한 장벽 내의 단단하고 촘촘한 장벽 결합을 만드는 데 효과적으로 작용하여 장 투과성에 문제가 있는 사람에게 필요하다.

글루타민은 인체에서 저절로 생성될 수도 있지만, 자연적으로 생성되는 양보다 요구량이 큰 질병의 경우에 식이로 섭취해야 하는 조건부 필수 아미노산이다. 글루타민이 풍부한 식이는 부상이나 화상과 같은 외상을 입은 환자들의 면역을 회복시켰고 염증성 장 질환(IBD) 환자에서 장 점막을 보호하는 효과가 있었다.[1]

글루타민의 보충이 단순 헤르페스 바이러스의 재활성을 막는다는 연구가 있었지만 아직까지 직접적으로 바이러스 감염을 줄인다는 연구는 많지 않다. 전체적인 장 면역 향상을 통해 간접적으로 바이러스 억제에 기여할 것으로 생각된다.[2]

우리는 일반적으로 하루 식사에서 약 3~6g의 글루타민을 먹는 것으로 알려져 있다. 이 글루타민은 달걀, 쇠고기, 우유, 두부 등 단백질 식품에 많이 들어 있다. 일부 연구에서 하루에 45g에 이르는 고용량을 먹었고 이에 대한 부작용은 보고되지 않았지만 보통은 하루 5g 정도의 용량으로 시작하여 20g정도를 최대량으로 섭취하도록 권고한다.[3] 특별히 주의해야 할 사항은 없으나 드물게 알레르기가 보고된다. 파우더 형태와 캡슐 형태의 다양한 제형들이 출시되어 있으며, 단일 제제 제품도 있고 혼합 제품도 있다.

락토페린

락토페린lactoferrin은 우유를 뜻하는 락토lacto와 철을 뜻하는 페린ferrin에서 유래했다. 철에 대한 친화력이 높은 당단백질의 일종이다. 1939년에 소의 우유에 고농도로 있음이 확인되었고 1960년에 인간의 모유에서도 발견되었다. 특히 출산 직후 나오는 초유에는 일반 우유에 비해 약 7배 높은 수준의 락토페린이 들어 있다. 초유를 비롯한 모유에 들어 있는 것으로 유추할 수 있듯 영아의 면역에 중요한 인자 중의 하나지만, 성인에게도 유용한 성분이다.

자연적으로 존재하는 당단백질로서 장벽을 튼튼히 하고 장 염증을 줄이므로 장 누수 증후군(LGS)과 같이 장벽이 손상되는 경

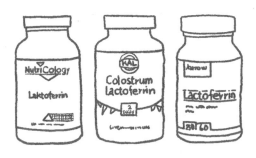

우에 사용하면 도움이 된다. 면역을 유지시키며 박테리아 번식에 필요한 철분을 차단하여 항박테리아 작용을 하며 항곰팡이, 항바이러스 효과도 있다고 알려졌다. 락토페린은 세포 수용체를 차단하거나 바이러스 입자에 결합하여 인체 내 세포로의 바이러스의 유입을 방지한다. 여드름 세균의 증식을 줄여서 여드름 치료에도 도움이 된다는 연구도 있다.[4]

2020년 4월 대만과 홍콩에서 나온 연구에 따르면 사스바이러스 감염을 낮추는 효과가 있는 락토페린이 사스바이러스와 유사한 코로나19의 예방과 치료에 도움이 될 수도 있다고 보고되었다.[5] 락토페린은 FDA에서 〈일반적으로 안전하다고 인정하는 성분generally regarded to be safe, GRAS〉 인정을 받았고 특별한 주의 사항 없이 널리 전 세계에서 쓰여 왔다. 하루 100mg에서 4.5g에 이르기까지 다양한 용량으로 사용했지만 큰 문제는 없었고 간혹 알레르기나 설사가 보고되었다.

27
히스타민과 장 건강

아마 대부분의 사람들은 히스타민이라는 말을 거의 들어 보지 못했을 것이다. 만약 들어 봤다면 콧물약이나 수면 유도제로 약국에서 구입 가능한 〈항히스타민제〉라는 약의 성분으로 어렴풋이 기억하는 사람이 대부분일 것이다. 히스타민은 콧물약으로 유명하지만, 사실은 우리 몸의 여러 수용체들을 통해 전신에 매우 다양한 영향을 끼친다.

히스타민은 면역 반응에 관여하는 일종의 화학 물질로서, 두뇌에 신호를 전달하기도 하고 정신을 각성시키는 역할을 하고 혈관을 확장시키며 위산을 분비시키기도 한다. 히스타민은 수용체를 통하여 작용하는데, 수용체는 총 4가지가 있다. H1, H2, H3, H4인데 수용체가 각각 위치하는 곳이 달라 결합한 수용체에 따라 각각 다른 작용을 나타낸다.

히스타민을 분해하는 효소의 결핍이나 히스타민이 많은 음식

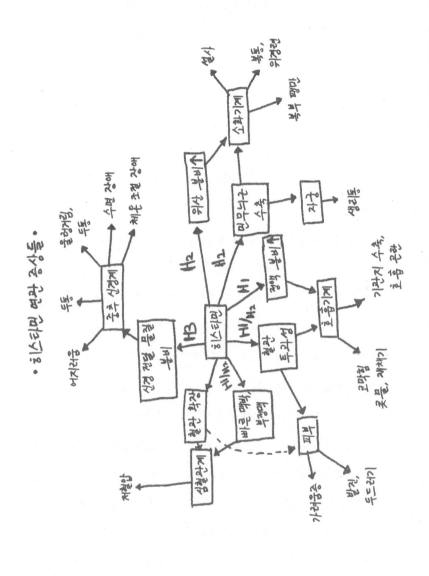

• 호르몬이 하는 중요한 기능들.

을 섭취하는 등 몸에 히스타민의 수치가 올라가고 작용이 증가하면서 매우 다양하고 〈비특이적인 면역 반응〉들이 일어난다. 이를 히스타민 증후군이라고 한다. 다만, 혈중 히스타민 농도가 정상이라도 히스타민 증후군인 경우가 있는데, 혈중 농도가 조직 내의 히스타민의 농도를 반영하지 못하기 때문이다. 이럴 때는 임상 증상으로 진단하여 치료한다.

히스타민 증후군의 임상 증상은 몸 전체에 위치한 다양한 히스타민 수용체에 의해 나타나며, 코막힘, 두통, 재채기, 울렁거림, 어지러움, 만성 피로, 근육통, 우울증, 불면증, 복통, 설사, 부종, 저혈압, 가슴 두근거림, 두드러기, 가려움증, 홍조, 속쓰림 등등이 있다.

히스타민 수치가 올라가는 이유는 히스타민이나 히스티딘이 포함된 음식을 많이 먹어서이기도 하지만 대사 과정에서 히스타민 분해를 돕는 DAO(diamine oxidase)라는 효소가 부족해도 발생한다. DAO는 장관 상피 세포에서 만들어지는데, 장에 염증이 생기면 DAO의 생산이 준다. 특히 장 누수 증후군, 염증성 장 증후군처럼 장에 문제가 있을 때 감소한다. 만일 소장 내 세균 과증식이 동반되어 있다면 소화되지 못한 음식들을 분해하면서 히스타민의 생성을 늘려 더욱 문제가 생긴다.

유전적인 결함으로 인해 DAO 효소를 만들어 내지 못하는 경우도 있는데 이를 히스타민 불내성이라고 한다. 히스타민 불내성 증상은 다음의 표에서 확인할 수 있다.

• 히스타민 불내성 증상 •

기관	증상
피부	두드러기, 가려움, 홍반, 발진 등
소화기계	울렁거림, 구토, 복통, 복부 팽만, 설사 등
중추 신경계	저혈압, 빠른 맥박, 부정맥
호흡기계	코막힘, 콧물 등
비뇨 생식기계	생리통

코로나19는 주로 호흡기나 비강의 점막에서 발견되며 일차적으로 비만 세포를 포함한 면역 세포에게 공격받는다.[1] 만약에 DAO가 부족한 히스타민 증후군 환자는 초기 감염을 막기 위해 활성화된 비만 세포에서 더 많은 히스타민을 방출함으로서 염증 과정을 악화시킬 수도 있다. DAO가 부족하거나 히스타민이 많은 음식을 먹어서 히스타민이 체내에 축적된 상태에서 히스타민이 더 상승함으로써 면역 반응에 문제가 생길 수도 있는 것이다. DAO 효소를 보충하는 것도 도움이 될 수 있지만 가장 중요한 것은 히스타민이 많거나 히스타민을 많이 생선하는 음식을 제한하는 것이다.

히스타민을 많이 생성하는 음식

히스타민 증후군과 유사한 증상들이 반복되면서 원인이 뚜렷하게 없는 경우에는 일단 히스타민이 많은 음식을 제한해 보고 증상이 호전되는지 확인해 보는 것이 진단에 도움이 될 수 있다.

히스타민이 많은 음식은 다음과 같다.
• 알코올 및 기타 발효 음료(레드 와인, 맥주, 막걸리 등)
• 발효 식품 및 유제품 (예: 요구르트 및 사워크라우트, 된장, 고추장, 김치, 숙성된 치즈 등)
• 채소 및 과일: 건과일, 오렌지, 감귤류, 바나나, 곶감, 대추, 파인애플, 토마토, 파파야, 딸기, 자두, 아보카도, 가지, 시금치, 양배추,
• 소시지와 같은 가공육, 훈제된 고기: 조개, 돼지고기, 달걀흰자, 냉동생선, 통조림 생선(신선한 고기와 생선은 히스타민의 농도가 낮으므로 최대한 신선하게 먹자)
• 견과류: 캐슈넛, 땅콩, 호두
• 콩류
• 초콜릿
• 가공식품

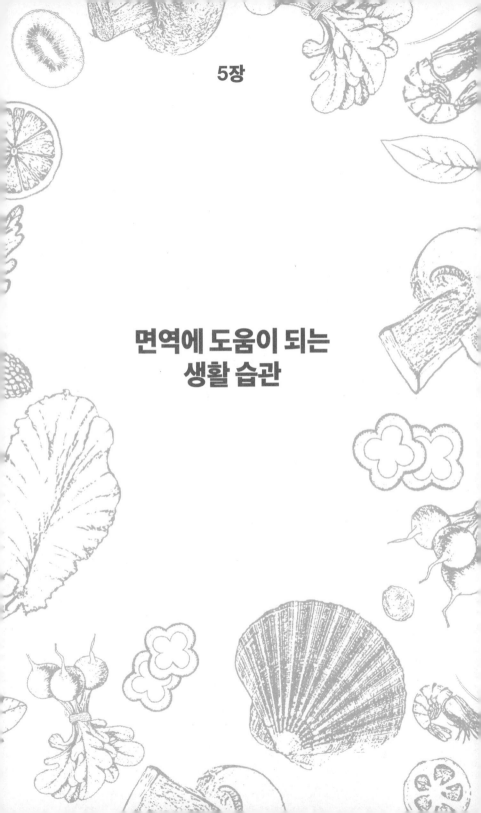

5장

면역에 도움이 되는
생활 습관

28
면역 강화에 도움이 되는 식습관

몸이 안 좋아서 병원에 오는 환자들은 대부분 어떤 특정한 하나의 약이나 한 번의 주사로 씻은 듯이 낫기를 기대한다. 물론 열이 나거나 피부 발진이 심하거나 지금 당장 어떤 증상의 치료가 필요하다면 약 처방이나 치료는 당연히 해야 한다. 하지만 급한 불을 끄고 나면 가장 중요한 것은 생활 습관, 그중에서도 식습관을 개선하는 것이다.

다양한 가공식품, 당분이 많은 식품, 밀가루나 식품 첨가물이 많은 음식을 손쉽게 먹을 수 있는 세상에서 스스로의 노력을 통해서 식사의 패턴과 종류를 바꿔 나가는 것은 어려운 일이다. 하지만 조금만 찾아보면 몸에 좋고 건강한 음식들도 많고, 자극적이고 가공식품에 길들여져 있는 입맛에서 벗어나면 자연에 가까운 홀푸드들의 맛에 익숙해지게 된다. 먹는 음식의 100%를 영양학적으로 완벽한 자연의 음식만을 먹으라는 것이 아니다. 방향성이 중요하다. 음식들의 구성이 건강한 쪽으로 향하도록 전체적인 방향을 트는 것이 필요하다는 뜻이다.

수만 건의 근거 자료와 교과서, 논문뿐만이 아니라 수많은 진료실에서의 임상 경험을 통해 무엇을 먹느냐에 따라 몸이 굉장히 극적으로 바뀐다는 것을 확실히 경험했기 때문에 환자가 힘들어하더라도, 식습관 개선의 중요성에 대해서 강조할 수밖에 없다.

아무리 좋은 약과 치료가 병행된다고 해도 가공식품, 단순당, 패스트푸드에서 벗어나지 못한다면 우리의 몸은 온전한 건강 상태에 도달하기 어렵다. 유명한 맛집은 많지만 영양소 밸런스가 잘 맞춰져 유명해진 식당은 잘 없는 것처럼, 여전히 음식에 대한 우리의 관점은 영양보다는 맛에 치우쳐 있다. 물론 점점 인류의 수명이 늘고, 건강 관리에 관심을 가지는 사람들이 늘면서 건강한 음식에 대한 수요도 증가하고 있지만 여전히 영양학적으로 부족하거나 가공식품, 첨가물이 많은 식품들이 대세를 이루고 있다. 따라서 소비자 스스로가 건강의 주체로서 능동적으로 신경을 써야 한다.

우리의 모든 세포와 기관들을 음식으로 에너지를 만들고 생존한다. 그만큼 어떤 음식을 먹는지가 중요하다.

어떤 음식을, 얼마만큼, 어떤 비율로 먹어야 우리의 면역력이 강해질까?

충분한 영양 섭취가 필요하다

칼로리 제한 식이는 장기적으로 노화를 늦추고 장수에 도움이 된다고 알려져 있다. 그래서 일반적으로는 추천하지만 실제로 병에 걸려 있는 상태나 감염으로 증상이 생겼을 때는 권장하지 않는다. 특히 호흡기 감염이 동반되어 있을 때 단식이나 칼로리 제한 식이는 인체의 면역력을 떨어뜨리고 바이러스에게 힘을 실어주어 바이러스의 복제를 증가시킬 수도 있다. 몸이 적군과 싸워야 할 때에는 적절한 영양과 충분한 칼로리를 섭취하는 것이 필요하다.

특히 탄수화물, 단백질, 지방과 같은 다량 영양소를 적절히 섭취하고 비타민과 미네랄이 풍부한 미량 영양소가 포함된 식품을 꾸준히 섭취하는 것이 필요하다. 다량 영양소macronutrient는 크다는 뜻의 macro에서 유래하여 대량 영양소라고도 하며 탄수화물, 단백질, 지방을 포함한다. 칼로리를 가지고 있어 우리 몸의 주요 에너지원이 되며, 미량 영양소에 비해 많은 양이 필요하다. 우리가 식단을 구성할 때는 주로 익숙한 다량 영양소 위주로 짜게 되는데, 다량 영양소의 적절한 비율도 매우 중요하지만 현대인은 미량 영양소의 결핍이 흔하므로 미량 영양소도 신경써서 식단을 구성하는 것이 필요하다. 미량 영양소micronutrient는 작다는 뜻의 micro에서 유래하여 미세 영양소라고도 하며, 비타민, 미네랄(무기질)을 포함한다. 다량 영양소에 비해서는 작은 양을 필요로 하지만 신체에 반드시 필요한 물질이며 면역, 항산화, 세포 노화, 에너지 생산, 호르몬 조절 등과 관련된 인체의 거의 모든 기능에 관여하므로 잘 챙겨 먹는 것이 필요하다.

고령의 경우는 단백질 섭취량이 부족하므로 잘 챙겨 먹어야 한다. 동물성 단백질 식품과 식물성 단백질 식품을 골고루 먹는 것이 필요하다. 유제품과 발효 식품 및 섬유질이 풍부한 다양한 색깔의 채소를 매일 충분히 섭취하고 견과류, 씨앗, 콩류와 같은 항산화 물질이 풍부한 식품을 섭취하는 것이 좋다. 과일은 과당이 많으므로 베리류를 제외하고는 적당량만 섭취한다. 생선에는 오메가-3 지방산이 풍부하므로 주 2회 정도 섭취하도록 한다. 가공식품 및 설탕이나 액상 과당과 같은 단순 탄수화물이 과도하게 들어간 식품은 줄여야 한다.

식품 의약품 안전처에서는 성장기 어린이를 대상으로 고열량-저영양 식품을 관리하도록 하고 있다. 고열량-저영양 식품은 말 그대로 열량은 높지만 영양가는 부족한 식품으로, 비만이나 영양 불균형을 초래할 우려가 있는 식품을 말한다. 학교와 어린이 기호 식품 우수 판매 업소에서 판매가 금지되며 어린이를 주 시청 대상으로 하는 TV 방송의 광고도 금지된다. 성장기 어린이들에게는 충분한 영양이 필요한데, 아직 영양소에 대한 이해가 부족한 어린이들이 칼로리는 높지만 영양이 없는 식품을 지속적으로 섭취 하면 면역 기능과 성장 발달에 문제가 생길 수 있기 때문이다.

• 고열량, 저영양 식품 대상 어린이 기호 식품 •

	가공식품	조리 식품
간식용	과자류 중 과자(한과류 제외) / 캔디류 / 빙과류 빵류 초콜릿류 유가공품 중 가공유류 / 발효유류(발효 버터유 및 발효유 분말 제외) / 아이스크림류 어육 가공품 중 어육 소시지 음료 중 과채 음료 / 탄산음료 / 유산균 음료 / 혼합음료	제과, 제빵류 및 아이스크림류
식사 대용	면류(용기면만 해당) 중 유탕면류 / 국수 즉석 섭취 식품 중 김밥 / 햄버거 / 샌드위치	햄버거, 피자

 어린이뿐 아니라 중고등학생과 대학생 이상 성인들도 칼로리는 높지만 영양소가 부족한 음식을 많이 먹고 있기 때문에 개인적으로 이런 식품의 목록이 어린이뿐만 아니라 중고등학생, 나아가 성인에게까지 확대되는 편이 옳다.

 2017년 우리나라 고등학생의 81%, 중학생이 79%, 초등학생의 68%에서 햄버거, 피자, 튀김 등 패스트푸드를 주 1회 이상 섭취했고, 성인의 아침 결식률은 약 30%였고 하루 1회 이상 외식률도 49%에 육박했다. 2019년 청소년 건강 행태 조사 결과를 보면 높은 패스트푸드(주 3회 이상, 25.5%)와 탄산음료(주 3회 이상, 37.0%) 섭취율로 식생활 지표는 계속해서 나빠지고 있다.

단국대학교 식품영양학과 김우경 교수 팀의 2013~2015년 국민 건강 영양 조사에서 남성의 가공식품 섭취량은 하루 전체 섭취량의 67%였고, 여성의 경우에는 63.5%였다. 약 3분의 2을 가공식품으로 먹고 있었다. 편리한 음식 접근성과 각종 배달 음식과 가공식품의 증가로 가성비와 맛은 잡았을지 모르나 여러 가지 통계들을 통해 본 대한민국 식단의 현 주소는 건강한 식단과는 거리가 있다. 특히 영양학적인 측면에서는 부족할 수밖에 없는 식습관이 더 많아지고 있다.

탄수화물, 단백질, 지방과 미네랄, 비타민 등을 식품으로 다양하게 섭취하면서 가공된 음식보다는 최대한 식품 본연의 형태인 홀푸드 위주로 섭취하는 것이 바람직하다. 비록 바쁜 생활 가운데 시간과 노력이 필요할 수 있지만 충분히 그럴 만한 가치가 있다. 또한 맛있고 자극적인 식품에 길들여져 처음에는 맛이 없다고 느낄 수도 있지만 재료 본연에 맛에 익숙해지면 평소에 우리가 얼마나 식품 첨가물과 조미료의 맛에 취해 있었는지 알 수 있게 된다.

과다 탄수화물 줄이기

한국인들은 대부분 매일 탄수화물을 먹는다. 아니, 매일 먹는다는 수준을 넘어서 탄수화물을 과잉 수준으로 섭취한다. 흰 쌀

밥, 떡, 면류, 빵 등 다양한 종류의 탄수화물들을 우리는 조상 대대로 많이 먹었고 쉽게 접하며 좋아한다. 문제는 이 탄수화물 중 단순 탄수화물이 많은데 이는 혈당을 빨리 올리고 빨리 내리는 혈당 스파이크를 일으킨다는 것이다. 급속히 올라간 혈당을 처리하기 위해 인체는 인슐린을 분비하고 이러한 일련의 과정이 반복되면 세포가 말을 듣지 않고 인슐린에 둔감해져 인슐린이 분비되어도 예전처럼 혈당을 잘 조절하지 못하게 된다. 이것이 바로 인슐린 저항성이고, 대사 증후군과 제2형 당뇨병의 원인이다. 이렇게 인슐린 저항성은 유전적인 원인뿐만 아니라 운동 부족, 비만, 과도한 탄수화물 섭취 등의 잘못된 식습관과 생활 습관 등으로도 생긴다. 다행히 바른 식단과 건강한 라이프 스타일을 통해 다시 회복할 수 있다. 즉, 개개인의 노력에 따라 높은 인슐린 저항성은 높은 인슐린 감수성으로 다시 변화할 수 있다.

한국인의 탄수화물 권장 섭취량은 2015년 한국인 영양소 섭취 기준에 따르면 55~65%이다. 권장 섭취량 자체도 낮지 않게 설정되어 있는데, 2018년 가톨릭 대학교의 논문에 따르면 심지어 남성 58%, 여성의 60%는 권장 섭취량보다도 많은 탄수화물을 먹고 있다. 특히 나이가 많아질수록 탄수화물 섭취량이 늘어났다. 대사 증후군의 위험도도 증가하고 영양 불균형도 생길 수 있어서 과잉 탄수화물을 경계하는 것이 필요하다.

2019년 5월 미국 당뇨 협회(ADA)에서 나온 보고서는 최적의 건강 상태를 유지하기 위한 가장 이상적인 탄수화물 양을 권장하고 있다. 뇌에서 필요한 포도당의 양과 몸의 대사 과정에 필요한 에너지의 양 등을 고려했을 때 당뇨가 없는 19세 이상의 성인에게 하루 130g 미만의 탄수화물을 먹는 것을 권장한다고 한다. 하루 2,000kcal를 섭취한다고 가정했을 때 탄수화물을 약 520kcal (130g×4kcal) 미만으로 섭취하는 것으로, 하루 섭취량의 약 25% 가량을 탄수화물로 섭취하는 것이다. 이것은 현재 대한민국의 탄수화물 권장 섭취량인 55~65%에 비하여 매우 낮은 수치이다.

보건 복지부 자료에 따르면 한국인의 1일 탄수화물 섭취량은 평균 300g이며, 섭취하는 에너지 중 탄수화물의 비율은 약 63% 이상으로 높은 편이다. 한국식 식단의 높은 탄수화물 비율은 여러 곳에서 지적되고 있는데, 미국 심장 협회(AHA)에서 규정하는 고탄수화물-저지방 식이(탄수화물 섭취 비율 55% 이상)에 해당한다. 여기서 탄수화물의 섭취 비율을 10%가량 낮추어도 52% 정도로, 저탄수화물 식이(탄수화물 섭취 비율 26% 미만)와는 여전히 거리가 멀다.[1]

여러 자료들을 통해 봤을 때 우리나라는 전체적으로 탄수화물 비율이 매우 높은 식사를 한다. 특히 성장이 끝난 성인 이후로는 탄수화물 비율을 적극적으로 낮추는 것이 필요하다. 시작하기가 어렵다면 일단 그중에서도 혈당을 바로 올리는 단순 탄수화물 줄이기부터 해보면 어떨까? 돈 주고도 살 수 없는 건강을 지키려면 당장 실천하는 것이 필요하다.

특별히 설탕을 줄이기

현재 보건 의료의 가장 큰 화두 중의 하나가 설탕이다. 설탕이 안 좋다는 말은 많이 들어 봤을 것이다. 설탕이 우리 몸에 얼만큼이나 안 좋은지 살펴보자.

설탕과 정제 탄수화물의 증가는 과체중과 비만의 직접적인 원인이 된다.[2] 설탕 섭취를 억제하면 염증을 줄이고 체중 감량을 도울 수 있으므로 제2형 당뇨병 및 심장 질환과 같은 만성 질환의 위험을 줄일 수 있다.[3] 또한 비만, 제2형 당뇨병 및 심혈관 질환이 면역 체계를 약화시킬 수 있다는 점을 감안할 때 설탕을 제한하는 것은 면역 강화 식단의 중요한 부분이다.[4]

쌀 소비량은 줄고 있지만 설탕 소비량은 계속해서 늘고 있다. 국제 설탕 기구(ISO)에 따르면 2018년 전 세계인의 1인 연간 설탕 소비량은 23kg이다. 한국인의 1인당 연간 설탕 소비량은 약 32kg이다. 매달 약 2.67kg의 설탕을 소비하고 매일 약 88g을 소비했으며 연령군 중에서는 남녀 모두 10~18세의 섭취량이 가장 높았다. 가장 설탕을 많이 소비하는 나라는 이스라엘로 연간 1인당 64kg의 설탕을 소비했고 미국도 1인당 34kg을 소비했다. 정말 전 세계가 설탕에 절여 있는 듯하다. 이렇게 소비하는 설탕은 누군가의 건강을 지금도 망치고 있다. 몸에 좋기 위해, 에너지를 만들기 위해 우리가 먹는 음식이 도리어 우리의 세포를 망치고 염증을 가속화시킨다. 소리 없는 적이 내부에 있는 것과 같다.

· WHO와 우리나라 당류 섭취 기준 비교 ·

WHO

첨가당을 하루 5%
미만(25g 미만)으로 제한하는
것이 심혈관 질환을 줄이고,
건강한 치아를 가지게 한다.

한국인 영양소 섭취 기준

음식에 포함된 당과 첨가당을
다 합해 하루 전체의 당
섭취량을 하루 칼로리 섭취량의
20% 미만으로 줄이도록
한다(2,000kcal를 기준으로
했을 때 100g에 해당하는
양이다).

WHO는 2014년 3월, 전체 칼로리에서 설탕으로 인한 칼로리
의 비율을 5% 미만으로 낮춰야 한다고 발표했다. 이것을 거꾸로
계산해 보면 성인의 경우 하루 약 20~25g으로 티스푼 6회 분량
이하이며, 초콜릿 바 1개 먹으면 끝나는 정도의 굉장히 적은 분
량이다. 한국인 영양소 섭취 기준에도 당 섭취량이 총 에너지 섭
취량의 20%가 넘지 않도록 권고하고 특히 첨가당은 10% 이내로
섭취하도록 하고 있지만 실제로는 이보다 더 줄일 필요가 있다.

하지만 설탕의 소비는 점점 늘기만 할 뿐 줄지 않고 있다. 맛을
좋게 해주고 유통 기한을 늘려 주며 저렴하기까지 해서이다. 설
탕이 천연 물질이라고 주장하는 이들도 있다. 물론 사탕수수에서

설탕세 부과 주요 국가 현황

지역	주요 국가(시행 연도)
유럽	노르웨이(1922), 헝가리(2011), 핀란드(2012), 프랑스(2012), 영국(2018), 아일랜드(2018), 이탈리아(2020.10)
아시아	태국(2017), 필리핀(2018), 말레이시아(2019)
	미국 일부 지역-버클리(2015), 필라델피아(2017), 볼더(2017) 등, 멕시코(2014), 칠레(2014), 남아프리카(2018)

국회 입법 조사처

추출한 물질이므로 원료는 천연이다. 하지만 정제 과정과 가공 과정에서 사용되는 화학 물질로 인해 원래 원당에 함유되어 있던 비타민과 미네랄은 대부분 사라진다. 원료 자체는 천연 사탕수수이지만 가공되어 만든 설탕은 전혀 자연스럽지 않다. 흑설탕이나 갈색 설탕(브라운슈가), 정제 과정이 조금 다른 머스코바도, 데메라라, 터비나도 같은 원당들도 모두 우리 몸에 들어오면 일반 설탕과 큰 차이가 없다.

설탕은 세포의 노화를 촉진시킨다. 당화 반응 작용 때문인데 쉽게 설명하면 당분과 몸 안의 단백질이 결합하는 것이다. 이것이 계속되면 당 독소라고도 할 수 있는 최종 당화 산물(AGEs)이 만들어지는데 산화 스트레스와 염증 반응을 유발하여 신체의 노화, 특히 혈관 노화(동맥 경화)를 촉진하고 인슐린 저항성을 유

265

발해 대사 증후군과 비만을 야기하며 만성 질환, 알츠하이머병 (치매), 퇴행성 질환을 일으킨다. 또한 피부 진피층에 축적되어 피부 탄력을 저하시키며 생체 나이를 간접적으로 알아볼 수 있는 텔로미어의 길이도 줄게 하여 세포의 수명을 단축시킨다.

최종 당화 산물이란 AGE(Advanced glycation End product)로 표기한다. 글리코톡신glycotoxin이라고도 알려져 있다. 최종 당화 산물은 말 그대로 당화glycation라는 과정을 통해 혈액에 있는 당분이 단백질이나 지방과 만나서 해로운 화합물을 형성하는 것이다. 최종 당화 산물은 설탕 섭취로 인해 몸에서 만들어지거나 외부의 음식을 통해서 들어 온다. 주로 고기나 치즈와 같은 지방과 단백질 함량이 높은 동물성 식품을 고온에서 굽거나 튀길 때 생성되므로 조리법에 신경을 써야 한다. 맛있어 보이는 살짝 탄 듯한 고기나 튀긴 음식들보다는 끓이거나 쪄먹는 방법이 선호되는 이유이다.

어느 정도의 최종 당화 산물은 우리 몸에서 스스로 제거할 수 있지만 최종 당화 산물이 과량 만들어지면 제거하는 속도를 넘어 몸에 축적될 수 있다. 최종 당화 산물은 몸에 산화 스트레스와 염증을 일으키며 농도가 증가함에 따라 당뇨, 심혈관 질환을 비롯한 여러 가지 질환 및 노화와 관련을 맺게 된다. 당분의 섭취를 줄이고 고온 조리법을 줄여야 하는 이유이다.

2018년 4월부터 영국은 설탕세를 도입했고 미국도 첨가당 제한 가이드라인을 발표하며 설탕을 규제하기 시작했다. 이탈리아

• 설탕이 우리 몸과 뇌에 끼치는 영향 •

과다한 설탕은 인슐린 저항성을 유발한다. 자주 배고픔을 느끼며 더 많은 달콤한 음식들을 갈망하게 한다.

한 연구에서 과다한 설탕 섭취는 기억과 연관된 뇌의 작용 기능을 떨어뜨린다고 한다.

설탕과 고혈압, 심혈관계 질환은 연관이 있다는 연구가 보고되었다.

과다한 설탕 섭취는 전신 질병과 많은 연관이 있다.

설탕을 많이 먹는 사람은 운동을 규칙적으로 해도 체중이 증가한다고 한다.

과당은 간에서 대사되므로 단순 탄수화물을 비롯하여 단맛이 강한 과일을 많이 섭취하는 것도 좋지 않다.

설탕 섭취는 충치와 직접적인 연관이 있다.

설탕 섭취가 과할 때 지방간이 생길 수 있다.

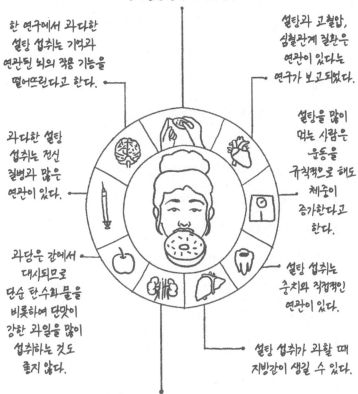

비만, 대사 증후군, 인슐린 저항성, 암, 염증, 면역 저하, 지방간, 호르몬 기능 저하, 고혈압, 이상 지질혈증, 심혈관질환, 장내 미생물 불균형, 치매, 우울증, 알레르기 등등 전신에 악영향을 끼친다.

는 2020년 10월부터 설탕세를 도입할 예정이고 싱가포르는 2020년부터 설탕 함량이 높은 음료의 광고가 금지되었다. 이러한 정책들은 실제로 효과를 내고 있다. 설탕을 많이 사용한 음식의 가격을 20%가량 인상했을 때 관련 제품을 소비하는 소비자는 1년에 약 1.3kg의 체중 감소를 보였다.

보건 복지부의 자료에 따르면 소아 비만은 5~7세와, 사춘기에 가장 많이 발생하며 50% 이상이 6세 이전에 시작한다고 한다. 소아들은 성인과 달리 의지가 약하고 주변 환경을 스스로 바꿀 힘이 부족하며 주도적으로 음식을 먹기 보단 학교나 가정에서 공급하는 음식들을 먹게 되므로 가족과 학교 협조가 필요하다. 제공하는 음식들에 대한 규제가 비만율을 줄이는 데 도움이 될 수 있다.

하지만 이해 당사자인 산업계와의 조율 때문인지, 효과에 대한 논란 때문인지 아직도 여전히 우리나라에는 설탕을 적극적으로 규제하는 움직임이 보이지 않는다. 오히려 요리 방송 등을 통해 설탕을 적극적으로 사용하는 모습이 비춰진다. 대한민국의 미래와 건강을 위해 이제는 설탕의 진실을 밝혀야 한다.

영양 성분표 확인하기

소비자가 하루의 식사 중에 각 식품이 차지하는 영양적 가치를 더 쉽게 이해하고 식품 간의 영양 성분을 쉽게 비교할 수 있도

• 영양 성분표의 주요 내용 •

표시 영양 성분 및 함량

함량 단위는 /일 영양 성분 기준치의 단위와 동일하게 표시

영양정보	총 내용량 00g 000kcal
총 내용량당	1일 영양성분 기준치에 대한 비율
나트륨 00mg	00%
탄수화물 00g	00%
당류 00g	00%
지방 00g	00%
트랜스지방 00g	
포화지방 00g	00%
콜레스테롤 00mg	00%
단백질 00g	00%

1일 영양성분 기준치에 대한 비율(%)은 2,000kcal 기준 이므로 개인의 필요 열량에 따라 다를 수 있습니다.

표시 영양 성분 및 함량

해당 식품에 포함된 각 영양 성분의 /일 영양 성분 기준치에 대한 비율로, 하루에 섭취해야 할 영양 성분 양이 몇 %인가를 나타냄

록 식품 표시에서 사용하는 영양소의 평균적인 1일 섭취 기준량을 정해 놓은 것이 1일 영양 성분 기준치이다. 이 것을 기준으로 내가 지금 먹는 식품이 어느 정도의 영양을 나에게 제공하는지 쉽게 비율로 가늠 할 수 있다.

영양 성분표를 살펴보자. 이제는 광고와 포장지의 앞면만 보고 음식을 고르지 말고 뒷면에 있는 영양 성분표와 원재료명을 확인하도록 하자. 우리가 먹는 것이 어떤 것인지 알고 먹는 것은 우리의 권리이고 건강 주권을 위한 기본 습관이다.

설탕이 적고 영양이 풍부한 음식을 먹는 것은 질병의 위험도를 실제로 낮춘다. 당에는 크게 두 종류가 있는데 자연적으로 원물에 들어 있는 자연당과 인위적으로 당류를 넣어 첨가항 첨가당으로 나뉜다. 자연당은 식품에 원래 들어 있는 소량의 당으로 과일에 있는 과당, 우유의 유당, 채소의 당들이 이에 해당한다. 첨

가당은 맛이나 보존을 위해 추가로 넣은 당으로 일반 설탕뿐만 아니라 갈색 설탕, 고과당 시럽, 꿀, 메이플 시럽, 옥수수 시럽, 원당 등이 해당된다. 내가 먹는 제품에는 어떤 당들이 첨가되어 있는지 원재료명을 확인하자. 또한 영양 성분표에서 총 당분이 얼마나 포함되어 있는지도 확인하자.

단백질 충분히 섭취하기

단백질은 아미노산의 펩타이드 결합으로 구조를 형성하고 있는 복합 분자로서, 인체의 정상적인 성장과 생리적 기능 및 생명 유지를 위해 필요한 아미노산과 질소 화합물의 공급원이다.[5]

단백질의 중요성은 모두가 아마 알고 있을 것이다. WHO에서 제시한 하루 단백질 섭취량은 체중 1kg당 0.8g이다. 근육을 유지하고 성장하는 데 필요하므로 성장기와 고령에서는 단백질을 충분히 섭취하는 게 필요하다. 질병에 걸리거나, 임신이나 수유 시, 운동을 많이 하는 경우에도 단백질 요구량이 더 늘어나기 때문에 충분히 먹어야 한다.

단백질은 다양한 역할을 하지만 특히 면역계를 유지시키는 데 중요한 역할을 한다. 단백질은 바이러스나 박테리아의 침입으로 인한 감염과 싸울 때 필요한 면역 글로불린과 항체, 사이토카인을 만드는 데 도움을 주고 T 세포와 B 세포 및 자연 살해 세포

(NK 세포)와 대식 세포를 활성화시킨다. 만약 식이 단백질이 결핍인 상태면 감염성 질환에 걸릴 확률이 올라간다. 영양실조인 사람에게 특정 아미노산(아르기닌, 글루타민, 시스테인 등)을 보충하면 면역 상태가 회복되어 질병의 이환율과 사망률이 감소한다는 보고도 있다.[6]

우리나라 고령 인구의 약 절반 이상이 하루 단백질 섭취 권장량을 충족하지 못하는 식사를 한다. 따라서 동물성 단백질 섭취도 같이 하는 것이 권장되는데, 고령자들은 소화 기능이 떨어져 있으므로 달걀, 우유, 치즈, 살코기 부분으로 조금씩 자주 먹는 것이 필요하다.

보통 고령의 경우 체중 1kg당 0.9g의 단백질 섭취를 권장하는데, 체중이 60kg이면 약 55g의 단백질 섭취가 필요하다. 이 양을 돼지고기로 환산하면 부위별로 차이가 있지만 약 250~300g 정도이고, 달걀으로만 환산하면 약 6~7개의 양이다. 노년기에는 근감소가 빠르게 일어나고 단백질의 생체 이용률이 떨어지므로 대한 노인 학회에서는 권장량을 더 늘려 체중당 하루 1.2g의 단백질 섭취를 권장하기도 한다.

면역력을 잘 유지시키기 위해서는 다양한 단백질의 급원을 이용하여 식물성 단백질과 동물성 단백질을 골고루 먹되, 적어도 체중 1kg당 하루 0.8~1.2g 정도로 꾸준히 매일 섭취하는 것이 필요하다.

건강한 지방을 섭취하기

지방은 무조건 몸에 나쁘다는 생각을 가진 사람들이 아직도 많다. 또한 단백질이나 탄수화물이 1g당 4kcal의 칼로리를 지닌 것에 비해 지방은 1g당 9kcal로 더 많은 칼로리를 가지고 있어 먹으면 바로 살이 찔 거라고 생각한다.

지방을 배척하게 된 가장 큰 이유 중의 하나는 미국에서 1980년 경부터 저지방 식단을 강조했기 때문인데, 저지방을 강조하다 보니 지방이 줄어든 자리를 탄수화물이 차지하면서 탄수화물 과다로 인한 대사 증후군, 비만, 심혈관 질환이 오히려 증가했다.

물론 지방이 모두 좋지는 않다. 지방의 종류에는 포화 지방, 불포화 지방, 트랜스 지방이 있다. 이 중에서 트랜스 지방은 불포화 지방에 인위적으로 수소를 첨가하여 안정화시킨 지방의 한 종류인데, 심혈관 질환과 염증을 일으킨다는 것이 많은 연구들로 인해 증명되었다. 즉 트랜스 지방은 백해무익하므로 먹지 않는 것이 좋다. 그 외에 포화 지방과 불포화 지방은 인체 내에서 다양한 역할을 하므로 반드시 먹어야 하는 중요 영양소 중의 하나이다. 지방에 대한 이유 없는 두려움과 편견을 버리고 좋은 지방들은 잘 챙겨 먹어야 한다. 특히 평소에 섭취가 부족한 불포화 지방, 그중에서도 현대인에게 부족한 다중 불포화 지방산(PUFA)의 하나인 오메가-3는 식품으로 챙겨 먹는 것이 중요하다. 또한 항염증 효과가 있는 오메가-9이 풍부한 올리브유도 먹으면 좋다.

지방은 우리 몸에서 다양한 역할을 한다. 외부의 충격으로부터 몸을 보호하며, 체온을 유지하는 데 도움이 되고 포만감을 주며 에너지원이기도 하다. 또한 호르몬과 세포막 구성 성분이며, 피부 항노화 작용에 도움이 된다.

불포화 지방, 특히 오메가-3 섭취하기

오메가-3가 혈관에 좋은 건강 기능 식품이란 것은 알지만 이것이 불포화 지방이라는 것을 모르는 사람도 많다. 오메가-3는 체내에서 만들어지지 않으므로 꼭 음식으로 먹어 줘야 한다.

오메가-3 지방산 함량이 높은 식사를 하면 염증 지표들이 감소하며 혈압이 조절되고, 인슐린 저항성도 완화된다. 기분 조절 및 우울증에도 도움이 된다. 또한 두뇌 기능 향상과 더불어 각종 혈관 질환을 예방하는 효과로도 잘 알려져 있다. 오메가-3 지방산의 종류에는 알파리놀렌산(ALA), 에이코사펜타엔산(EPA), 도코사헥사엔산(DHA)가 있으며 주로 어류를 통해 섭취된다. 특히 그중 DHA는 뇌세포에 도움이 되고 EPA는 심장 건강에 도움이 된다. 둘 다 콜레스테롤 수치를 낮추고 혈전 생성을 막아 혈액 순환을 원활하게 한다. 북극 이누이트(에스키모)족들은 다른 인종에 비해 지방 섭취량이 상당히 높은 편임에도 불구하고 심혈관 질환이 드물다고 보고되는데 그 원인을 오메가-3가 풍부한 생선

• 지방 종류에 따른 구조 차이 •

```
  H   H
  |   |
- C - C -
  |   |
  H   H
```

포화 지방
이중 결합이 없다. 모든 탄소가 수소로 완전히 포화되어 있다는 것을 말하며, 안정한 구조를 지니며 실온에서 고체로 존재한다.

```
  H   H
  |   |
- C = C -
```

불포화 지방
이중 결합이 있다. 이는 탄소가 수소로 포화되어 있지 않다는 것을 의미하며, 빈 자리가 있어 불안정하고 실온에서 액체로 존재한다. 이중 결합의 위치와 개수에 따라 다양한 명칭을 지닌다.

```
  H
  |
- C = C -
      |
      H
```

트랜스 지방
불포화 지방에 수소를 첨가해서 고체화시킨 지방으로, 마가린이 대표적이다.

지방으로 보고 있다.

오메가-6 지방산에는 리놀레산(LA), 감마리놀렌산(GLA), 아라키돈산(AA), 도코사펜타엔산(DPA) 등이 있으며 식물성 기름과 육류에 많이 함유되어 있다.

오메가-3와 오메가-6의 균형이 무엇보다 중요한데 권장 밸런스는 1:4 미만이나, 현대인들의 오메가-3와 오메가-6의 밸런스는 1:20에서 1:40까지이며 한국인 평균은 1:38로 보고되었다. 안타깝게도 현대인들은 50년 전에 비해 오메가-6를 10배 이상 더먹고 있다. 이는 오메가-6가 많은 옥수수가 포함된 사료로 기른소, 돼지 등의 고기와 우유에서 오메가-6 비율이 많이 늘어났기 때문이다. 옥수수 사료의 증가와 급증하는 비만, 염증과 호르몬 불균형은 강한 연관이 있다. 우리가 먹는 우유와 고기가 사실은 오메가-6로 가득 찬 옥수수일 수도 있다는 말이다. 최근에는 산모의 모유에서도 오메가-6 비율이 예전보다 높아지고 있다는 연구도 나오고 있다.

뇌는 전체 몸무게의 2% 정도만을 차지하지만 하루 신체 에너지 소모량의 20%를 사용한다. 같은 무게의 근육과 비교했을 때 혈액과 산소를 약 10배 정도 더 쓴다. 이러한 두뇌의 60%를 지방이 차지하고, 그 지방의 약 20%를 DHA가 차지한다. DHA는 세포 간 원활한 연결을 도와 신경 호르몬 전달을 촉진하고 두뇌 작용을 도와 학습 능력을 향상시킨다. 실제로 옥스퍼드 대학교 연구에 따르면 두뇌와 망막의 구성 성분인 DHA를 많이 섭취할수록 학습 능력이 더 높았다.

이러한 두뇌 건강은 치매에도 직결되는데 일주일에 한 번 이상 생선을 섭취하는 고령군에서 그렇지 않은 사람들에 비해 치매 발병 위험이 35% 낮았다.

스마트폰이 인간의 뇌를 대신해 기억하고 메모하는 역할을 담당하게 되면서 현대인들은 복잡한 두뇌 활동이 점점 단순화되고 둔화되었다. 그래서 〈영츠하이머〉란 신조어까지 등장했다. 영츠하이머는 〈young(젊은)〉과 〈alzheimer(알츠하이머)〉를 합쳐 부르는 말이다. 기억력을 주관하는 뇌세포는 30세부터 감퇴하기 시작하므로 DHA가 충분히 포함된 오메가-3의 섭취가 전 연령

• 지방산의 분류 •

포화 지방산	불포화 지방산		
버터, 라드유, 동물성 지방, 코코넛 오일 등	다가 불포화 지방산		단일 불포화 지방산
	오메가-3	오메가-6	오메가-9
	생선 오일, 아마씨유, 들기름 등	옥수수유, 해바라기씨유, 콩기름 등	올리브유, 아보카도유 등

층에서 필요하다.

이러한 오메가-3를 충분히 섭취해야 하는 또 다른 중요한 이유는 인체는 알파리놀렌산(ALA)으로부터 에이코사테트라엔산(EPA), 도코사헥사엔산(DHA)으로의 신합성률이 낮기 때문이다. 몸에서 원하는 만큼 만들어서 쓸 수 없기 때문에, 식품으로 섭취하는 것이 필요하다. 서구화된 식단에 의해 상대적으로 높아진 오메가-6 지방산과의 오메가 밸런스 적정 유지를 위해 오메가-3 지방산이 풍부한 식품의 섭취량을 증가시켜야 한다.

식품 의약품 안전처에서는 하루에 500~2,000mg의 오메가-3(DHA와 EPA의 합)를 섭취할 것을 권장한다. 하지만 바쁜 현대인은 끼니마다 식품을 통해 오메가-3를 충분히 먹기가 어려우므로 건강 기능 식품을 통해 섭취하는 사람이 많다. 오메가-3가 든 건강 기능 식품을 구입할 땐 용량이 얼마나 들었는지 따져 보는

오메가 계열	일반명	식품 급원
오메가-3	알파리놀렌산(ALA)	카놀라유, 대두유, 아마씨유, 호두, 기타 종자유
	에이코사펜타엔산(EPA)	해양조류, 생선유
	도코사헥사엔산(DHA)	동물성 지방의 인지질 구성 성분, 생선유
오메가-6	리놀레산(LA)	너트 기름, 옥수수유, 잇꽃유, 대두유, 면실류, 해바라기씨유, 땅콩유, 참기름
	아라키돈산(AA)	동물성 및 식물성 기름에 소량 함유

게 좋다.

적어도 하루에 500mg 이상 오메가-3를 복용해야 하고 특히 뇌 건강을 위해서는 DHA 함량이 높은 오메가-3를 섭취하는 것이 좋다. DHA와 EPA의 합이 1,000mg정도는 충족되어야 기억력 개선 효과를 얻을 수 있다. 또한 항상 추출하는 원재료에 따라서 수은, 납, 카드뮴과 같은 중금속 문제가 있을 수 있으므로 작은 새우나 멸치, 정어리 등을 원재료로 추출된 오메가-3가 더 안전하다. 큰 어종일수록 먹이 사슬 상위에 위치해 중금속 축적의 위험이 높다. 근래에 출시된 rTG 형태의 오메가-3가 조금 더 체내 흡수율이 좋고, 정제 과정 속에 중금속이 잘 걸러져 좋다는 보고가 있다.

하지만 안타깝게도 최근 나온 몇몇 논문에 따르면 오메가-3를 건강 기능 식품으로 섭취하는 것이 큰 효과가 없었다고도 한다. 영양제로 복용한 오메가-3의 흡수율이 높더라도 인체 내에서 음식으로 섭취한 오메가-3처럼 잘 쓰이지 못하는 것이다. 따라서 가장 좋은 방법은 평소 먹는 음식으로 섭취하는 것이다. 영국 심장 협회에서도 심장병 예방을 위해 오메가-3 알약 대신 음식으로 생선을 섭취할 것을 권하고 있고 2019년 『뉴잉글랜드 저널 오브 메디신』에 따르면 오메가-3 건강 기능 식품을 먹은 군과 그렇지 않은 군에서 심혈관 질병과 암 발생률의 큰 차이가 없었다고 한다.[7] 가장 좋은 것은 음식으로 오메가-3를 섭취하는 것과, 이미 우리 몸속에 과다한 오메가-6의 섭취를 줄여서 1:4의 밸런스를 맞추는 것이다.

면역 시스템 부스팅에 도움이 되는 음식들

무엇을 먹는지에 따라 면역 기능이 좌우된다. 우리 몸의 적절한 면역 기능을 깨우기 위한 음식들을 소개한다.

① 시트러스류

비타민 C가 충분한 시트러스류, 자몽, 레몬, 라임 등은 백혈구의 생성을 증가시키는 데 도움이 된다는 결과가 있다. 매일 충분한 비타민 C를 섭취해 주는 것이 좋으나 시큼한 맛이 주인 레몬, 라임, 자몽에 비해 귤, 오렌지에는 과당도 상당히 포함되어 있어 너무 많이 먹는 것은 좋지 않다.

② 브로콜리, 컬리플라워

다양한 미네랄과 비타민 A, C, E와 항산화 물질이 들어 있는 건강한 채소로, 살짝 데쳐 먹거나 올리브유에 볶아 먹는 것이 좋다.

③ 마늘

마늘은 전 세계적으로 유명한 식재료지만 우리나라만큼 다양하게 쓰는 곳은 적다. 마늘의 면역 회복 효과는 알리신(유황을 함유하고 있어 마늘에 독특한 냄새와 향을 낸다)과 같은 황 함유 물질에서 유래한다고 알려져 있다. 일반적인 감기나 인플루엔자를 유발하는 바이러스가 몸에 들어왔을 때 일부 백혈구의 질병과 싸우는 역할을 돕는 것으로 알려져 있다.[8] 또한 마늘은 병의 지속도와 처음에 걸릴 확률을 줄이며 증상의 심각도도 줄인다.[9]

마늘을 먹기 전에 얇게 편으로 썰거나, 다져서 먹는 것은 알리신 함량을 늘려 주므로 좋고 분쇄 후 요리하기 전에 10분 정도 두

었다 요리하는 것이 더 효과적이다. 하루 권장 섭취량은 하루에
2~3조각 정도이다.

④ 생강

신선한 생강이 점막 세포를 자극하여 IFN-B를 분비하여 호흡
기 세포 융합 바이러스(RSV)의 감염 가능성을 줄인다는 결과가
있다.[10] 신선한 생각을 갈아서 끓는 물에 1스푼 넣고 약간의 레몬
즙을 더해서 먹거나 다양한 요리에 응용해 볼 수 있다.

⑤ 녹차

강력한 항산화 물질인 에피갈로카테킨 갈레이트(EGCG)를
가지고 있다. EGCG는 바이러스 감염에 대한 선천 면역 반응에
도움을 준다.[11] 일반 녹차로도 좋고, 당류를 줄여서 우유와 함께
녹차 라테로도 좋다.

⑥ 키위

비타민 C, K, E, 엽산, 칼륨이 풍부하며 카로티노이드와 여러
가지 항산화 물질이 들어 있다. 비타민 C는 키위 한 컵을 먹으면
일일 권장량의 약 270%를 제공한다. 한 연구에 따르면 키위는 면
역 기능에 도움을 주며 감기나 인플루엔자와 같은 질병의 발생률
과 심각률을 줄이는 데는 등 다른 과일과 비교할 수 없게 좋은 효
과를 준다. 다만 알레르기가 있을 수 있어 일부 주의를 요한다.[12]

⑦ 파파야

파파야는 열대 과일의 하나로 우리나라에선 전통적으로 먹던 과일은 아니지만 최근 수입되어 들어오고 있다. 파파야에는 비타민 C, 비타민 A 엽산뿐만 아니라 파파인이라는 효소를 함유하는데, 이는 고기에서 발견되는 단단한 단백질 사슬을 소화하는 데 도움을 준다. 그래서 파파야는 예로부터 고기를 부드럽게 하는데도 자주 쓰였다. 또한 라이코펜을 비롯한 여러 가지 항산화제가 들어 있으며 조절 T 세포를 통해 염증을 줄인다는 연구 결과가 있다.[13]

⑧ 파프리카, 피망

비타민 A와 C, E를 비롯한 다양한 비타민과 미량 영양소, 카로티노이드 계열의 베타카로틴, 제아잔틴 등의 항산화제가 들어 있고, 특정 품종에는 염증을 줄이는 것으로 알려진 캡사이신도 포함되어 있다.

⑨ 견과류

아몬드는 비타민 E가 풍부하여 항산화제와 면역에 도움을 주고, 해바라기씨는 비타민 E와 셀레늄이 풍부하다.

⑩ 시금치

뽀빠이가 먹던 시금치는 비타민 C와 항산화제가 풍부하여 면역 기능에 도움을 준다. 살짝 데치듯이 먹거나 생으로 먹어도 좋다.

⑪ 강황

대부분 카레의 성분 중 하나로 알고 있을 것이다. 진한 노랑색의 강황은 카레의 색을 내며 항염증 효과가 있다고 알려져 오랜 기간 관절염 치료제로 쓰여 왔다. 항산화제로도 유명하며 자유래디컬로부터 신체를 보호한다. 추가적인 연구가 더 필요하지만 일부에선 항바이러스 효과가 있다고 알려져 있다.[14]

지용성이라서 좋은 지방과 같이 먹는 것이 좋다. 인스턴트 카레에는 강황이 매우 극소량만 들어 있거나 아예 없고 첨가물과 당분이 높으니 영양 정보를 잘 확인하여 강황 성분이 함유된 카레를 먹는 것이 좋다.

⑫ 플레인 요거트

당이 들어 있지 않은 플레인 요거트는 염증을 줄인다는 보고가 있고,[15] 특히 일부 프로바이오틱스는 감기의 기간과 빈도를 줄이는 데 도움이 된다고 알려져 있다.[16] 또한 마그네슘, 셀레늄, 아연과 같은 미량 미네랄들이 들어 있어서 면역에 도움이 된다.

⑬ 아연이 풍부한 식품

아연은 면역 세포 기능과 세포 신호 전달에 필요하며, 면역 세포 자극을 통해 적절한 면역을 유지한다. 또한 산화 스트레스를 줄이며, 염증을 줄인다고 알려져 있다.

붉은 소고기, 조개, 굴, 게, 랍스터, 홍합, 콩과 식물(병아리콩, 렌즈콩과 같은 다양한 콩류), 견과류(잣, 땅콩, 캐슈넛, 아몬드) 등등에 아연이 풍부하다.

물 마시기

물은 우리 몸의 세포의 형태를 유지시키고 산소와 영양소들을 혈관을 통해 필요한 곳으로 운반하는 역할을 한다. 소화액 등 여러 분비액들의 구성 요소가 되며 영양소들을 용해시켜 소화 흡수에 도움을 주고 체내 모든 대사 과정의 매개체가 된다. 피부를 통한 열 발산으로 체온 조절 역할을 하며 세로토닌, 멜라토닌과 같은 호르몬 생산에 도움을 주어 생활 리듬과 수면을 회복시킨다. 또한 독소를 희석해 소변, 대변, 땀 등으로 배출하게 도와주며 모든 생명체의 근본을 유지시켜 준다.

물을 마시는 것만으로 세균과 바이러스로부터 보호되는 것은 아니지만 탈수되지 않은 상태가 전체적인 건강 상태와 면역을 좌우한다는 것은 분명하기에 충분한 물 섭취는 꼭 필요하다. 탈수 상태에서는 몸의 기능이 떨어지고 질병에 대한 감수성이 증가하기 때문에 소변이 연한 노란색이 될 정도로 마시는 것이 필요하다.

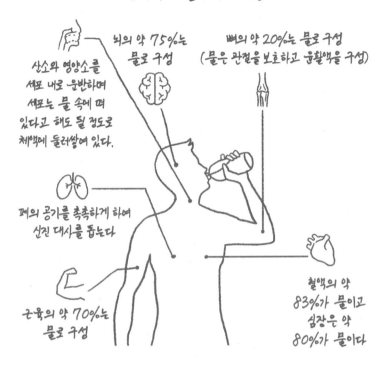

• 인체에서 물이 하는 역할 •

뇌의 약 75%는 물로 구성

산소와 영양소를 세포 내로 운반하며 세포는 물 속에 떠 있다고 해도 될 정도로 체액에 둘러쌓여 있다.

뼈의 약 20%는 물로 구성 (물은 관절을 보호하고 윤활액을 구성)

폐의 공기를 촉촉하게 하여 신진 대사를 돕는다

근육의 약 70%는 물로 구성

혈액의 약 83%가 물이고 심장은 약 80%가 물이다

신체는 수분이 약 3~4%만 결핍해도 심한 갈증을 느끼고 5~6%를 넘어서면 탈수로 인한 여러 증상을 겪는다. 물론 물을 너무 많이 마셔도 문제가 되므로 적당한 물 섭취량을 어느 정도 정해 놓았다.

WHO에 따르면 하루 적당한 물 섭취량은 2L 정도인데 만약에 활동량이 많거나 운동을 하는 경우, 더운 지역에 거주하는 경우에는 요구량이 4L까지 올라가기도 한다. 보통의 생활을 하는 사람이라면 하루에 약 2L, 물컵으로는 8~10잔 분량이 적당하다.

주스와 탄산음료, 커피에도 수분이 있지만 당의 함량이 높거나, 카페인이 들어 있어 카페인이 없는 차 종류나 생수를 마시는 것이 좋다.

탈수가 된 상태에서는 바이러스 감염 등 질병에 걸리기가 쉬우므로 목이 마를 때마다 충분한 물을 마시고 운동량이 많거나 날씨가 더울 때는 더 주의하여 매일매일 마셔야 한다. 고령일수록 몸에서 보내는 갈증 신호가 약해지므로 하루 허용 범위 내에서 규칙적으로 마시는 것이 필요하다.[17]

물 마시기는 마스크 쓰기와 손 씻기처럼 직접적인 바이러스 예방 효과가 있는 것은 아니지만 우리 몸의 대사 기능을 원활하게 유지하고 기관지를 촉촉하게 하여 간접적으로 도움이 될 수 있다. 점막이 건조할수록 방어벽 역할을 하는 섬모의 이물질을 걸러 내는 보호 기능이 떨어져 바이러스에 취약하기 때문이다.

29
면역 강화에 도움이 되는 운동

운동이 건강에 좋다는 것을 모르는 사람은 없다. 규칙적인 운동은 면역을 조절하는 데도 좋은 영향을 주어 감염 가능성을 줄이고 감염되더라도 회복하는 데 도움을 주며, 몸의 염증을 낮춘다. 적당한 운동은 지속적으로 면역 세포를 재생시켜 바이러스 감염의 위험을 낮춘다. 하지만 갑자기 무리한 운동을 하면 오히려 일시적으로 면역력이 저하될 수 있어서 과하지 않게 적당한 운동을 평소에 규칙적으로 하는 것이 필요하다.[1]

중간 강도의 운동을 한 번만 해도 면역 기능이 저하된 환자에게 백신 효과를 나타낸다는 연구 결과[2]도 있으므로 평소에 운동을 안 했더라도 바로 운동을 시작하는 것이 중요하다. 적당한 중등도 운동의 기준은 활기차게 걷기, 자전거 타기, 가벼운 조깅, 수영, 가벼운 하이킹 정도의 강도를 말한다.

WHO 권고에 따르면 건강한 18~65세의 성인은 최소 일주일에 총 150분 이상의 중등도 강도의 신체 활동을 하거나 일주일에 총 75분 이상의 격렬한 운동을 하는 것이 필요하다고 한다. 만약 추가적인 건강상의 이점을 누리려면 일주일에 300분 이상의 중등도의 신체 활동을 하는 것이 좋다.

걷기

헬스장을 가거나 시간을 따로 내어 추가적으로 운동하는 것이 어렵다면 걷기를 적극 활용해 보자. 대표적인 유산소 운동의 하나인 걷기는 우리가 가장 기본적으로 할 수 있는 신체 활동으로, 연구 결과들에 따르면 하루 30분 이상, 하루 6,000보를 걷는 경우 비만, 당뇨를 비롯한 대사성 질환과 심혈 관계 질환을 줄이는 데 도움이 된다. 다른 동반 질환이 없고, 무릎과 관절이 건강한 60세 이하라는 가정 아래 하루 1만 보 걷기는 권장할 만하다. 만약 60세가 넘으면 8,000보 미만, 70세가 넘으면 6,000보 미만으로 권장한다.

걸으면서 무릎이나 고관절, 발목에 통증이 있다면 쉬어 주는 것이 필요하다. 통증이 있다는 것은 관절에 무리가 왔다는 신호이므로 일단 쉬어 주고 증상이 호전되면 다시 시작하는 것이 바람직하다. 만약 체중 감량을 목표로 한다면 하루 60분 이상의 중등도 강도의 신체 활동을 하는 것이 좋고 하루 9,000~1만 5,000보 사이로 걷는 것이 좋다.

• 하루 걷기량에 따른 활동량 분류표 •

하루 걷기량	분류
5,000보 이하	정적인 라이프 스타일
5,000~7,500보	낮은 활동성 라이프 스타일
7,500~1만 보	보통의 활동성 라이프 스타일
1만 보 이상	활동적인 라이프 스타일
1만 2,500보 이상	매우 활동적인 라이프 스타일

적정 체중 유지하기

WHO에서는 1980년 이후로 비만 확산이 막을 수 없을 정도라고 표현하였고, 2004년에는 〈비만과의 전쟁〉을 선포하였다. 2009년에는 비만이 마치 전염병처럼 전 세계에서 급증하는 것에 대하여 21세기 신종 전염병이라고 말했다. OECD에 따르면 비만인 경우, 아닌 경우에 비해 수명은 10% 단축되고, 소득은 18% 감소하며, 건강 관리 비용은 25% 증가한다. 국민 건강 보험 빅데이터에 따르면 2017년 우리나라 성인 비만율은 남성 42.3%, 여성 26.4%로 나타났고 아동 청소년 비만율은 21.5%였다. 특히 BMI 30 이상의 고도 비만은 5% 정도였으나, 2030년에는 약 2배인 9%에 다다를 것 전망했다. 의료비 등 비만으로 인한 우리나라의 사회 경제적 손실 규모는 10년 사이 2배 가까이 늘어 2015년 9조 2,000억 원에 달했으며 고령화 등으로 더 증가할 것이다.

정상 체중을 유지하는 것 또한 면역력에 중요하다. 인플루엔자 바이러스 감염 시 비만인 사람은 면역 시스템의 반응 속도가 떨어지고 둔해졌으며 바이러스가 몸에 더 빠른 속도로 퍼졌다고 한다. 또한 2차적인 박테리아 감염의 가능성도 높았고 폐 기능의 회복도 더뎌서 사망률이 높게 보고 되었다. 신종 플루 유행 당시 비만인 사람은 사망률이 2.7배, 입원할 확률은 2.9배나 높았다.[3]

코로나19의 경우에도 비만이 중요한 질병의 예후에 대한 예측 인자 중의 하나였다. 특히 젊은 환자에서 다른 기저 질환 없이 BMI 30 이상의 비만이었을 때 정상 체중군에 비해 바이러스 감염의 정도도 심했고 입원율도 높았으며[4] 또한 인공호흡기를 부착해야 하는 경우도 더 많았다.[5] 또한 프랑스의 한 대학 병원에서 124명을 대상으로 한 소규모 연구에서 BMI 35 이상의 비만은 다른 동반 질환 유무와 상관없이 인공호흡기 사용의 독립적인 위험 인자였고 폐렴의 중요한 위험 인자였다.[6]

우리나라에서도 중앙 방역 대책 본부(2020. 4.23.)에서 흡연자와 비만인 사람은 코로나19 위험군에 포함된다고 밝히며, 이러한 건강하지 못한 습관은 다가올 코로나19 재유행에 대비해 개선이 필요하다고 했다. 비만한 경우 면역 체계 저하로 코로나19에 감염되기도 쉽고 감염되면 예후도 나쁘다는 사례를 들며 생활 습관 개선을 강조했다. 문화 체육 관광부와 국민 체육 진흥 공단에

• 비만이 코로나19에 더 취약한 이유 •

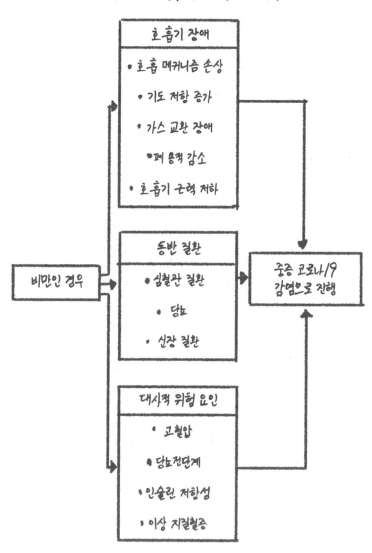

호흡기 장애
- 호흡 메커니즘 손상
- 기도 저항 증가
- 가스 교환 장애
- 폐 용적 감소
- 호흡기 근력 저하

동반 질환
- 심혈관 질환
- 당뇨
- 신장 질환

대사적 위험 요인
- 고혈압
- 당뇨전단계
- 인슐린 저항성
- 이상 지질혈증

비만인 경우

중증 코로나19 감염으로 진행

서는 〈9가지 집콕 운동〉을 비롯한 여러 가지 운동들을 소개하며 집에서라도 운동을 하도록 격려했다.

예전처럼 집에만 있는다고 운동을 못 하는 시대는 지났다. 유튜브와 같은 다양한 매체들과 실내 소도구 등을 활용하여 살도 빼고 바이러스에 대한 면역력도 키우는 일석이조를 해보도록 하자.

30
면역 강화에 도움이 되는 수면

잠은 보약이다. 그렇지만 생각보다 현대인 중에서 질 좋은 수면을 충분히 취하는 사람은 많지 않다. 특히 요즘 진료를 보면 깊은 잠을 충분히 자지 못해 힘들어 하는 사람들이 점점 많아진다. 수험생부터 고령에 이르기까지 연령층도 다양하다. 머리만 대면 잠이 든다는 사람들을 부러워하는 사람도 많다. 한 번만이라도 제대로 원 없이 깨지 않고 자봤으면 좋겠다고 표현하는 환자들도 있다. 대부분은 비약물적인 방법 또는 약물적인 치료를 통해 호전되기는 한다. 그럼에도 불구하고 스스로의 힘으로 충분한 수면을 하지 못하는 사람들은 각종 문제를 달고 살게 된다. 수면이 부족하면 머리가 멍하고, 두통이 있고 컨디션이 저하되면서 소화 기관을 비롯한 각종 기관과 호르몬의 문제 그리고 면역력의 약화를 동반한다. 통계에 따르면 성인의 75%가 자다가 자주 깨거나, 코를 골거나, 이갈이 등의 수면 문제를 가지고 있고 이러한 수면 부족은 장 건강, 비만, 당뇨, 심장 질환 등에 직접적인 영향을 준다.

우린 평생의 3분의 1 정도를 침대에서 보내고 이것은 단일 행동으로는 가장 많은 시간을 투자하는 일이다. 자는 동안 몸이 아무것도 하지 않는 것처럼 보여도 사실은 휴식을 취하며 면역력을 회복하고 노폐물을 없애는 해독 작용을 한다. 낮 동안 공부하고 배웠던 내용들을 기억하고 재배치하기도 한다.

수면은 개인 차가 있지만 초등학생은 10시간 이상, 청소년기에는 9~10시간 정도를, 성인은 7~8시간 정도 자는 것이 좋고, 가능하다면 10시 이전에 취침하는 것이 좋다. 수면 시간도 중요하지만 수면의 질도 중요하다. 충분한 시간을 자야 하지만, 깊게 자는 것도 필요하다. 얕게 자는 잠인 렘 수면이면 안 된다. 렘(REM)은 Rapid Eye Movement의 약자로 수면 중에 몸은 움직이지 않고 있지만 눈꺼풀 아래 안구는 계속해서 움직이고 있는 수면 상태이다. 렘 수면이 아닌 깊은 수면인 논렘non REM 수면이 적어도 총 수면 시간의 20% 정도는 유지되어야 한다.

많이 잔다고 다 좋은 건 아니다. 오히려 성인이 10시간 이상 자면 잠의 질이 떨어져서 자주 깨거나 깊은 잠에 들지 못한다. 만성 수면 장애는 만성 피로, 짜증, 우울감, 카페인과 알코올 의존증, 집중력 저하, 무기력, 만성 위염, 소화성 궤양을 비롯한 다양한 증상을 일으킬 수 있고, 면역 시스템에도 영향을 준다.[1]

자는 동안 면역 시스템은 사이토카인을 방출하여 면역을 돕는데, 불충분한 수면은 이를 저해하며, 바이러스의 인체 침입에 대

한 방어 능력을 떨어뜨리고 더 나아가 바이러스 감염 시 회복을 더디게 한다.[2]

잠이 잘 들지 않아 고민이라면 따뜻한 캐모마일이나 라벤더 차를 먹으면 좋다. 하지만 너무 많은 양의 수분 섭취는 자다가 일어나 화장실을 가게 할 수 있으니 적당히 먹는 것이 필요하다.

카페인에 예민한 사람이라면 오후 2시 이후로는 커피나 카페인 섭취를 금하고 잠자리에 들기 4시간 전부터는 공복을 유지하는 것이 도움이 된다. 또한 자기 1~2시간 전의 과한 운동은 오히려 수면에 방해가 될 수 있으니 저녁 운동을 즐기는 사람이라면 잠에 들기 3~4시간 전에는 운동을 마치는 것이 좋다.

자기 전에 습관적으로 맥주나 와인을 마시기도 하는데, 잠이 드는 데는 도움이 될지 모르지만 질 좋은 수면을 유지하는 데는 도움이 되지 않으며, 오히려 자주 깨게 하기도 한다.

침실을 조용하고 아늑하게 유지하는 것이 좋고, 시계나 휴대폰은 보지 않는 것이 좋다. 특히 휴대폰의 불빛을 보면 빛이 뇌를 자극하여 각성되게 하므로 잠이 오지 않더라도 화면을 보는 것은 추천하지 않는다.

밤에 좋은 수면을 취하지 못하고 낮에 피곤하고 늘 졸린 사람들은 〈앱워스 주간 졸음증 자기 평가표〉를 통해 정도를 파악할 수 있다. 10점 이상인 경우 기면증이 의심되므로 정확한 진단을 받아 보는 것이 필요하다.

• 앱워스 주간 졸음 자기 평가 척도 •

일상생활	0점 (전혀 졸리지 않다)	1점 (조금 졸립다)	2점 (상당히 졸립다)	3점 (매우 졸립다)
독서할 때	☐	☐	☐	☐
텔레비전 볼 때	☐	☐	☐	☐
공공장소에서 가만히 있을 때	☐	☐	☐	☐
운행 중인 차에서 승객으로 있을 때	☐	☐	☐	☐
오후에 쉬면서 혼자 누워 있을 때	☐	☐	☐	☐
앉아서 상대방과 대화할 때	☐	☐	☐	☐
점심 식사 후에 조용히 앉아 있을 때	☐	☐	☐	☐
운전 중 신호를 기다릴 때	☐	☐	☐	☐

멜라토닌

천연 수면 호르몬인 멜라토닌은 우리의 수면 사이클에 중요한 역할을 한다. 밤에 자기 전에는 자연적으로 뇌의 송과체에서 멜라토닌 호르몬이 많이 분비 된다. 멜라토닌은 자체로도 항산화제와 항염증 작용을 가지고 있다. 또한 감염을 이겨 낼 수 있는 면역 기능 회복에 큰 역할을 하는 물질이다. 고용량 멜라토닌이 인플루엔자 A 감염 치료에 도움이 되었다는 연구 보고 사례가 있다.[3]

바이러스 감염은 멜라토닌 합성을 방해하여 멜라토닌의 수치를 낮춘다. 이것은 면역계의 과반응을 일으킬 수 있어 오히려 면역계가 스스로를 공격하게 만들기도 한다. 2020년 3월에 발표된 논문에 따르면 사스나 메르스, 코로나19 감염 등으로 인해 환자의 상태가 위중할 때 특별한 치료법이 없는 경우에는 멜라토닌을 보조 요법으로 써볼 수 있다고 한다.[4] 멜라토닌은 녹내장이나 노화에 따른 황반 변성(AMD) 등 눈 건강에도 도움이 되며, 우울감 완화에도 도움이 된다.

멜라토닌은 수면 장애나 시차 적응을 위해서 흔하게 처방되는 약으로 우리나라나 유럽에서는 전문 의약품으로 의사의 처방이 필요하나, 미국에서는 일반 의약품으로 슈퍼마켓이나 약국에서 쉽게 구할 수 있다. 1~20mg까지 다양한 용량으로 나오며, 제형도 젤리, 캡슐, 액상, 스프레이, 혀 밑에 넣어 빨리 녹아 흡수되게 하는 설하형 제제까지 여러 가지로 출시되고 있다.

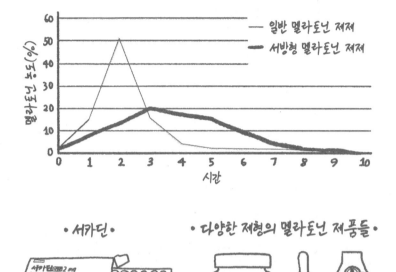

• 서방형 제저와 일반 멜라토닌 제저의 시간별 농도 차이 •

일반 멜라토닌 제저
서방형 멜라토닌 제저

멜라토닌 농도 (%)
시간

• 서카딘 •

• 다양한 제형의 멜라토닌 제품들 •

국내에서는 서카딘이라는 2mg 단일 제제로 나오고 있으며 서방형sustainded release으로 약의 성분이 시간당 일정하게 천천히 분비되도록 만들어져 있다. 이런 약품은 수면에 들어가기 30분~1시간 전에 복용하도록 한다.

부작용으로는 어지러움, 두통, 울렁거림 등이 있을 수 있으나 보통은 저절로 호전된다.

멜라토닌은 통관이 금지되어 있어서 해외 제품의 구입을 원한다면 직접 가서 사오는 방법으로만 가능하다.

31
스트레스를 줄여야 면역이 강화된다

심리적인 스트레스는 신체가 염증 반응을 적절히 조절하지 못하게 방해한다. 그래서 스트레스와 불안 관리는 면역을 지키기 위한 핵심 중의 핵심 활동이다. 스트레스를 받으면 콩팥 위에 있는 작은 부신이라는 장기에서는 코르티솔을 비롯한 각종 스트레스 호르몬을 분비하여 우리의 몸이 스트레스에 잘 대응하도록 돕는다. 급성 스트레스로 인한 면역 반응의 일종으로 생긴 염증을 이런 스트레스 호르몬들이 감소시켜 주는 것이다. 그러나 만성적인 스트레스에 노출되면 오히려 그 기능이 저하되며 오히려 각종 문제가 생긴다.

특히 장기간 스트레스에 노출된 사람은 바이러스 감염을 비롯한 각종 염증성 질환에 걸릴 가능성이 더 높다. 같은 바이러스에 노출되어도 어떤 사람은 큰 문제없이 넘어가지만 오래된 스트레스로 면역이 저하된 사람은 증상이 심하게 나타나고 회복이 더디며 오래갈 수 있다. 이외에도 스트레스는 불안증, 불면증, 우울증, 만성 통증, 섬유근육통, 만성 두통뿐만 아니라 각종 질환과 연관된다.[1]

현대 사회에서 스트레스를 전혀 받지 않고 살 수는 없다. 하지만 생활하면서 생기는 스트레스를 잘 해결해 나가는 방법을 조금이라도 알게 된다면 우리의 스트레스 방어력은 커질 수 있다.

미국 기능 의학회에서 발표한 스트레스 줄이는 방법 6가지를 소개한다.

① 감사하는 마음 가지기

작든 크든 자신이 가진 축복들을 생각해 보자. 맑은 공기, 아름다운 하늘, 깨끗한 물 한 잔, 안전한 환경, 사랑하는 마음, 존경하는 감정, 원하는 것을 할 수 있는 자유와 같이 감사할 것들은 참 많다. 나에게 주어진 소중한 것들을 떠올리며 하루 세 번 감사한 마음을 가지자.

② 수용하는 마음 가지기

내가 해결할 수 없고 조절할 수 없는 어떠한 일들을 억지로 바꾸기 위해 힘겹게 싸우기보단 잠시 멈춰 서보자. 그리고 나의 힘으로 바꿀 수 없다면 조금씩 수용해 보자. 수용할 수 없다면 내려놓는 연습을 해보자.

③ 공감하는 마음 가지기

인생을 살아가며 누구나 어려움과 아픔을 겪는다. 그런 과정 속에서 타인의 어려움과 상황에 공감해 주는 마음은 나를 풍요롭게 한다. 우리는 누구도 외딴섬이 아니기에 공감하는 마음은 서로에게 필요하다.

④ 용서하는 마음 가지기

우리 모두는 부족하고 미숙하다. 누군가가 자신에게 아픔을 주어서 그 상처로 인해 미워하는 마음으로 고통스럽다면 이것의 가장 큰 피해자는 나와 자신이다. 과거의 일이 스스로를 옭아매서는 안 된다. 보내 주고 용서하는 마음을 가지도록 해보자. 마음의 평안을 위하여.

⑤ 인생의 중요한 의미를 생각하기

내가 누군지 생각해 보자. 내가 왜 여기에 있고 이 세상이 어떤 의미인지에 대해서도 말이다. 인간은 모두 매우 작지만 세상의 일부고 누군가의 사랑하는, 없어서는 안 될 소중한 존재이다. 더 행복하고 지금보다 더 나은 자신이 되기 위해 할 수 있는 것들을 생각해 보자.

⑥ 깊은 호흡하기

긴장과 불안이 가득한 날에는 한발 뒤로 물러서서 깊게 호흡을 해보자. 15분 정도 시간을 내어 맑은 공기를 들이마시면서 호흡에 집중해 보자. 명상을 해보는 것도 도움이 될 수 있다.

코로나 블루

코로나19 팬데믹으로 인해 사회 경제가 전반적으로 큰 변화를 겪는 가운데, 사회적 거리 두기를 통해 집 안에만 머물면서 매일 들려오는 확진자와 사망자 숫자를 보면서 느끼는 불안감과 스트레스와 우울감을 설명하는 신조어이다. 최근 4월 우리나라에서 시행한 성인 4,000여 명을 대상으로 한 설문에서도 절반 이상이 코로나 블루를 경험했다고 답했다. 실제적인 바이러스에 공포를 느끼고 걱정하는 것은 자연스러운 반응이고 잘못된 것이 아니다. 하지만 장기화되면 실제 우울증으로 진행되기도 하므로 하루 30분 정도로 시간을 정해 놓고 코로나19에 대해 검색하는 것을 제한하는 것이 좋다. 또한 퇴근 후 집에 오자마자 마스크 벗고 손 씻기, 좋은 허브 향을 맡고 좋은 음악을 듣는 등 본인만의 루틴을 만든다든지, 다양한 어플리케이션을 이용하여 명상을 하거나 혼자 하는 운동을 찾아보는 등 코로나 블루를 극복하려는 노력이 필요하다. 코로나 블루에 대한 스트레스 대처법은 다음과 같다.

① 너무 많은 정보를 접하지 말기

코로나19에 대해 검색하는 것을 하루 30분 정도로 제한하자.

② 가족과의 시간을 소중히 여기기

사회생활이 줄면서 많은 시간을 함께 보내는 가족을 서로 격려하고 위로해 주자. 반려동물이 있다면 안아 주자.

③ 감사를 연습하기

고마운 사람에게 문자나 메일을 보내자. 하루의 감사 리스트 작성해 보고, 만나는 사람이 많이 줄었지만 필수적으로 만나는 사람들에게 먼저 인사해 보자. 또한 주변 사람들에게 위로가 되는 말을 건네 보자.

④ 명상하기

나 자신을 격려하고 칭찬하고, 마인드풀 명상을 해보자. 명상을 도와주는 어플이 많이 있으며 꽤 도움이 된다.

⑤ 퇴근 후 집에서의 루틴 만들기

오자마자 마스크 벗고 손 씻기, 좋은 허브 향과 좋은 음악 등 본인만의 소확행을 찾아보자.

⑥ 좋은 습관 만들기

채소 먹기, 팔꿈치 악수, 비타민 먹기, 긍정적인 사고 등등 각자 개인만의 습관을 만들어 보자.

금연

바이러스의 대부분이 호흡기를 타깃으로 발생하여 폐렴으로 진행하는 경우가 많으므로 흡연은 바이러스 감염을 악화시키는 위험 인자 중 하나이다. 특히 코로나19는 유전자 물질을 세포에 주입하고 바이러스를 확산시키기 위해 ACE2라는 수용체를 필요로 한다. 담배 연기에 노출된 폐 조직에서 비정상적으로 많은 ACE2 수용체가 관찰되어서 코로나19는 더 쉽게 폐에 침투할 수 있다. 물론 흡연이 바이러스 감염에 끼치는 부정적인 영향의 원인은 단지 ACE2 수용체 증가만은 아니다. 흡연 자체가 면역을 떨어뜨리고 염증을 일으키는 등 악영향을 신체에 미친다.

중국 내의 코로나19 환자들을 조사한 결과 흡연을 한 환자가 그렇지 않은 환자에 비해 폐렴 증상이 14배나 심했고 2020년 2월 『뉴잉글랜드 저널 오브 메디신』에 실린 코로나19의 임상 양상을 설명한 논문에 따르면 흡연자는 비흡연자에 비해 중환자실에서 인공호흡기를 사용할 확률이 3배가량 높았다.[2]

금연은 면역을 회복시키기 위한 선택이 아닌 필수이다. 하지만 이미 니코틴 중독이 심하면 스스로 끊기는 어려울 수도 있고 여러 번 금연을 시도했지만 실패했을 수도 있다. 완전한 금연에 이르기까지 보통 다섯 번 이상의 금연 실패를 경험하는 경우가 흔하다고 하며, 스스로 금연하면 성공률이 4% 정도이지만 함께 하면 80% 정도로 성공률이 높아진다.

의지만으로 금연이 힘들다면 니코틴 대체 요법(니코틴 패치, 니코틴 껌, 캔디 등등)이나 보조제를 사용하는 것도 도움이 될 수 있는데, 현재 나온 것 중에 가장 효과가 좋다고 알려진 것은 챔픽스(바레니클린)이며 부프로피온도 많이 사용하는 약물이다. 연구 결과에 따르면 약물 요법으로 인한 금연 성공률은 30~40%에 가깝다. 둘 다 전문 의약품이므로 의사의 처방이 필요하다.

전자 담배가 바이러스 감염에 더 해롭거나, 덜 해롭다는 두 가지 주장이 있는데 아직 전자 담배와 일반 담배의 코로나19 관련 비교 연구는 없다. 하지만 전문가들은 전자 담배 또한 일반 담배처럼 바이러스 감염에 해로울 것이라는 데 동의한다.

현재 우리나라의 성인 남성의 약 40%가 흡연을 하고 있으며 이를 통해 1년에 거둬들이는 약 11조에 이르는 담뱃세의 일부로 흡연자들에게 금연 치료를 도와주는 금연 치료 프로그램을 지정 병원들에서 시행하고 있다. 가까운 병원에서 상담받고 함께 금연을 해보는 것을 추천한다.

또한 사회적 거리 두기를 통해 많은 술자리와 회식, 미팅들이 줄었고 일반적으로 담배를 끊지 못하게 하는 사회적인 행동들 또한 같이 감소하였으므로 사실은 지금이 가장 금연하기 쉬운 시기일 수도 있다.

금연을 결심하였다면, 금연을 시작할 날짜를 정하고 주변에 알리도록 한다. 미리 식습관과 생활 습관도 개선해 나가면서 필요하다면 적극적으로 보건소나 병원의 도움을 받도록 한다.

32
생활 속 중금속과 환경 호르몬 줄이기

중금속은 공장, 건설 현장과 같은 특수한 환경에만 있는 것이 아니라 우리가 생활하는 일상 속에 흔히 있다. 환경 호르몬은 더더욱 우리의 일상 가까이에 있다.

우리가 숨 쉬는 공기, 매일 먹는 음식, 얼굴에 바르는 화장품, 세탁 세제, 식기 세제, 각종 주방 용기 등 다양하고 일상적인 루트를 통해 나도 모르게 중금속과 환경 호르몬에 노출된다. 인체에 들어온 중금속과 환경 호르몬은 다시 몸 밖으로 잘 나가지 않고 몸 안에 머무르며 여러 문제를 일으킨다. 특히 가장 큰 문제는 우리의 면역 체계가 무너질 수 있다는 점이다.

최근 들어 생활 속 중금속과 환경 호르몬 문제가 더 심각해졌음을 진료실에 오는 환자들을 통해 피부로 느낀다. 중금속이나 환경 호르몬과 같은 내분비 교란 물질의 수치가 높은 환자들이 몇 년 사이에 자주 보인다.

우리는 중금속이라고 하면 과거 1950년대 일본에서 카드뮴 중독으로 발생한 이타이이타이병(일본어로 〈이타이〉는 아프다는 뜻)같은 것을 생각한다. 이타이이타이병은 뼈가 약해져서 기침이나 만지는 것만으로도 뼈가 부러지는 병으로 일본 도야마현 진즈강 하류에서 집단적으로 발생하면서 광산 폐수에 속한 카드뮴이 원인이라는 것이 밝혀졌다. 뼈의 문제뿐만 아니라 신장 질환과 간 질환을 일으키고 암을 유발하는 등 전신적으로 문제가 일어나는, 중금속 중독으로 인한 대표적인 질환 중의 하나이다.

하지만 진료실에서 보는 환자들은 이렇게 심한 급성 중독 환자가 아니라 서서히 적은 양이 몸에 쌓여서 오는 만성적인 환자들로, 중금속 수치가 높은 환자들도 있지만 정상에서 살짝 벗어난 환자도 있다. 이런 환자들도 특정 증상을 가지기보다는 우리가 흔히 접하는 피로감, 피부 질환, 두통, 소화 불량 등의 다양한 증상을 가지고 찾아오므로 의사가 의심하고 검사하지 않으면 놓치기도 한다. 여러 가지 검사에도 특별한 이상이 없는데 증상이 지속된다면 중금속이나 환경 호르몬 검사를 해보는데 이러한 환자의 점점 비율이 늘고 있어 주의가 필요한 상황이다.

중금속과 해독

중금속은 학술적으로는 원자량이 63~200 사이면서 비중이

4.0보다 큰 금속 원소를 말한다. 일반적으로는 인체 내로 들어오면 배출이 잘 안 되고 오랜 기간 남아서 만성적으로 인체에 문제를 일으킨다. 구리, 아연, 셀레늄과 같은 필수 원소도 이 중금속에 포함된다. 하지만 아무리 필수 원소라도 필요 이상으로 축적된다면 좋지 않다. 그리고 아주 소량이라도 몸에 치명적인 해를 끼치는 납, 수은, 비소, 카드뮴 등도 이런 중금속에 포함된다. 알루미늄은 비중이 2.7로 중금속이 아닌 경금속에 속하지만 과량 축적 시에 뼈와 중추 신경계에 이상을 초래하므로 유해 금속으로 분류한다.

중금속은 산업 환경에서 노출될 뿐만 아니라 공기, 물, 음식, 약물, 식품 첨가제 등을 통해 생활 속에서도 노출된다. 쉬고 물을 마시고 땅에서 재배되는 음식을 먹는 등 생존에 필수적인 행동을 할 뿐이지만 미세 먼지가 심해지고, 땅의 오염이 심해진다면 중금속은 더욱 체내에 쉽게 쌓이게 된다.

인체에 들어온 중금속은 산화 스트레스를 유도함으로써 광범위한 생리적, 생화학적 변화를 일으킨다. 우리의 몸도 이에 대항하여 여러 가지 방식으로 방어하지만 독성 물질의 노출이 많아질수록 점점 쌓여 세포가 손상되는데, 이는 감염을 비롯한 여러 질병을 일으키는 원인이 된다. 중금속은 면역 기능에도 악영향을 미치며, 여러 가지 비특이적 면역 증상과 질병을 일으킬 수 있어 생활 속에서 최대한 노출을 줄이는 것이 필요하다.

중금속이 축적되기 시작해도 초기에는 특별한 증상이 없다.

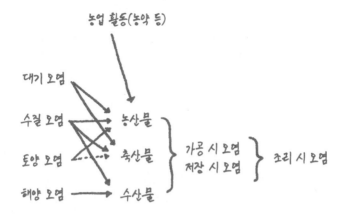

· 중금속 식품 오염 경로 ·

농업 활동(농약 등)

대기 오염

수질 오염 → 농산물

토양 오염 → 축산물 } 가공 시 오염 } 조리 시 오염
저장 시 오염

해양 오염 → 수산물

중금속 중독은 증상이 서서히 생기므로 조기에 발견하기가 어려우며 아무리 적은 양이라도 장기간 유입 시 신장과 간을 비롯한 장기와 신체에 전체적으로 유해한 영향을 주고 잘 배출되지 않기 때문에 주의가 필요하다.

흡연자라면 금연도 중요한데, 담배를 통해 니코틴, 타르, 일산화탄소뿐만이라나 중금속을 비롯한 유해 물질에 노출된다. 특히 식약처의 2015년 조사 결과에 따르면 흡연자의 각 중금속의 체내 농도가 비흡연자에 비해 수은 43%, 납 30%, 카드뮴 23% 높은 것으로 나타났다.

중금속의 배출 통로는 땀, 소변, 대변, 담즙, 모발 등이지만, 한번 들어온 중금속은 잘 나가지 않고 축적된다. 일상생활에 스며들어 온 중금속을 100% 완벽히 차단하는 것은 불가능하지만 최

• 중금속 섭취 줄이는 5가지 방법 •

수상물 섭취 시
내장을 제거하세요.

참치 등 덩치가 큰 생선
과다 섭취를
자제하세요.

황사나 미세 먼지가 많은
날은 외출이나 환기를
자제하세요.

땀이 날 정도로
운동하세요.

미역, 다시마 등 중금속
체외 배출을 돕는
알긴산이 풍부한
해조류를 섭취하세요.

대한 노출되지 않도록 하고 우리 몸이 해독과 배출을 잘하는 몸이 되도록 평소의 건강한 생활 습관을 가지는 것이 관건이다.

중금속 중독 여부는 혈액이나 모발 등을 통하여 검사가 가능하다. 만약 현재 중금속 농도가 높은 상태라면 우리 몸의 해독 기능을 최대한 살려 주는 게 필요하다. 물을 충분히 마시고, 땀이 나는 적당한 운동이나 사우나를 규칙적으로 하여 땀을 통한 배출을 증가시킨다. 장의 해독과 함께 변비를 해결해 주는 등의 보조적인 치료와 더불어 상태에 따라 항산화제와 약물 치료도 병행해 볼 수 있다.

식품 조리·섭취 시 중금속을 줄이는 방법[1]

중금속은 식품을 통해서 오염되기 쉽다. 농약 오염이나 대기 오염, 수질 오염, 토양 오염, 해양 오염들을 통해 농산물, 축산물, 수산물에 중금속이 쌓이고, 그러한 식품을 가공하거나 저장할 때도 중금속이 쌓인다. 그리고 마지막으로 조리할 때도 중금속에 오염이 된다.

이렇게 오염된 식품들은 조리하거나 섭취할 때 조금만 신경 쓰면 중금속을 제거할 수 있다. 다음은 식약처에서 발표한 가이드를 정리했다.

① 충분히 삶기

국수나 당면 등은 물을 충분히 넣어 삶고, 남은 면수는 가급적 사용하지 않고 버리는 것이 좋다. 국수는 끓는 물에 5분간 삶으면 카드뮴 85.7%, 알루미늄 71.7%를 제거할 수 있으며, 당면은 10분 이상 삶아야 납 69.2%, 알루미늄 64.6%를 제거할 수 있다.

② 티백 오랫동안 뜨거운 물에 담가 놓지 않기

티백 형태의 녹차와 홍차에는 중금속이 아주 미미하게 들어 있지만, 티백을 오래 담가 놓을수록 중금속 양이 증가하므로 2~3분간 우려내고 건져 내는 것이 좋다. 녹차나 홍차 티백은 98℃에서 2분간 침출했을 때보다 10분 침출 시 카드뮴, 비소 양이 훨씬 증가한다.

③ 생선 내장 피하기

중금속 농도가 높은 생선의 내장 부위는 가급적 섭취하지 않는 것이 좋다. 메틸수은에 민감한 임산부·수유 여성과 영유아는 생선의 종류와 섭취량을 조절하는 것이 안전하다.

④ 일반 어류와 참치 통조림 피하기

임신·수유 기간 중에는 일주일에 400g 이하로 섭취하는 것이 좋으며, 다랑어·새치류·상어류는 일주일에 100g 이하로 1회 섭취가 바람직하다(권장: 한 번 섭취할 때 60g 기준으로 일주일에 6회 정도 나누어 섭취).

1~2세 유아는 일주일에 100g 이하로 섭취하고, 다랑어·새치류·상어류는 가급적 섭취하지 않는 것이 좋으나 섭취할 경우 일주일에 25g 이하로 줄인다(권장: 한 번 섭취할 때 15g 기준으로 일주일에 6회 정도 나누어 섭취).

3~6세 어린이는 일주일에 150g 이하로 섭취하고, 다랑어·새치류·상어류는 일주일에 40g 이하로 1회 섭취가 바람직하다(권장: 한 번 섭취할 때 30g을 기준으로 일주일에 5회 정도 나누어

섭취).

7~10세 어린이는 일주일에 250g 이하로 섭취하고, 다랑어·새치류·상어류는 일주일에 65g 이하로 1회 섭취가 바람직하다(권장: 한 번 섭취할 때 45g을 기준으로 일주일에 5회 정도 나누어 섭취).

⑤ 금속제 용기 식초로 세척하기

새로 구입한 금속제 기구·용기는 사용하기 전에 식초 물을 넣고 10분 정도 끓인 후 깨끗이 세척하면 더욱 안전하게 사용할 수 있다. 금속 성분은 산성 용액에서 잘 용출되므로 식초를 이용하면 금속제 표면에 오염된 중금속을 효과적으로 제거할 수 있다.

⑥ 프라이팬 오일로 코팅하기

금속제 프라이팬은 세척 후 물기를 닦은 다음 식용유를 두르고 달구기를 3~4회 반복하여 사용하는 것이 좋다. 녹이 스는 것을 방지하고, 금속 성분의 용출을 줄일 수 있다.

⑦ 금속제 용기로 조리한 후에는 다른 그릇에 옮겨 담기

금속제 프라이팬이나 냄비에 조리한 음식은 다른 그릇에 옮겨 담아 먹거나, 보관할 경우 전용 용기에 담아 보관해야 한다. 산도가 강한 식초·토마토 소스나 염분이 많은 절임·젓갈류 등은 중금속의 용출을 증가시키므로 금속제 용기에 장시간 보관하지 않

는 것이 좋다. 사용 후 세척할 때에는 금속 수세미 등 날카로운 재질을 사용하지 않는 것이 좋다.

환경 호르몬 줄이기

환경 호르몬이란 환경에서 만들어져서 배출된 어떤 성분이 몸 안에 들어와서 호르몬이 아닌데 마치 호르몬처럼 작용하면서 내 분비계를 교란시키고 독성을 일으키며 생식이나 발달에 문제를 일으키는 물질을 말한다. 미국 환경 보호청(EPA)에서는 〈체내의 항상성 유지와 발생 과정을 조절하는 생체 내 호르몬의 생산·분 비·이동·대사·결합 작용과 배설을 간섭하는 외인성 물질〉로 정 의하고, OECD는 1996년 전문가 모임에서 〈생물체와 그 자손에 게 악영향을 미치고 내분비계의 작용을 변화시킬 수 있는 외인성 화학 물질〉로 정의했다.

환경 호르몬은 실제 우리 몸의 호르몬과는 다르게 몸속에서 오래 남아 있고, 지방 조직에 잘 축적된다. 대표적인 것으로는 잔 류성 유기 오염 물질(POPS)과 비잔류성 유기 오염 물질인 프탈 레이트, 파라벤, 비스페놀류가 있다.

POPS는 농약류와 플라스틱 등의 산업용 석유 화학 물질, 다 이옥신 등을 포함한 석유 화학 물질로서 독성이 강하며 생태계와 인체에서 분해되지 않고 오래 남아서 독성을 일으킨다. POPS는 다음과 같은 특징이 있다.

① 독성: 암, 내분비계 장애(환경 호르몬) 등을 일으킬 수 있다.

② 잔류성: 분해가 매우 느려 생태계에 오래 남아 피해를 준다.

③ 생물 축적성: 먹이 사슬에서 위로 올라갈수록 생체 내 축적
정도가 커진다.

④ 장거리 이동성: 바람과 해류를 따라 수백, 수천 km를 이동
한다.

2001년 5월 12일 스톡홀름 협약에 의해 총 12종의 잔류성 유
기 오염 물질이 규제 대상 물질로 등재된 이후 협약이 발효됨에
따라 전 세계적으로 잔류성 유기 오염 물질의 생산과 사용이 금
지되거나 제한되었다. 이후 2009년에 펜타클로로벤젠 등 9종이,
2011년에는 엔도설판 1종이, 2013년에는 헥사브로모사이클로
도데칸 1종이, 2015년에는 염화나프탈렌 등 3종이, 2017년에는
데카브로모디페닐에테르 등 2종이, 2019년에는 과불화옥탄산
디코폴이 추가되는 등 신규 물질이 지속적으로 제한 물질 또는
금지 물질로 등재되어 세계의 관심을 받고 있다.

POPS는 공기, 물, 육류, 어패류 유제품 등 식품을 통해서 주로
가장 많이 인체로 들어오며 피부를 통해서도 들어올 수 있다.
POPS는 기름과 친해서 기름에 튀긴 음식 등에 특히 많다. 식품
에 있는 POPS는 농약이나 음식을 만드는 산업 공정에서 화학 제

•환경 호르몬 섭취 줄이는 7가지 방법•

1. 조리 시 고기나 생선의 내장을 제거하세요.

2. 일회용품 사용은 자제하세요.

3. 장난감이나 문구를 만지면 꼭 손을 씻고, 입으로 빨지 않아요.

4. 뜨거운 음식은 유리나 도자기 용기에 담아요.

5. 전자레인지 전용 용기를 사용해요.

6. 지방이 많은 부위는 조금만 먹어요.

7. 실내 환기와 청소를 철저히 하세요.

품의 사용을 통해서도 식품으로 들어가고 쓰레기 소각 과정이나 폐기물의 사용 후 폐기 과정에서 배출되었던 POPS가 환경을 통해 돌고 돌아 다시 식품으로 들어간다. 그래서 인체에 대한 POPS의 노출을 줄이는 근본적인 방법은 결국 POPS의 배출 자체를 줄이는 것이다.

환경 호르몬의 무서운 점은 노출 초기에는 아무런 영향이 없어서 알 수 없지만 시간이 지속되며 장기간 노출되고 인체 축적량이 많아질수록 원인 모를 여러 질병에 시달릴 수 있다는 점이다.

우리는 살면서 실제로 우리가 환경 호르몬에 얼마나 노출되고 있고 우리 몸에 얼마나 축적되어 있는지 정확히 알지 못한다. 최대한 노출을 줄이려면 가공식품을 줄이고, 채소나 과일은 유기농 제품을 구매하며 먹기 전엔 충분히 흐르는 물에 씻어야 한다. 플라스틱 용기 사용을 줄이고, 플라스틱이나 비닐에 담긴 음식에 열을 가하여 섭취하는 것을 제한하며 코팅이 벗겨진 조리 도구는 교체한다. 식품 포장용 랩을 사용할 때는 100도를 초과하지 않은 상태에서만 사용하고, 지방 성분이 많은 식품과 주류에는 직접 접촉하지 않게 한다.

조리에 사용되는 그릇과 도구들은 입으로 바로 들어가므로 안전한지 잘 확인하는 것이 매우 중요하다. 코팅 팬, 코팅 냄비는 요리가 눌어붙지 않아 사용이 편리하지만 중금속과 환경 호르몬 노출의 위험이 있다. 따라서 스테인리스 팬과 냄비 사용을 권장한다. 유리는 무겁고 깨지기 쉽지만 환경 호르몬으로부터 안전하다. 실리콘은 형태는 고무 같지만 사실은 모래의 주성분인 규소(SI)로 200도 이상의 고열도 견디며 가볍고 들고 다니기 간편하다. 칼이나 날카로운 물체에 약하고, 장기간 사용으로 미세한 스크래치가 생기면 세균이 번식할 수 있다는 주의점이 있지만 유해물질과 환경 호르몬에는 안전하다. 집에서는 유리를 주로 사용하고, 들고 다니는 용도나 유리가 위험한 연령의 아이들에게는 실리콘을 추천한다.

건강에 대한 관심이 증가하면서 의사들은 이런 환경 호르몬들에 대하여 더욱 적극적으로 경각심을 가지고 줄여 나가도록 강조하고 있다. 또한 일부 주요 환경 호르몬 항목에 대하여선 인체 노출 여부에 대한 검사도 가능하다.

이 책에서 제안한 라이프 스타일과 식이 요법은 직접적으로 코로나19를 비롯한 바이러스를 예방하거나 치료할 수는 없지만, 적어도 유해한 외부 바이러스나 박테리아로부터 신체 방어력을 키우는 데 도움을 줄 수는 있다.

33
올바른 건강 기능 식품 복용법

건강 기능 식품을 먹어 보지 않은 사람은 별로 없을 것이다. 2019년 국민 건강 보험에서 시행한 조사에 따르면 건강 기능 식품 복용을 통해 건강 관리를 한다고 대답한 사람이 약 50%에 달했다.

국내 건강 기능 식품 시장 규모는 2015년 2조 9000억 원에서 2016년 약 3조 2000억 원, 2017년 약 3조 8000억 원, 2018년 약 4조 5000억 원으로 계속 빠른 성장을 하고 있다.[1]

2017년 통계에 따르면 한국인은 평균 약 30만 원을 건강 기능 식품에 소비하며, 1위는 홍삼, 2위는 유산균, 3위는 종합 비타민, 오메가-3 등의 순이었다. 2019년 식품 의약품 안전처에서 소비자 약 600여 명을 대상으로 한 건강 기능 식품 인식도 설문 조사에서 한 가지 건강 기능 식품을 섭취하는 사람은 24.7%, 두세 가지를 섭취하는 사람은 58.3%, 네댓 가지를 섭취하는 사람은

11.1%, 여섯 가지 이상은 1.8%였다. 70% 이상이 최소 둘에서 다섯 가지의 다양한 건강 기능 식품을 섭취하는 것으로 관찰되었다. 더 최근의 조사인 2020년 건강 기능 식품 관련 인식 조사에 따르면 건강에 관심이 있다고 답한 사람은 총 93%였고, 건강 기능 식품을 복용 중인 사람은 84.5%였고 아예 복용 경험이 없는 사람은 7% 미만이었다. 실제 건강에 도움이 되는 것 같다고 답한 사람은 76%였고, 건강 식품을 섭취하면 건강을 지키고 있다는 심리적인 안정감이 생긴다고 답한 사람이 68%에 달해 건강 기능 식품으로 심리적인 안정감을 느끼는 사람들도 많았다. 또한 코로나19를 계기로 건강 식품 수요가 더 늘어날 것이라고 예측한다는 사람도 60%에 달했다.

중년 이상의 전유물이었던 건강 기능 식품을 이제는 낮은 연령층에서도 구매하고 있다. 문진을 통한 맞춤형 건강 기능 식품 사이트가 생기고 해외 구매도 점점 편해지고 있어서 20~30대의 건강 기능 식품 구매는 2018년에 비해 2019년 30% 가까이 증가했다. 이는 코로나19로 인한 면역력에 대한 폭발적인 관심이 아직 반영되지 않은 통계로, 현재는 건강 기능 식품 매출이 더 증가한 상태로 예상된다.

코로나19로 변화하는 건강 기능 식품

2019년 말 중국 우한에서 발생한 코로나19의 전 세계적인 유행은 지구 전체에 큰 변화와 패닉을 야기했다. 도시 및 국가가 국경을 폐쇄하거나 물적, 인적 자원을 제한했고 이에 따라 경기 침체가 필연적으로 따라오고 있으며, 모든 산업이 거대한 변화를 겪는 중이다. 우리는 이러한 글로벌 팬데믹 이전의 삶으로 완전히 돌아갈 수 있을까? 안타깝게도 답은 〈아니다〉에 가깝다.

미국 『월 스트리트 저널』에서는 코로나19가 거의 모든 분야에서 우리의 생각을 바꿀 것이라고 예고했으며 포스트 코로나와 뉴노멀의 시대가 올 것이라고 했다. 질병 관리 본부에서도 코로나19 이전의 세상으로는 다시 완전히 돌아갈 수 없고 우리가 지금 겪은 수많은 변화들이 하나의 새로운 표준이 될 것이라고 했다.

코로나19의 치솟는 확진자 수를 보며 우리는 예전보다 더욱 스스로의 건강과 면역에 신경을 쓰고 스스로의 건강을 지키는 법에 더욱 관심을 가지게 되었다. 백신과 치료 약에 대한 관심도 폭증했다.

코로나19로 입원한 환자의 약 90%가 비만, 고혈압, 만성 폐질환, 대사 증후군, 당뇨병, 심혈관 질환 등을 비롯한 하나 이상의 만성 질환을 앓고 있다는 결과가 나왔다. 특히 코로나19로 인한 사망자의 대부분이 고령이거나 기저 질환을 가지고 있다. 확진자가 건강한 사람에 비해 면역이 저하되어 있었다는 통계가 발표되면서 더욱 면역과 관련된 건강 기능 식품에 대한 관심이 늘어났다.

우선 면역 보충제 판매량은 기록적으로 성장했다. 2020년 3월 미국 소비자 단체에서 조사한 바에 따르면 36%의 소비자들이 전달에 비해 전체적으로 더 많은 양의 건강 기능 식품을 구입했다고 답했다. 이것은 전혀 놀랍지 않으며 2020년 2월부터 3월 내내 면역 보조제 판매 수치가 기록적으로 치솟았던 것과 일치한다.

더 나아가 약 40%의 소비자는 앞으로 건강 기능 식품을 더 구입하겠다고 말했다. 심지어 건강 기능 식품을 먹지도 않고 구입하지도 않았던 20%의 부동의 소비자들조차 앞으로는 적극적으로 구입을 고려하겠다고 말했다. 전 세계적인 팬데믹이 새로운 소비자들까지 창출해 내는 것이다.

2020년 4월 초 아마존 매출 상위 20개의 비타민 카테고리 제품 중 17개가 면역 관련 제품이었다. 전체 상위 다섯 개 중 한 개의 제품은 엘더베리인데 이것은 바이러스가 유행하면서 쟁여 두기 쟁탈전이 벌어졌던 품목 1위로 이슈가 되었던 화장지의 매출을 앞섰다. 다섯 개 중의 다른 하나는 비타민 C였다. 아마존의 총 건강 기능 식품 매출은 이 기간 동안 총 76%나 증가했다. 코로나19의 영향으로 훨씬 더 판매량이 증가하여 2020년에는 정말로 기록적인 성장이 예상된다. 비타민 C와 엘더베리는 품절과 입고가 반복되고 있고 오레가노 오일과 아연, 비타민 A가 계속 많이 팔리고 있다.

나우 푸드NOW Foods(흔히 해외 사이트를 통해 쉽게 접할 수 있는 대중적인 브랜드)에서는 전반적인 보충제 판매가 이전보다 3배 정도 증가했다고 발표했다. 비타민 C, 아연, 엘더베리, 라이신 등의 일부 면역 관련 제품들은 이전에 비해 10~50배 정도의 놀라운 속도로 판매되고 있다고 보고했다.

대부분 인류가 경험해 보지 못한 바이러스, 특별한 치료법도 예방법도 백신도 없는 바이러스라는 불안감 앞에서 스스로 뭐라도 해야 한다는 마음으로 구입한 경우가 많았지만, 면역을 위한 자기 관리의 중요성에 대한 인식이 전반적으로 생기면서 실제 보충제 섭취로 이어진 것으로 본다. 스스로의 건강을 능동적으로 지키려고 하는 흐름은 점점 커질 것이다.

하지만 안타깝게도 이런 시국의 혼란을 틈타, 부정확하고 근거 없는 정보들로 소비자들을 현혹하는 과대 광고 제품들이 기승을 부리고 있어서 주의를 요한다. 현재 미국 FDA에서는 코로나19를 치료 또는 예방한다고 주장하는 제품을 판매하는 회사들에 지속적으로 경고 서한을 발표하고 있다. 환자의 건강에 심각한 위험을 초래하는 사기성 제품이라고 판단되면 회사명과 제품까지 모두 공개하고 있다. 해당하는 제품들은 각종 영양제, 단백질 보충제, 차, 에센셜 오일, 팅크, 콜로이드 은 등이었다. FDA는 소비자에게 코로나19를 예방, 완화, 치료, 진단 또는 치료한다고 주장하는 제품을 판매하는 곳을 조심해야 한다고 경고했다. 아직까지 코로나19를 예방하도록 승인된 백신이나 치료 약물은 없다.[2]

우리나라에서도 동일하게 식품 의약품 안전처에서 2020년 5월 말경에 보도자료를 통해 코로나19 예방 또는 치료 관련 허위 광고에 속지 말도록 권고했고, 허위 과대 광고를 하는 식품, 화장품 등을 대상으로 약 972건을 적발하고 차단했다. 또한 올해 이란에서는 코로나19 예방과 치료에 좋다며 5,000여 명이 공업용 알코올을 마셨다. 4월 말 기준 525명이 사망하고 95명이 실명했으며 400여 명이 신장 투석을 받았다. 코로나19와 싸우기 위해 필요한 것은 두려움이나 그럴듯한 정보가 아니라 데이터와 과학이다. 검증된 뉴스나, 질병 관리 본부 같은 곳에서 정리해서 나온 정보를 보는 것이 좋다.

건강 기능 식품에만 의지하는 것은 옳지 않다

많은 이들이 건강 기능 식품을 질병을 치료하는 의약품으로 오해한다. 의약품은 〈특정 질병〉을 직접 치료, 예방하는 등 사람이나 동물의 질병을 진단, 치료, 경감, 처치하는 등의 약리적인 영향을 준다.[3] 이와 달리 건강 기능 식품의 기능성은 의약품과 같이 질병을 직접 치료하거나 예방하는 것이 아니라 〈인체의 정상적인 기능을 유지하거나 생리 기능 활성화〉를 통해 건강을 유지하고 개선하는 것을 말한다. 따라서 코로나19가 대유행인 이 시점에는 더욱이 충분한 영양을 섭취하고 실내 운동과 더불어 건강 기능 식품을 적절히 섭취하는 것이 도움이 된다.

면역력을 회복하는 데에 모두에게 건강 기능 식품이 도움이 될까? 아니면 사람마다 차이가 있을까? 아주 단순하게 예를 들어 보자. 한 사람은 잘못된 식이나 생활 습관으로 인해 실제로 영양소의 불균형이 심하다. 이런 사람을 검사해 보면 특정 비타민 수치가 굉장히 낮거나 결핍 수준으로 부족하고, 또한 부족하지 않게 먹고 있더라도 몸에서 여러 가지 이유로 요구량이 증가해서 실제로는 부족한 상태가 많다. 이런 사람들이 맞춤형으로 부족한 항목들을 건강 기능 식품으로 보충한다면 즉각적으로 면역을 증강하는 데 도움이 된다.

그렇지만 다른 한 사람은 이미 충분한 영양 섭취와 규칙적인 라이프 스타일을 통해 건강하고 활력 있으며 적절한 면역을 잘 유지하고 있다. 이런 경우는 추가적인 항산화제나 비타민 등의 건강 기능 식품이 장기적으로는 도움이 되겠지만, 영양 결핍 소견에 가까운 사람에 비해 즉각적인 효과는 없을 것이다. 안타깝게도 현대인의 대부분은 전자처럼 충분한 영양 섭취를 하지 못하는 영양 불균형 상태이다.

어린 아이부터, 20~30대와 같은 젊은층과 중년, 고령에 이르기까지 전 연령에 걸친 영양 불균형은 선진국에서부터 제3세계까지, 현대를 살아가는 우리 모두의 당면 과제이다. 〈배부른 영양실조〉라는 말을 들어 보았는가. 전 세계 인구의 약 3분의 1이 겪고 있으며, 다른 말로는 숨은 기아라고도 한다. 칼로리 섭취를 통해 열량은 충분하므로 과체중, 비만이 되지만 실제로 몸에 필요한 미량 영양소는 부족한 영양 결핍 상태가 되어 버리는 현대인의 실태이다. 잘 먹지만 영양이 부족한 영양실조이기 때문에 실제로 표준 체중 이상이거나 비만이더라도 실제로 몸 안의 세포들은 기아와 같은 상태일 수도 있다는 말이다. 따라서 추가로 칼로리를 섭취하면서 영양소를 보충해 주는 것이 아니라 정해진 칼로리 내에서 비타민과 미네랄 같은 영양소 밀도가 높은 음식 먹는 것이 필요하다.

예전의 토양과는 다르게 대기 오염, 수질 오염, 토양 오염 등으로 각종 오염 물질에 노출이 되어 땅이 척박해졌다. 그리고 기술의 발전을 통한 집약적인 농업 활동으로 다작을 하면서 실제로 땅에서 자라는 식품 원재료 자체의 비타민과 미네랄 양이 부족해졌다. 따라서 같은 양을 먹어도 영양은 부족할 수 있다. 또한 서구화된 식단과 인스턴트 가공식품의 섭취, 현대인의 만성 피로와 스트레스, 불충분한 수면 등으로 인해 몸속 영양소의 소진은 더욱 빨라진 상태이다.

몸의 기능과 면역을 원활히 유지하기 위해서는 부족한 영양소를 보충하는 것이 필요하다. 하지만 건강 기능 식품에만 의지해서 너무 많은 양을 섭취하는 것은 오히려 문제가 될 수 있다. 여러 비타민과 미네랄은 전체적으로 상호 작용을 통해 면역에 영향을 주어 우리 몸이 감염을 이겨 내게 도와주는 것이지 어떤 하나의 특정 영양소가 단독으로 면역 체계를 좌지우지할 수는 없다.

또한 어떤 하나의 영양제나 허브 제품이 코로나19를 완벽히 예방하거나 치료하는 것도 현재로서는 불가능하다. 수많은 건강 기능 식품 중에 항바이러스 치료를 위한 단 하나의 특효약은 없다. 몸에 안 좋은 음식을 먹고 운동 부족에 불규칙한 생활 습관을 개선하지 못하는 상태에서 영양제만 챙겨 먹는 것도 좋지 않다. 좋은 식습관과 건강한 라이프 스타일, 나에게 필요한 적절한 건강 기능 식품들이 잘 조화되어야 비로소 우리 몸도 제자리를 찾아가는 것이고 면역 기능도 잘 운영되는 것이다.[4]

건강 기능 식품은 의약품이 아니다. 건강 기능 식품이 바른 식습관을 대체할 수도 없으며 의약품처럼 병을 치료하거나 예방할 수도 없다. 건강 기능 식품은 반드시 바른 식습관, 생활 습관과 병행되어야 최적의 효과를 낼 수 있다.

건강한 식이에 대한 심한 집착

대부분은 건강한 식이를 섭취하면 더 건강한 삶을 영위할 수 있다. 하지만 일부에서는 건강한 음식을 섭취해야 한다는 정상적인 생각을 넘어선 강박적인 집착으로 식이 장애를 겪는 사례가 종종 있다. 1997년에 새로 등장한 단어 〈건강 식품 집착증Orthorexia nervosa〉은 올바르다는 뜻의 그리스어 orthos에서 유래했다. 아직 폭식증이나 거식증과 같이 의학적으로 인정받은 병명은 아니며 진단 기준 또한 정해지지 않았다. 유병률은 1% 미만이며 완벽주의 성향이나 불안 장애가 있을 때는 더 흔하다. 의료인과 발레리나, 운동선수, 음악가와 같은 직업군에서 많이 발생한다고 한다.

건강한 식습관을 지켜야 한다는 강박적인 생각 때문에 지키지 못했을 경우 심한 부끄러움과 실망감, 우울감을 경험하고, 점점 제한하는 식품의 종류가 늘어나며 단순히 먹는 것에 신경을 쓰는 수준을 넘어서 일상생활에 지장을 주며 식사하는 동안 행복하지 않고 계속해서 불안해한다.

우리가 평생을 살면서 항상 깨끗하고 첨가물이 없으며 몸에 좋은 음식만 먹고 살 수는 없다. 중요한 것은 방향성과 비율이다. 최대한 가공식품을 줄이고 좋은 홀푸드를 먹으려는 방향과 적어도 그런 깨끗한 음식들이 더 많은 비율을 차지하도록 하는 것이 필요하지, 이것이 아니면 절대 안 된다는 식의 생각은 지속 가능한 건강한 식단을 불가능하게 만들어 버린다. 우리는 한두달만 건강하게 먹는 것이 아니라, 살아가면서 계속해서 건강한 음식을 추구하며 먹어야 한다. 무엇이 건강한 음식이고 아닌 것을 알고, 구분할 수 있는 눈을 가진 현명한 소비자가 되어 몸에 맞고 필요한 음식을 먹는 것이 매우 중요하다. 하지만 극단적인 식습관은 지속 가능성을 낮추므로 늘 지나침을 경계해야 한다.

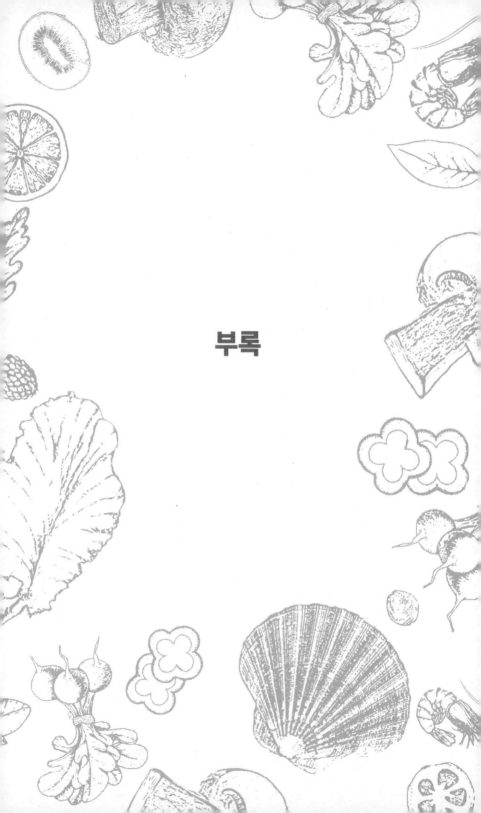

부록

1
코로나19의 모든 것[1]

코로나19란?

　이번에 유행 중인 코로나19는 SARS-CoV-2 감염에 의한 호흡기 증후군으로 이는 다른 말로 코비드19(COVID19)라고 부르는데 여기서 〈CO〉는 코로나, 〈VI〉는 바이러스, 〈D〉는 질환, 〈19〉는 발발한 연도를 의미한다.

　〈코로나바이러스감염증-19〉(이하 〈코로나19〉)는 2019년 12월 중국 후베이성 우한시에서 처음 발생하여 초기 〈우한 폐렴〉이라고 불렸고, 현재는 전 세계적으로 확산된 호흡기 감염 질환이다.

　초기에는 원인과 전파 경로를 정확히 알 수 없는 호흡기 전염병으로만 알려졌으나 WHO가 2020년 1월 9일 해당 폐렴의 원인이 새로운 유형의 코로나바이러스(SARS-CoV-2, 국제바이러스 분류 위원회가 2020.2.11. 명명)라고 밝히면서 병원체가 확인 되었다.

코로나바이러스는 현미경을 통해서 볼 때 표면에 왕관처럼 뾰족한 돌기가 있는 바이러스군을 말한다. 1960년대에 처음 발견되었고 그 이후 각기 다른 약 7개의 코로나바이러스가 차례로 발견되었다. 그중에서 3개가 인간에게 치명적인 해를 입힐 수 있는 바이러스다(MERS-CoV 메르스바이러스 중동호흡기증후군 SARS-CoV 사스바이러스 중증 급성 호흡기 증후군, SARS-CoV-2 코로나19 바이러스).

중국이 학계를 통해 공개한 해당 바이러스의 유전자 염기 서열을 국내 질병 관리 본부에서 입수해 계통 분석한 결과, 박쥐 유래 유사 코로나바이러스(Bat SARS-like coronavirus isolate bat-SL-CoVZC45)와 가장 높은 상동성(89.1%)을 보였으며 사람 코로나바이러스 4종과는 가장 낮은 상동성(39%~43%)을 지닌 것으로 확인되었고, 메르스와는 50%, 사스와는 77.5%의 상동성을 확인하였다. 이에 메르스, 사스와 마찬가지로 코로나19 역시 베타코로나바이러스에 속하며 자연 숙주로서 박쥐에서 기원한 것으로 보고 있다.

코로나19 대유행

WHO는 2020년 1월 30일 코로나19에 대해 역사상 여섯 번째로 국제적 공중 보건 비상사태(PHEIC)를 선포했다. 이것은 2009년 신종 인플루엔자, 2014년 소아마비, 2014년 에볼라바이러스, 2016년 지카바이러스, 2018년 에볼라바이러스에 이어 여섯 번째다. 또한 더 나아가 2020년 3월 11일에는 1968년 홍콩 독감과 2009년 신종인플루엔자 이후 세 번째로 팬데믹(세계적 대유행)을 선언했다.

WHO가 초기 코로나19가 확산되는 것을 보면서도 주저해 온 팬데믹을 마침내 선언하면서 코로나19가 향후 전 세계 성인의 40~70%를 감염시킬 정도로 확산될 것이라는 우려도 커지고 있다. 바이러스에 대한 공포 심리가 당분간 전 세계를 떠나지 않을 것으로 보인다. 이에 따라 실물 경제가 위축되고 일부 물품들의 사재기를 비롯한 사회 경제적 갈등이 우려되며 전 세계적인 경제 타격이 상당 기간 지속될 것으로 보인다.

4월 중순 하버드 대학교에서는 실질적인 치료제나 백신이 개발되지 않는 한 코로나19는 장기화될 것이며 그 전에 일시적으로 없어진 듯 보여도 2024년까지 반복적으로 재유행할 수 있다고 발표했다. 또한 사회적 거리 두기는 2022년까지 권장하는 것이 필요할 수 있다고도 말했다. 여전히 우리는 아직까지 사람들이 코로나19에 면역을 가졌는지 확실히 알지 못하기 때문이다.

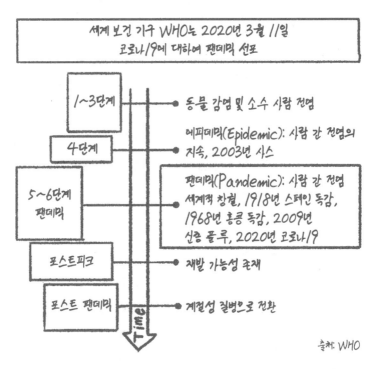

• WHO의 전염병 유행 단계 구분 •

세계 보건 기구 WHO는 2020년 3월 11일
코로나19에 대하여 팬데믹 선포

1~3단계 ──● 동물 감염 및 소수 사람 전염

4단계 ──● 에피데믹(Epidemic): 사람 간 전염의
지속, 2003년 사스

5~6단계
팬데믹 ──● 팬데믹(Pandemic): 사람 간 전염
세계적 창궐, 1918년 스페인 독감,
1968년 홍콩 독감, 2009년
신종 플루, 2020년 코로나19

포스트피크 ──● 재발 가능성 존재

포스트 팬데믹 ──● 계절성 질병으로 전환

출처: WHO

무증상 감염으로 약하게 앓고 지나간 사람들의 경우에는 완전한
면역이 생기지 않을 가능성이 높다. 따라서 사람들의 면역성 여
부가 확인 가능하거나 효과적인 치료제와 예방 백신이 개발되기
전까지는 사회적 거리 두기를 통해 감염을 막아야 한다고 주장
했다.

우리나라에서도 5월 기준 재양성자가 450명을 넘었고 젊은
사람보다는 면역력이 부족한 80세 이상 고령과 9세 이하 소아에

서 재양성 비율이 높았다. 아직까지 재양성의 원인을 밝히진 못했지만 조심스럽게 바이러스 재활성화로 인한 것이 아닐까 추측한다. 몸속에 아주 미량으로 남아 있던 바이러스가 완치 판정 후에 다시 어떤 이유에서든지 재활성화되면서 다시 재양성이 되는 것이 아닐까 하는 것이다. 하지만 재양성자에게서 감염력이 있다는 근거가 확인이 되지 않으면서 5월 19일부터 재양성자라는 용어를 〈격리 해제 후 PCR 재검출〉로 변경하였고, 확진 환자에 준하는 재양성자 관리 방안은 중단하되 사례 조사 및 접촉자에 대한 조사 등은 유지해 나가기로 결정했다고 발표했다.

코로나19의 진단법

코로나19는 9,860개의 아미노산 약 30kb(3만여 개)의 염기로 구성된 양성 단일 가락 RNA 바이러스이다. 바이러스에는 크게 DNA 바이러스와 RNA 바이러스 두 종류가 있는데 DNA 바이러스는 두 개의 가닥, RNA 바이러스는 한 개의 가닥으로 구성된 것이 가장 큰 차이이다. 코로나바이러스 종류는 모두 RNA 바이러스이다. 그중 코로나19는 4개의 단백질을 만드는 유전자 염기 서열로 구성되어 있다. 그중 표면surface를 의미하는 S 단백질은 숙주 세포의 수용체와 특이적인 결합을 하는 역할을 하고, 핵 nucleoprotein을 의미하는 N 단백질은 바이러스의 가장 중요한

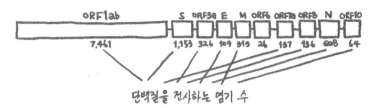

• 코로나19의 게놈 구조 •

단백질을 전사하는 염기 수

핵을 만들고, 세포막membrane을 의미하는 M 단백질은 세포막과 핵 사이를 이어 준다. 핵막envelope을 의미하는 E 단백질은 바이러스의 조립, 분출에 관여하며 외피를 구성한다.

코로나19는 위와 같은 게놈 구조를 가진다. 이러한 게놈들은 뒤에 설명하는 RT-PCR의 주요 타깃이 되어 바이러스 진단에 이용된다. 코로나19를 진단하는 방법으로 크게 분자 진단과 면역 항원 항체 진단으로 나눈다.

① 분자 진단(PCR 진단)

검체에서 획득한 바이러스는 크기가 너무 작아(80~100nm) 그대로 검사할 수 없다. 따라서 중합 요소 연쇄 방법Polymerase Chain Reaction(PCR)이란 방식으로 증폭을 해서 검사해야 한다. 1983년도 캐리 멀리스가 처음으로 발명한 PCR은 DNA 또는 RNA의 특정 영역을 시험관 내에 대량으로 증폭하는 획기적인 기술이다. 개발자인 멀리스는 이를 계기로 1993년 노벨 화학상을 수상했다. 증폭된 PCR의 산물들을 전기영동방식으로 읽는

• 국내 코로나19 진단 키트 현황 •

업체	제품명	승인일	유전자 1	유전자 2	유전자 3	유전자 4*
고젠바이오텍	Powercheck 2019 nCoV Real-time PCR kit	2020. 02.04.	E gene	RdRp gene		
씨젠	Allplex 2019-nCoV assay	2020. 02.12.	E gene	RdRp gene	N gene	
솔젠트	DiaPlexQ Novel Coronavirus 2019-nCoV Detection kit	2020. 02.27.			N gene	ORF1a gene
에스디바이오센서	STANDARD M n-CoV real-time Detection kit	2020. 02.02.	E gene	RdRp gene		
바이오세움	Real-Q 2019-nCoV Detection Kit	2020. 03.15	E gene	RdRp gene		

2020. 3. 22 기준

* 유전자 1~4는 각 회사마다 진단 키트를 만들면서 타깃으로 삼는 염기 부위를 의미한다. 예를 들어 씨젠은 총 3개의 유전자 타깃을 정했다.

PCR과 달리, 실시간 PCR은 한 기계에서 DNA 증폭과 양의 측정을 동시에 하는 것을 말한다. 이를 위해선 작은 크기의 염기로 이루어진 서열-특이적 DNA 탐침자가 형광법을 통해 증폭된 DNA의 염기를 읽어야 한다.

흔히 뉴스에서 나오는 진단 키트는 코로나19의 염기 중 일부 부위(M, E나 ORF 단백질 등)의 염기를 특이하게 인식할 수 있는 프라이머와 증폭 시 필요한 염기 등이 들어 있는 시약을 말한다.

즉 PCR은 어느 대학 병원이나 연구소 있는 흔한 장비인데 PCR에 적용할 이 진단 키트가 핵심 기술이다. 신종 바이러스가 출현할 때 앞서 말한 것처럼 전체 바이러스의 게놈을 분석 한 후 어느 부위를 증폭시켜서 진단할 것인지가 중요한 이슈가 된다. 그러나 전염 초기에는 이를 정확히 예측하기가 어려워 과학적 데이터가 누적되어 정확한 진단에 접근하기까지 종종 가이드라인이 수정 보완되기도 한다. 이렇게 PCR 방식으로 바이러스를 진단할 때 그 민감도는 보통 95~99%, 특이도는 거의 100% 이상이 되어야 한다. 메르스 때는 민감도와 특이도가 각각 100%였다. 특히 방역이 중요한 상황에서 민감도가 낮아서는 안 된다. 그러나 뉴스에서 종종 보도가 되듯, 경증이나 무증상일 때 바이러스 자체가 인체에 많지 않아 PCR로 증폭해도 결과가 음성인 경우도 종종 있다. 몇 번이고 재검을 하는 것은 감염의 진행에 따라 검출되는 바이러스의 양이 달라지기 때문이다.

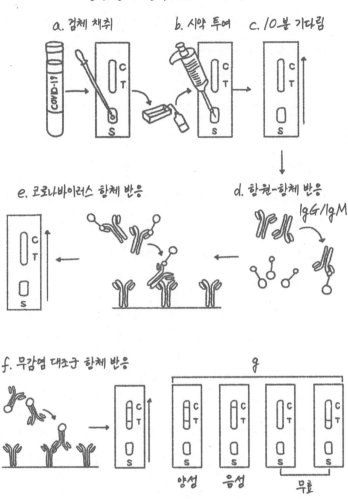

• 신속 항원 검사 키트의 원리 •

a. 검체 채취   b. 시약 투여   c. 10분 기다림

e. 코로나바이러스 항체 반응   d. 항원-항체 반응

IgG/IgM

f. 무감염 대조구 항체 반응   g

양성   음성   무효

양성 - C와 T 두줄, 음성 - C만 한 줄

② 신속 항원 검사

코로나19가 확산되면서 많은 나라가 PCR 검사뿐 아니라 〈신속 항원 검사rapid antigen test〉 키트를 도입하고 있다. 신속 항원 검사는 바이러스 항원에 대한 항체 면역 반응 원리를 이용하여 키트 방식으로 검사하는 원리이다. 이는 마치 리트머스 시험지 같은 스트립에 대상이 되는 항원 혹은 항체를 미리 묻혀 놓고 환자의 혈액을 떨어뜨리면, 혈액 속에 있는 바이러스의 항원이 이에 결합하여 면역 반응을 하면 이를 스트립에 선으로 표현해 준다. 전통적인 임신 반응 검사가 대표적으로 이 면역 크로마토그래피를 사용하고 있으며 의료 업계에서 흔히 검사하는 인플루엔자 키트가 이 방식을 응용한 것이다.

정확도는 회사의 제품마다 다를 수 있지만 최근 나온 논문에 의하면 무증상자인 경우에는 약 71%, 증상이 있는 경우에는 약 87% 정도에 해당한다(과학 저널 『미생물학 스펙트럼』 2021년 12월 호). 특이도, 즉 키트에서 양성이면 실제 양성인 경우는 95% 이상 정도이다. 하지만 민감도를 고려하면 여전히 13~29% 정도에서 위와 같은 음성이 나올 수 있으니, 한 번 검사를 하여 음성이 나온다고 안심할 것이 아니라, 증상이 지속되면 반복 검사를 하여 진단하는 것이 바람직하다.

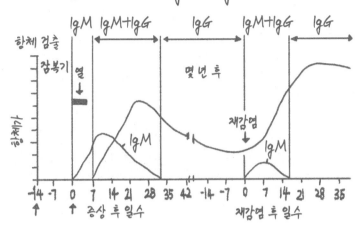

• 바이러스 감염 후 일반 항체(IgM과 IgG)가 생성되는 과정 •

③ 항체 검사 - 일반 항체 검사

혈청 검사로 혈청에서 특히 항체인 IgM 혹은 IgG 역가를 측정함으로 특정 바이러스의 감염을 알아보는 방법이 있다. 이는 이미 의사들에게 잘 알려진 방법이며 A형 간염, 풍진 바이러스, EB 바이러스 같은 흔한 바이러스의 급성기, 혹은 만성기(면역 획득) 등의 감별 목적으로 처방되는 검사법이다.

위의 그림처럼 바이러스에 감염되면 처음에는 약 4주 동안 급성기를 의미하는 IgM 항체가 생성되고, 면역을 의미하는 IgG 항체는 바이러스 감염 후 1주부터 생성되기 시작하여 약 한 달 이후 충분한 항체 값이 생기면서 6개월 이상 지속한다고 할 수 있다.

감염 외에도 백신을 맞아도 IgG 일반 항체는 생성되는데 감염과 달리 일반 항체 지속은 다소 짧은 6개월 정도로 보고되고 있

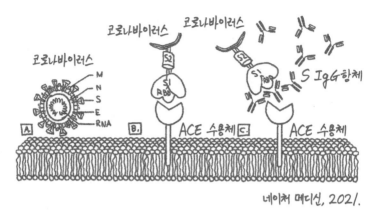

• 중화 항체의 개념 •

코로나바이러스   코로나바이러스   코로나바이러스

M
N
S
E
RNA

S2
S1
RB

S1
S

S IgG항체

ACE 수용체   ACE 수용체

네이처 메디신, 2021.

다. 이 점이 백신을 맞은 후 항체 값이 지속하지 않아 시간이 지나면 다시 감염되고 중증으로 가는 경우가 생긴다.

④ 항체 검사 – 중화 항체

면역 세포인 B 세포의 면역 반응을 보는 일반 항체(IgM/G)라는 전통적인 개념 외에 중화 항체neutralizing antibody라는 개념이 대중에게도 소개되고 있다. 실제로 미국 FDA 등은 일반 항체로 백신 후 면역 획득에 대해 아직 권고하고 있지 않으며, 주요 백신 연구에서는 일반 항체가 아닌 중화 항체를 백신 효과의 여부를 보는 데 사용하고 있다.

다소 복잡한 그림이지만 간단히 설명하면, 코로나바이러스 경우 내핵의 N 단백질과 표면의 S 단백질 등의 여러 단백질로 구성

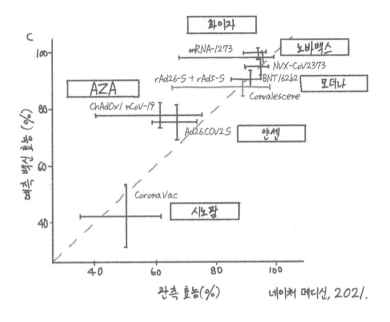

네이처 메디신, 2021.

되어 있는데 S1 단백질(RBD) 돌기가 인간 호흡기의 점막 세포에 있는 ACE 단백질(수용체) 결합을 하면서 바이러스가 인체에 침투하게 된다. 이때 이런 결합을 하지 못하게 만드는 항체(Anti-S-RBD-IgG)를 중화 항체라고 부른다. 기존의 일반 항체는 바이러스에 대한 면역이 획득되었다는 일반적 의미로, 이는 감염 자체를 막는다는 개념보다는 인간의 B 면역 세포의 기억으로 인해 같은 종류의 바이러스에 대해 더 잘 싸우도록 하여 중증 예방을 막는다는 개념인 데 반해, 중화 항체는 바이러스 감염 자체를 침투하지 못하게 하는 항체이므로, 흔히 말하는 백신의 바이러스 예방 지표로 사용되는 개념이다.

2021년 5월, 국제 학술 저널인 『네이처 메디신』은 7개의 백신에 대한 중화 항체 생성 여부, 즉 코로나19의 예방에 대한 임상 시험을 비교한 결과 가장 우수한 백신 그룹으로 화이자, 모더나, 노바백스를 꼽았고(거의 100% 중화 항체 생성), 그 뒤를 이어 아스트라제네카, 얀센이었으며(약 80% 정도에서의 효율), 마지막이 시노팜으로 약 40% 정도의 예방 효과밖에 없었다.

코로나바이러스의 전파, 역학

코로나바이러스는 동물로부터 유래했다. 메르스, 사스 모두 박쥐를 조상 숙주로 보고 있으며, 코로나19 또한 초기 폐렴이 발생한 환자의 검체 서열 분석에 의거하여 박쥐가 근원인 것으로 알려졌다(초기 41명 감염자 중 66%가 화난 수산 시장에 방문한 이력이 있어, 코로나19가 이 시장을 통해 유입되었음을 확인하였다).

사람들끼리는 감염자의 비말(침 방울)이 호흡기나 눈·코·입의 점막으로 침투될 때 전염되는 것으로 알려져 있다. 코로나19는 대부분 호흡기 비말을 통해서 감염된다. 비말은 눈에 보이지 않지만 대화나 기침을 통해서 이동한다. 큰 재채기가 가장 멀리 비말을 보낼 수 있지만 상대적으로 커서 무게가 있기 때문에 보통은

2m 내에 바닥으로 떨어진다.

감염자가 기침이나 재채기를 할 때 작은 비말에 바이러스와 세균이 섞여 나와 타인에게 감염되는 것으로 통상 이동 거리는 2m로 알려져 있다. 환자의 침 등이 눈에 직접 들어가거나, 바이러스에 오염된 손으로 눈을 비비면 눈을 통해 서로 감염될 수 있다.

비말은 테이블, 손잡이와 같은 사람 주변의 물체와 표면에 떨어질 수 있다. 이러한 물체나 표면을 만진 다음 눈, 코 또는 입을 만지면 감염될 수 있다. 따라서 비누와 물로 손을 정기적으로 씻거나 알코올 성분으로 손을 문지르는 것이 중요하다. 비말에 의한 감염은 직접적으로 감염된 사람과의 대화나 식사를 통해 입으로 흡입하거나 아님 비말이 묻은 엘리베이터 버튼이나 소지품 등을 매개로 감염되기도 한다.

코로나19에 대해서는 비말 전파를 넘어서 에어로졸(미세 입자)을 통한 공기 감염이 가능한지에 대해서도 논의가 있지만, 아직도 확실하지 않고 현재까지는 보고된 내용도 없으며, 아마도 어려울 것이라는 쪽에 무게가 실리고 있다. 에어로졸은 더 작고 가벼우므로 8m가량 이동할 수 있으며 현재까지 에어로졸을 통한 공기 전파가 가능한 질환은 결핵, 홍역, 수두, 천연두이다. 코로나19에서는 공기 감염을 시사하는 결과는 아직 발표되지 않았다.

또한 바이러스가 소변과 대변에 존재할 수는 있지만, 소변과 대변에 존재하던 바이러스가 입으로 전달되어서 감염되었다는 보고는 없고, 바이러스가 물이나 상하수도에서 생존했다는 보고도 없다.

또한 최근 논문에 따르면 산모에서 신생아로 수직 감염 사례가 있는 것으로 확인되었으나 신생아들은 모두 경증으로 특별한 문제 없이 회복되었다. 중국 우한 소아 병원에서 코로나19로 확진된 33명의 산모에서 제왕 절개로 출생한 33명의 신생아 중 3명(9%)에서 코로나19가 확진되었으나 모두 경증이었다.[2] 아직까지 모유를 통해서 바이러스가 전파된다는 근거는 없다.

코로나19의 증상

코로나19는 감염 시 상·하기도 모두에서 번식 가능하다. 초기 증상이 다양하고 상대적으로 가벼운 편이지만 약 2~14일의 잠복기 후 37.5도 이상의 발열 및 기침, 호흡 곤란 등의 호흡기 증상, 폐렴이 주요 증상으로 나타난다. 피로나 근육통으로 나타날 수도 있다. 덜 흔한 증상으로는 코막힘, 두통, 결막염, 인후통, 설사, 후각이나 미각의 상실, 피부 발진, 손가락과 발가락의 변색들도 있을 수 있다. 일부 환자들은 아주 가벼운 증상만 있거나 무증상인 경우도 있다.

대부분의 사람들(약 80%)은 병원 치료 없이도 질병에서 회복

• 감기, 인플루엔자, 코로나19의 비교 •

구분	단순 감기	인플루엔자(독감)	코로나19
증상 발생 위치	주로 상부 호흡 기관 (상기도)	주로 상하부 호흡 기관	주로 하부 호흡 기관 (하기도)
주요 증상	콧물, 인후염, 열과 두통으로 인한 무기력증	두통, 근육통, 기침, 한기를 동반한 고열	발열, 마른 기침, 근육통, 피로
잠복기	잠복기 없음	일주일~몇 주 동안 길게 지속	잠복기 평균 7~14일 추정
회복 소요 시간	일주일 안에 회복		약 13~18일 (국내 기준)
감염 판단 방법	별도 검사 없음	인플루엔자 바이러스 검사	코로나 유전자 유무 검사

질병 관리 본부, 신종 감염병 중앙 임상 위원회의

된다. 코로나19에 걸린 환자 중 15~20% 정도가 심하게 아프고 약 5% 정도가 중환자실 치료를 필요로 한다. 중환자실 치료를 필요로 하는 환자의 대부분에서 저산소성 호흡 부전이 발생하며 이 중의 70%가 기계 환기 치료를 받으며 30%에서 패혈성 쇼크가 발생한다. 그리고 약 10~30%에서는 신부전이 발생할 수 있어서 주의가 필요하다. 주로 고령자, 고혈압, 심장 및 폐 문제, 당뇨병 또는 암과 같은 기저 질환이나 근본적인 의학적 문제가 있을 때는 건강군에 비하여 예후가 좋지 않다.

코로나19의 치료제

대한 감염 학회는 현재 코로나19에 대하여 지지 치료 이외에 확립된 항바이러스제 표준 치료 방법은 없고 제한된 자료를 바탕으로 담당 의료진의 판단에 따라 항바이러스제 투여를 시도할 수 있다고 하였다.

또한 대규모 연구 결과가 필요하기는 하나 환자의 예후나 병의 경과에 도움이 될 수 있어 혈장 치료도 치료 약제로 사용할 수 있다고 하였다. 혈장 치료제란 코로나19에 감염되었다가 완치된 사람의 혈장에 들어 있는 항체와 면역 글로불린만을 추출해서 농축시킨 제제이다. 이 외에도 세균성 감염이 동반되어 있거나 의심될 때는 항생제를 사용해 볼 수 있고, 천식의 악화나 승압제(혈압을 올리는 약물)가 필요한 중증 패혈성 쇼크 등 다른 상태가 동반된 경우 스테로이드 투여를 고려해 볼 수 있으며 인터페론과 칼레트라 병합 요법 등도 의료진의 판단에 따라 투여를 고려해 볼 수 있다고 했다.

현재 FDA에서는 코로나19로 치료받고 완전히 나은 사람들의 혈장을 기증받고 있다. 이는 현재까지도 확실한 치료법이 없는 상태에서 회복한 환자들의 혈장에서 바이러스와 싸워 이길 수 있는 다양한 면역 항체를 추출해서라도 치료와 고위험군 감염 예방에 적극적으로 사용하려고 하기 때문이다.

국내외 기업에서 개발한 코로나19 치료제는 크게 약물 재창출,

• 코로나19 치료제의 종류 •

개발 속도	빠름			느림
구분	**약물 재창출**	**혈장 치료제**	**항체 치료제**	**신약 개발**
의미	기존에 다른 목적으로 개발되어 약물성 및 부작용, 독성이 검증된 임상 약물로, 코로나19에 대한 약리 효능만 확인하는 방법	완치자의 혈액에 항체가 생겼다는 가정하에 완치자의 혈장(항체)을 분리, 정제, 제제화를 통해 감염 환자에게 투입하는 방법	세포주를 이용하여 인공 항체를 만드는 방식으로 코로나19 (항원)에만 반응하는 항체 단백질을 발견, 개발하여 치료제로 활용하는 방법	전 임상 시험의 후보 물질 발굴이라는 첫 단계부터 허가 완료 및 판매의 전 단계에 걸쳐 새로운 약 개발
특징	개발 기간이 짧고 비용이 크게 절감되거나 특허권 보호가 취약	개발 기간이 상대적으로 짧지만 개발 및 생산 시가 충분한 혈장 확보가 필요	의약품 중 빠르게 성장하는 분야로 글로벌 바이오 의약품 Top 10의 큰 부분을 차지한다. 상대적으로 긴 개발 기간 필요	평균 9~13년의 기간으로 개발 기간이 매우 길고 비용이 크게 발생하는 단점이 있음
개발 기업	길리어드 사이언스, 에브비, 존슨앤존슨, 후지필름도야마화학 등	GC녹십자, SK플라즈마, 다케다 등	리제네론, 사이토다인, 일라이 일리, 셀트리온, 유틸렉스 등	바이오크리스트, 비어바이오 테크놀로지, 화이자 등

삼정 KPMG 경제 연구원

혈장 치료제, 항체 치료제 및 신약 개발로 나눌 수 있는데 그중에서도 기존에 다른 목적으로 개발 중인 치료제를 코로나19에 적용하는 방식인 〈약물 재창출〉 방식이 개발 속도가 빠르고 비용을 줄일 수 있어 주목받고 있다.

현재까지는 셀트리온의 항체 치료제가 임상1상 승인을 받은 상태이고, GC녹십자의 항체 치료제도 임상2상을 진행 중이다. 길리어드사의 에볼라 치료제인 렘데시비르도 회복 기간을 약 15일에서 11일로 줄이는 효과가 있었다고 발표되었고 국내에서 80여 명이 투여받았다. 하지만 좀 더 확실하고 안정성이 입증된 치료제는 계속 개발이 필요한 상태이다.

코로나19의 주요 방역 수칙

질병을 예방하는 가장 좋은 방법은 바이러스에 노출되는 것을 피하는 것이다. 바이러스는 감염된 사람이 기침, 재채기 또는 대화할 때 생성되는 호흡기 방울을 통해 확산되며, 무증상인 환자들에 의해서도 전염이 된다.

① 손 씻기
공공장소에 다녀온 이후 음식을 준비하거나 먹기 전후, 화장실 사용한 후, 코를 풀거나 기침이나 재채기를 한 후, 토하거나

설사한 사람을 돕기 전후, 상처 치료 전후, 동물이나 동물 폐기물을 만진 후, 애완동물 음식이나 용품을 만진 후, 쓰레기를 만진 후는 꼭 손을 씻어야 한다.

비누와 물로 20초 이상 씻으며 비누와 물이 없으면 60% 이상의 알코올이 함유된 손 소독제를 사용하여 손의 모든 표면이 건조될 때까지 문질러야 한다. 씻지 않은 손으로 눈, 코, 입, 얼굴을 만지지 않아야 한다.

손을 씻는 5단계(WHO 권고)

1. 깨끗한 흐르는물에 손을 적신 뒤에 물을 잠그고 비누를 바른다.

2. 비누 거품을 내어 손등과 손바닥, 손가락 사이와 손톱 아래까지 비빈다.

3. 최소 20초 동안 손을 비누 거품으로 문지른다. 정확한 시간을 모르겠다면 〈생일 축하합니다〉 노래를 처음부터 끝까지 2번 부를 동안 문지른다.

4. 흐르는 물에 손을 깨끗이 씻는다.

5. 깨끗한 수건이나 핸드 타월, 에어 드라이어를 사용해 손을 건조시킨다.

② 밀접 접촉 피하기

집 안에서도 호흡기 증상이 있거나 아픈 사람과는 2미터 이상의 거리를 유지하고, 집 밖에서도 다른 사람과 2미터 이상의 거리 유지하는 것이 중요하다. 증상이 없어도 전염될 수 있으니 사람이 많은 곳은 피하는 것이 좋다.

③ 마스크 착용

증상이 없어도 전염을 시킬 수 있으므로 외출할 때는 모두 마스크를 착용하도록 한다. 단 2세 미만의 어린이, 호흡 곤란이 있거나 의식이 없는 사람, 도움 없이 스스로 마스크를 제거할 수 없는 사람은 마스크를 하지 않는다.

마스크를 끼기 전에는 손을 깨끗이 씻고, 마스크에 찢어진 부분이나 구멍이 있는지 확인해야 한다. 철제 와이어가 있는 부분이 위로 가게 하고, 색상이 있는 면이나 로고가 있는 면이 외부로 향하도록 한다. 마스크를 얼굴 모양에 맞게 밀착하고, 코 부분의 와이어를 코 모양에 맞춰 밀착시킨 뒤 입과 턱을 덮도록 한다. 또한 마스크를 착용한 상태에서는 마스크를 만지지 않도록 해야 한다.

사람은 무의식적으로 1시간당 평균 15~20회가량 얼굴을 만진다는 연구가 있다. 마스크 착용도 중요하지만 마스크 바깥 표면을 손으로 만지지 않는 것이 중요하다. 마스크 바깥 면은 우리가 그토록 걸러내고 싶어 하는 바이러스 입자가 집적되는 표면이기 때문이다.

사용 후에는 깨끗한 손으로 마스크를 벗고, 마스크 외부 오염된 표면에 닿지 않도록 마스크를 조심스럽게 제거한 뒤 바로 버린다. 마스크는 재사용하지 않아야 한다. 또한 마스크를 만지거나 버린 후에는 손을 씻는다.

마스크를 끼는 것이 기본적 위생 지침인 손 씻기나 사회적거리두기를 대체할 수는 없다. 마스크를 끼고서도 사람이 많은 곳은 피하고 손을 자주 씻어야 한다.

④ 기침과 재채기

마스크를 쓰지 못한 경우 휴지로 꼭 가리거나 팔 안쪽으로 막고 해야 한다. 그리고 사용한 휴지는 바로 쓰레기통에 버리고 바로 비누와 물로 최소 20초 동안 손을 씻는다.

⑤ 청소와 소독

자주 접촉하는 표면들은 매일 청소하고 소독해야 한다. 테이블, 손잡이, 스위치, 부엌 조리대, 책상, 전화기, 키보드, 화장실, 수도꼭지, 싱크대 등 표면이 더러운 곳은 청소하며 세제, 비누, 물을 사용한 후 다시 한번 가정용 소독제 등을 쓰는 것이 좋다.

⑥ 건강 모니터링

열, 기침, 호흡 곤란 등의 증상에 늘 주의하며 잘 관찰해야 하며, 증상이 있을 때는 체온을 측정한다(운동 직후 30분 이내는 측정하지 않고, 타이레놀과 같이 체온을 낮출 수 있는 약물을 복용한 후 측정하지 않는다).

옷, 신발, 물건, 택배, 화장실 등을 통한 감염

옷과 신발을 통해 코로나19가 집으로 들어오는 건 아닌지, 집에 가지고 온 물건이나 식료품, 비닐봉지, 신발이나 옷은 괜찮은지 걱정될 수 있다. 외부에 다녀오려면 어쩔 수 없이 신발과 옷을 착용해야 하는데, 결론부터 말하자면 옷은 위험이 낮다. 우리가 코로나19에 대해서 아직 전부 아는 것은 아니지만 동네나 마트에 잠깐 다녀온다면, 옷이나 신발을 통해 코로나19에 걸릴 가능성은 거의 없고 지금까지 의류나 신발을 통해 코로나19가 전염되었다는 증거 또한 없다. 습도와 수분은 바이러스가 증식 여부에 있어 중요한 환경 요인인데 대부분의 옷감이나 천은 이런 환경을 제공하지 않으므로 옷은 바이러스의 생존에 도움이 되지 않는다.

하지만 의료 종사자와 같은 고위험군인 경우나, 확진자를 돌보거나 가까이 있는 경우엔 예방 위생의 차원에서 자주 세탁을 하는 것이 필수적이다. 또한 사람이 밀집한 지역을 다녀왔거나 누가 근처에서 기침이나 재채기를 했을 때는 옷을 바로 세탁하는 것이 좋다. 특수한 세제는 필요하지 않고 대부분의 가정용 세제로 세탁하면 바이러스는 죽는다.

신발은 어떨까? 신발은 원래 옷보다는 더 더러울 수밖에 없다. 따라서 박테리아 및 기타 오염 물질을 집으로 운반할 가능성이 높다. 미국 질병 통제 예방 센터(CDC)에서 발표한 새로운 연구에 따르면 코로나19는 신발 밑창에서 살 수 있다고 한다. 이 연구진들은 중국 우한의 병원 중환자실에서 의료진이 착용한 신발 밑창에서 코로나19를 발견했고 이로 인해 의료진 신발 밑창이 코로나19의 매개체가 될 수 있다고 발표했다. 그럼에도 불구하고 전문가들은 신발 밑창을 손으로 만질 일이 많지 않으므로 신발을 통해 코로나19가 전파될 확률은 낮다고 본다.

그러나 좀 더 확실히 하고 싶다면, 집에 들어오기 전에 신발을 소독하거나 외부에 두거나, 현관문과 가까운 장소를 지정하여 신발이나 외투를 다른 것들과 분리해서 놔두면 된다. 우리나라는 집에서 신발을 신지 않는 문화이므로 외투만 분리해서 걸어 두면 충분하다.

코로나19가 실제로 인체 외부의 다른 표면에서 생존할 수 있으며, 만지면 투과될 수 있으며 표면의 유형에 따라 플라스틱과 스테인리스 표면에서는 72시간(3일)까지 생존하고 골판지(택배박스)에서는 약 24시간, 구리에서는 4시간 정도 생존했기 때문에 조심해서 나쁠 것은 없다.

우리나라에서도 2020년 5월 말경 특정 택배 회사에서 감염이 확인되며 많은 사람들이 택배를 통해 코로나19가 감염될 것을 우려했지만, 아직까지 택배를 통한 감염 사례는 보고되지 않았으며 택배 박스에서의 생존 시간과 복잡한 이동 경로를 생각해 봤을 때 가능성은 매우 낮다. 구입한 택배 박스를 반드시 소독하고 개봉한다거나 주문한 식료품의 포장을 닦는 등의 행위를 꼭 할 필요는 없고 택배를 개봉하여 물건을 정리한 뒤에 손을 깨끗하게 씻는 정도로도 충분하다.

코로나19는 주로 호흡기를 통해서 감염된다고 알려져 있지만 대변을 통해서도 이론적으로는 감염이 가능하다. 예를 들어 감염자가 대변을 본 뒤 눈에 보이지 않는 바이러스가 그의 손을 통해 화장실의 여러 시설에 묻을 수 있다. 또한 뚜껑을 닫지 않고 변기 물을 내리면 대변 속의 바이러스가 공기 중으로 퍼지면서 감염자 다음에 화장실을 사용하는 사람의 입이나 점막으로 침투하여 감염시킬 수도 있다. 하지만 아직까지 대변을 통해서 감염되었다는 보고는 나오지 않았다.

우리는 바이러스에 대한 두려움으로 어떤 물건을 통해 바이러스가 옮을 확률에 대해서 걱정하지만 코로나19는 호흡기 비말을 통해 퍼지고, 여전히 사람에서 사람으로의 직접적인 전염이 주요 노출 경로이다. 어쩔 수 없이 나갔다 와야 하는 경우 외출할 때 안전한 사회적 거리를 유지해야 하고 마스크를 꼭 착용해야 한다. 문 손잡이와 같이 많은 사람들이 공동으로 사용하는 표면을 만질 때는 꼭 손 소독을 해야 하며 집에 와서는 바로 손을 물로 충분히 씻어야 한다. 옷이나 신발을 소독하는 것도 필요하지만, 마스크를 끼고 손을 깨끗하게 유지하고 얼굴을 만지지 않는 기본적인 수칙이 훨씬 더 중요하다.

　마지막으로 다시 한번 강조한다면, 가장 중요한 방역은 사회적 거리 두기를 통한 감염원 차단, 그리고 마스크 착용과 손 씻기이다.

2
인체의 면역 작동 방식

면역이란?

면역은 한자로는 免疫, 글자를 그대로 풀이하면 〈역을 면한다〉는 뜻이다. 역은 역병과 같은 전염병, 유행성 질병을 뜻하기에 면역은 감염에 의한 질환을 피한다는 의미로 쓰인다.

사실 우리의 몸에는 수많은 미생물들이 잠시 들어왔다가 나갔다 하면서 늘 공존하며 살고 있다. 눈으로 볼 수는 없지만 우리가 만지는 모든 것, 손잡이, 문고리, 키보드, 마우스, 엘리베이터 버튼, 그리고 우리의 겉옷, 속옷, 양말, 목걸이, 반지, 핸드폰 등에도 수많은 미생물이 붙어 있다. 이런 미생물 중에서는 실제로 우리의 몸을 공격하는 병원체가 있을 수 있고 그런 나쁜 미생물들이 우리 몸의 방어선을 뚫고 들어온다고 해도 우리는 대부분의 날들을 건강하게 생활한다. 왜냐하면 우리 몸에는 외부의 침입자를

• 피부 면역과 점막 면역 •

피부에 의한 면역 작용

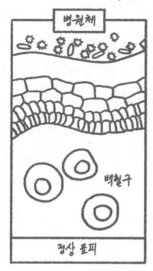

병원체

정상 표피

백혈구

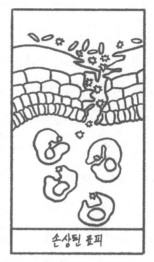

손상된 표피

피부가 손상되면 병원체가 들어와 체내 방어 작용이 시작된다.

점액에 의한 면역 반응

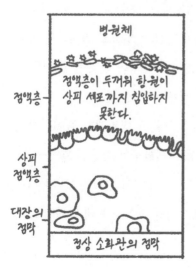

병원체

점액층이 두꺼워 항원이 상피 세포까지 침입하지 못한다.

점액층

상피 점액층

대장의 점막

정상 소화관의 점막

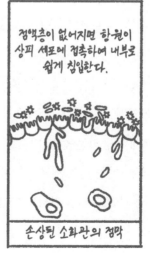

점액층이 없어지면 항원이 상피 세포에 접촉하여 내부로 쉽게 침입한다.

손상된 소화관의 점막

걸러서 공격하는 면역 체계를 갖추고 있기 때문이다.

우리의 면역 체계는 우리의 몸에 있는 군대와 같다. 그래서 적군(비자기)과 아군(자기)을 구별해 낸다. 적군으로 판단하면 공격하고, 아군으로 판단하면 보호한다. 적으로 판단된 우리를 공격하는 각종 바이러스와 세균, 진균, 기생충의 감염과 질병들로부터 아군인 우리 자신을 보호하고 설사 감염되어 부상하더라도 회복하는 데 도움을 주며, 암과 같은 돌연변이로 생긴 세포들을 없애는 역할을 한다. 그래서 올바른 면역 기능은 생존에 필수적이다.

우리 몸의 첫번째 면역은 피부, 코의 점막, 위산과 같은 강력한 소화액이다. 일단 피부에 병원균이 있어도 피부 장벽이 막아 주어 내부로 들어오지 못하고, 점막은 끈적한 점액으로 접촉을 막으며, 입으로 들어온 미생물들은 위산에 의해 대부분 녹아 버린다. 아이들이 손을 빨아도, 손에 있는 모든 균이 우리 몸 내부로 들어와 바로 감염되지 않는 이유는 이런 기본적인 방어벽들이 있기 때문이다. 물론 손을 빨거나 더러운 것을 만진 후 입으로 가져가는 횟수가 증가한다면 미생물의 양이 많아져 일부는 감염을 일으킬 수 있기에 방어벽만 믿고 행동하는 것은 좋지 않다.

만약에 이러한 첫 번째 방어벽을 뚫고 병원체가 들어온다면 빠르게 반응하는 선천 면역을 통해 백혈구의 일종인 호중구, 대식 세포, 자연 살해 세포(NK 세포) 등이 나와 침입을 무력화시킨다. 그 외에도 후천 면역의 다양한 작동 방식을 통해 단계별로 외부의 침입을 방어한다.

면역에 관한 기본 용어들

면역계는 약 5L의 혈액(70kg 성인 기준, 체중의 약 6~8%가 혈액량)과 림프액(림프관 내부에 있는 무색의 액체)으로 구동되는 복잡하고도 정교한 전투 시스템이다.

• 항원: 외부에서 우리 몸에 침입한 병원체가 가지는 특수한 모양의 단백질의 일종이다.

• 항체: 항원이 외부에서 들어오면 내부의 면역 세포에서 만들어 내는 단백질로, 특정 항원과 결합하여 몸속의 혈액과 림프액 속을 다니며 항원 항체 반응을 일으킨다. 면역 글로불린이라고도 한다.

• 선천 면역: 자연 면역, 내재 면역이라고도 하며 외부의 공격에 민첩하게 먼저 반응해서 싸우는 면역이다. 외부 적의 공격을 통해 배워 나가는 면역이 아니라 태어날 때부터 존재하는 면역이다. 모든 외부의 적들에 같은 반응을 해서 비특이적인 면역 반응을 나타내지만 즉각적이며 빠르다. 대식 세포, 기침 반사, 피부, 위산, 점액 등도 선천 면역의 일종이다.

• 후천 면역: 획득 면역, 특이 면역, 적응 면역이라고도 하며 타고 나는 면역과는 달리 평생 동안 발전하는 면역이다. 침입하는 병원체에 따라 그때그때 맞춤형으로 다른 반응을 하며 특이성을 지닌다. 바이러스, 세균 등의 감염이나 질병에 노출되거나 백신

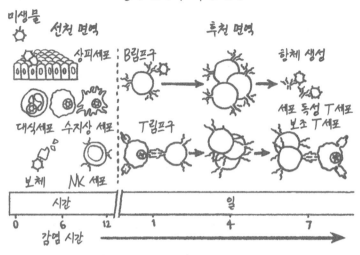

• 선천 면역과 후천 면역 •

미생물
선천 면역   후천 면역

상피세포   B림프구   항체 생성

대식세포 수지상 세포   T림프구   세포 독성 T세포
                                              보조 T세포

보체   NK 세포

| 시간 | 일 |

0   6   12   1   4   7
감염 시간

을 통해서 형성되며, 선천 면역과는 달리 감염 즉시 가동되지 않고 최소 3~6일 정도 후에 침입자를 공격하므로 느린 편이다. 그 전까지는 선천 면역으로 외부의 적에 대응한다.

우리의 면역계가 외부의 병원체에 노출이 되고 그것을 기억하여 치료하는 법을 계속 배우면 다음에 유사한 병원체에 노출되었을 때 더 빠르고 효율적으로 면역계가 갖춰지는데 이러한 역할을 후천 면역이 담당한다. 백혈구의 약 30%를 차지하는 림프구의 T세포와 B세포가 후천 면역의 주 역할을 한다.

•B 세포 : 림프구의 약 15%를 차지하며, 체액성 면역*에 관여

* 체액 내부에서 일어나는 면역이라고 해서 체액성 면역이라고 하는데 보통은 혈액이나 조직에서 일어나는 면역 반응을 말한다. B림프구에서 만든 항체를 통해 면역 활동을

362

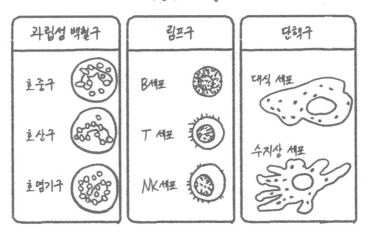

•백혈구의 종류•

과립성 백혈구	림프구	단핵구
호중구	B세포	대식 세포
호산구	T 세포	수지상 세포
호염기구	NK세포	

한다. 침입자의 항원을 인식하고 특정한 꼬리표를 달아 다른 면역 세포들이 알아보기 쉽게 하며 혈장 세포가 되어 항체를 생성해 항원과 싸우는 역할을 한다. 추후 같은 항원이 우리 몸에 침입하면 미리 기억해 두었다가 인식하고 항체를 생성하여 공격하는 역할을 한다.

•T 세포 : 림프구의 약 70~80%를 차지하고 주로 세포성 면역**에 관여한다. 3가지의 타입이 있는데 항원 제시 세포***로부터 오는 정보를 인식하여 외부 물질이면 제거한다.

한다.
** 항체를 통해 이뤄지는 체액성 면역과는 다르게 직접적으로 항원을 접촉해 공격하는 면역으로 주로 T림프구가 관여한다.
*** 항원 제시 세포(APC, antigen presenting cell)는 외부에서 침입한 적인 항원이 어떠한 것인지 알려 주는 역할을 하는 세포이다.

• 세포 독성 T 세포 : 킬러 T 세포라고도 불리는 세포 독성 T 세포는 항원에 감염되었거나, 암에 걸렸거나, 이식된 장기와 같은 외부 세포들을 직접 화학 물질을 분비하여 공격하여 파괴한다.

• 보조 T 세포 : 항원을 인식해서 항체를 생산하는 데 도움을 주고 다른 림프구와 대식 세포를 활성화시켜 병원체를 효과적으로 없애는 데 도움을 준다.

• 조절 T 세포 : 조절 T 세포는 이름처럼 면역을 조절하는 역할을 하는데, T 세포가 외부의 적과 자신을 구분하지 못해 스스로를 공격하는 일이 없도록 조절하는 역할을 통해 우리의 장에 있는 정상 세균총과 같은 것들은 적으로 인식하여 공격하지 않도록 하며 특히 자가 면역 질환을 예방하는 데 중요한 역할을 한다.

<집단 면역>으로 코로나19를 이길 수 있을까?

특이하게도 인구 1000만 명의 북유럽 국가인 스웨덴은 치료제와 백신이 없는 이번 코로나19 사태를 <집단 면역>이라는, 다른 나라들에서 시도해 보지 않은 과감한 방역 정책을 통해 정면 돌파하며 헤쳐 나가려고 했다.

강력한 봉쇄 정책을 펴는 다른 국가들과 달리 스웨덴은 사회적 거리 두기를 느슨하게 하면서 일상생활을 영위하도록 하며 방역을 동반하는 정책을 펴왔다. 50인 이상의 모임을 금지하고 고등학교, 대학교의 수업은 중단했지만 중학교 이하의 학교는 휴교하지 않았고 쇼핑센터, 마트, 식당 등도 영업을 지속했다. 스웨덴의 방역 논리는 코로나19에 대한 백신이나 치료제가 없는 상태에서 구성원의 일정 비율이 바이러스에 자연스럽게 노출되어 감염되었다가 회복하면서 저절로 면역을 가지면서 궁극적으로는 전체 집단의 감염이 줄어든다는 〈집단 면역〉이었다. 하지만 결론적으로 이 정책은 성공하지 못했다. 스웨덴 당국은 2020년 5월 기준으로 코로나19에 면역을 가진 스웨덴 인구 비율이 25~30%일 것이라고 추정했지만 4월 말 기준 1,000여 명을 대상으로 한 검사에서도 항체 생성률은 약 7%에 지나지 않았다. 미국의 메이요 클리닉에 따르면 코로나19 집단 면역이 성공적으로 안착하려면 구성원의 최소 70% 정도가 면역을 가지고 있어야 한다고 말했다. 집단 면역이 절대적으로 불가능하다는 것이 아니라, 아직 인류가 온전히 이해하지 못한 신종 바이러스, 그것도 치사율이 높은 편인 바이러스를 국가 전체의 집단 면역을 통해 해결하겠다는 것은 시기 상조일 수 있다. 집단 면역에 도달하기 위해서 수많은 사람들의 희생과 고통이 필요하기에 WHO에서도 미래형 방역 조치로 분류한 바 있었다. 실제 스웨덴의 사망률은 2020년 5월 중순만을 기준으로 했을 때는 유럽 국가 중에서 가장 높았다. 이미 이전에 폭발적인 증가를 보여 치사율의 정점을 찍은 영국, 스페인, 이탈리아 등에서 사망자 증가세가 둔화되는 중에도 스웨덴의 치사율이 계속 높아졌다.

이를 두고 『워싱턴 포스트』는 〈스웨덴은 코로나19 감염자와 사망자 수에 있어 자신들이 취한 정책의 값비싼 대가를 치르고 있는 것으로 보인다〉고 평했고 WHO에서도 집단 면역은 대안이 될 수 없다고 경고했다. 특히 사망자의 다수가 취약 계층인 요양 시설의 노인 환자에서 대거 발생하여 〈고령자 홀대론〉까지 나와 더욱 비판을 받았지만 5월 말까지 스웨덴 보건 당국 대변인은 아직까지 성공 여부를 판단하기는 이르다며 집단 면역 정책을 고수한다고 밝혔다. 2020년 6월 초가 되어서야 스웨덴 안데르스 텡넬 스웨던 공공 보건청장이 사망자가 너무 많다는 것에 동의한다며, 더 강력한 조치를 취했어야 했다고 처음으로 자국의 집단 면역 시험에 부정적인 평가를 했다.

하지만 2020년 8월에 들어서면서 스웨덴의 신규 확진자가 급속도로 줄어서, 다양한 해석이 나오고 있다. 집단 면역의 효과가 뒤늦게 나타났다는 분석부터, 집단 면역 정책을 수정하여 일부 봉쇄하기로 한 방역 대책과 여름 휴가로 인한 인구 밀집 시설들의 인구 감소 때문이라는 반대 의견도 있었다. 만약 집단 면역으로 인한 것이라면 스웨덴 인구의 항체 생성률을 조사한 연구가 뒷받침되어야 할 것이다.

사이토카인 폭풍 증후군

사이토카인 폭풍 증후군cytokine storm syndrome(CSS)은 사이토카인 방출 증후군cytokine release syndrome(CRS)이라고도 한다. 세포란 뜻의 사이토cyto와 움직이다라는 뜻의 키네인 kinein으로 만들어진 사이토카인cytokine은 면역 세포에서 분비되는 면역 조절 역할을 하는 단백질의 일종이다.

이러한 사이토카인의 종류에는 인터루킨(IL), 종양 괴사 인자(TNF), 인터페론(IFN) 등 여러 가지가 있다.

사이토카인은 염증에 반응하는 면역 단백질로, 원래는 감염을 막고 암을 막기 위해 존재한다. 하지만 이러한 사이토카인이 과하게 나와서 통제 불가능한 상태가 되면 오히려 인체를 위협할 수 있다.

사이토카인 폭풍은 면역 시스템이 이상 반응을 일으킨 결과이다. 외부의 어떤 바이러스가 인체에 침입하면 우리 몸의 면역 세포들은 침입자와 싸우기 위해 열심히 일을 시작한다. 그런데 적당한 면역 반응을 넘어서서 지나치게 활발한 면역 반응이 일어나면 짧은 시간 동안 염증성 단백질을 과잉 생산하게 된다. 이로 인해 발열과 인체 내 각종 장기에 문제를 일으키고 더 나아가 사망에 이르게 한다. 면역 세포들이 공격 대상을 제대로 파악하지 못하고 외부 침입자뿐 아니라 내부의 정상적인 아군 세포들까지 공격하기 때문이다.

코로나19로 인한 사이토카인 폭풍은 우리 몸의 면역들이 과작

•적절한 면역 반응과 과도한 면역 반응•

코로나19 감염

적절한 면역 반응	과도한 면역 반응
⬇	⬇
항바이러스 상태 활성화 바이러스 증식 억제 감염 세포 제거 조직 손상 회복	사이토카인 폭풍 염증 심화 정상 세포 사멸 혈관 폐쇄 조직 섬유화 급성 폐 손상
⬇	⬇

용하여 폐 조직을 공격하여 급성 폐 손상을 일으킨다. 그리고 더 나아가 호흡 곤란 증후군(ARDS)으로까지 진행시켜 생체 리듬을 불안정하게 만든다. 이 상태에서 회복이 되지 못하면 결국 저산소증 호흡 부전에 의한 장기 부전으로 사망하는 경우가 생긴다.

이런 사이토카인 폭풍은 주로 젊은 사람들에게서 발생한다. 그 이유는 젊고 건강한 사람일수록 면역력이 강해서 외부의 강력한 침입자에 지지 않고 똑같이 강력하게 사이토카인 단백질을 많이 분비하면서 반응하기 때문이다.

왜 젊은 사람들 대부분은 바이러스에 걸려도 무증상이거나 가

368

볍게 감기처럼 앓고 지나가는데 어떤 사람들은 사이토카인 폭풍이라는 치명적인 면역 반응이 생길까. 누구는 생기고 누구는 생기지 않는지에 대해서 아직까지 정확히 알려진 바는 없다. 아마도 유전적 돌연변이를 포함한 위험 요인이 있을 것이라고 추측할 뿐이다. 그리고 안타깝게도 아직은 이 사이토카인 폭풍을 예방할 만한 효과적인 방법이 없다. 또한 코로나19와 연관된 사이토카인 폭풍에 정립된 치료 방법도 아직은 없다. 하지만 이전에 사스나 메르스 때도 발생했던 사이토카인 폭풍 사례를 참고할 수 있고 그 경우에 썼던 경험적인 치료 방법들을 적용해 볼 수 있다. 예를 들어 고용량 스테로이드와 같은 광범위 면역 억제제를 사용한 치료법 등이 있다.

스테로이드와 같은 약물들은 면역계를 전체적으로 광범위하게 억제시킨다. 그 결과 사이토카인 폭풍을 일으키는 사이토카인들만 줄이는 것이 아니라 실제로 바이러스랑 잘 싸우는 T 세포들까지도 억제시키므로 필요한 면역 반응까지 억제되는 부작용을 겪을 수도 있다.

코로나19는 기본적으로 폐를 공격하는 폐 질환이지만 최근 나온 연구에 따르면 많은 수의 코로나19 환자는 심장 문제를 동반하고 있었다. 코로나19가 ACE2라는 수용체를 통해서 인체를 감염시키는 데, 이 수용체는 심장과 혈관에도 있으므로 이 수용체를 통해 심장 세포에 들어가 감염된 것이 아닐까 추측한 것이지만, 이것은 사스 때에도 관찰되었다. 코로나19 환자를 대상으로 한 연구에 따르면 사망한 환자의 약 22%가 심혈관 질환을 같이 동반한 것으로 나타났고 기존에 심장 질환을 가지고 있었던 환자의 사망률이 당뇨나 고혈압, 암과 같은 질환을 가졌던 환자에 비해 높았다. 우리나라에서도 대구 계명대 심장내과에서 코로나19 확진을 받은 후 급성 심근염 증상을 보인 21세 여성의 사례가 보고되기도 했다.

코로나19가 심장을 손상시키는 방식에는 몇 가지가 있다. 감염으로 인한 전신적인 염증, 바이러스가 심혈관계를 직접 감염시켜 손상시키는 방식, 코로나19를 잡기 위해 투여되는 경험적인 약물에 의한 독성 등 아직 명확하게 밝혀지지는 않았지만 우리의 평소 면역을 잘 유지하고 노출을 최소화하는 것만큼 중요한 것은 없다.

3
영양소의 단위[1]

보건 복지부와 한국 영양 학회는 5년마다 〈한국인 영양 섭취 기준〉을 발표한다. 영양 섭취 기준에는 연령대와 성별에 따라 영양소 별로 평균 필요량, 권장 섭취량, 충분 섭취량, 상한 섭취량을 표시한다.

① 평균 필요량(EAR)

건강한 인구 집단의 50%의 하루 영양소 필요량을 만족시키는 섭취량으로서 영양소 섭취 부족을 예방하기 위한 지표 중 하나이다.

만약에 평균 필요량만큼 비타민 D를 섭취했다고 하면, 집단의 경우에는 반 정도는 충분한 비타민 D를 섭취하고, 반 정도는 부족한 상태란 뜻이고, 개인의 경우에는 비타민 D가 부족할 가능성이 50%나 된다는 뜻이다.

② 권장 섭취량(RNI)

건강한 인구 집단의 97~98%의 영양소 필요량을 만족시키는 섭취량으로서 영양소 섭취 부족을 예방하기 위한 기준 중 하나이다. 평균 필요량의 표준 편차에 2배를 추가한 값을 기준으로 한다. 만약에 권장 섭취량만큼 비타민 D를 섭취했다고 하면, 집단의 경우에는 섭취량이 부족한 사람과 섭취량이 과한 사람이 섞여 존재하므로 실제적으로는 집단의 16~17% 정도는 비타민 D가 부족한 상태란 뜻이고, 개인의 경우에는 부족할 확률이 거의 없다는 뜻이다.

③ 충분 섭취량(AI)

영양소 필요량에 대한 정확한 자료나 근거가 부족하여 권장 섭취량 산정이 어려울 경우에 사용한다. 건강한 사람들의 특정 영양소의 하루 섭취량을 역학 조사하여 결과를 토대로 중앙값을 기준으로 하여 사용한다. 충분 섭취량에 비슷하게 섭취한다면 적절한 섭취 상태라고 판단할 수 있다는 뜻이다.

④ 상한 섭취량(UL)

건강에 문제가 되지 않는 최대 영양소 섭취량을 말한다. 한마디로 영양소당 섭취 가능한 상한선을 정해 놓고 이 이상은 먹지 않는 것이 좋다고 정해 놓은 기준이다. 하지만 이것은 모든 사람에게 조금의 부작용도 발견되지 않는 매우 안전한 용량의 상한선

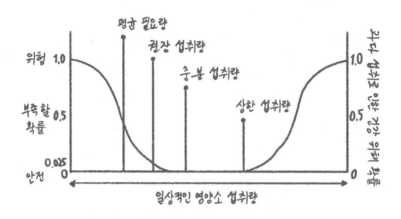

• 영양소 섭취 기준 지표의 개념도 •

• 평균 필요량: 집단의 50%가 필요량을 만족하는 섭취량
• 권장 섭취량: 집단 대부분(97~98%)의 필요량을 만족하는 섭취량
• 충분 섭취량: 부족 상태를 나타내는 사람이 없는 특정 집단에 대한 역학적 연구에서 얻은 섭취량 분포의 중앙값
• 상한 섭취량: 과다 섭취로 인한 건강 위해의 위험이 없는 최대 섭취량

을 정해 놓은 것으로 실제로는 상한 섭취량 이상을 먹어야 도움이 되는 영양소들도 있을 수 있다. 특히 수용성 비타민을 비롯한 일부 영양소에서는 상한 섭취량을 넘었을 때 더 효과가 좋은 경우도 있다.

영양소의 단위들과 일부 전환 단위

영양제를 사려고 제품 뒷면을 보면, 용어에 단위까지 모두 생소해서 내가 정확히 어떤 기준으로 어느 정도 먹고 있는지 파악이 되지 않는 경우가 많다. 매우 기본적인 단위부터, 최근에 전환된 몇몇 단위들을 알아보자.

1kg(kg)=1,000g(그램), 1g(그램)=1,000mg(밀리그램)
1mg(밀리그램)=1,000μg(마이크로그램)=1,000mcg(마이크로그램)
IU(아이유)=International Unit(국제 단위)

IU라는 국제 단위는 효소나 비타민의 활성 성분의 양을 나타내는 단위로, 처음에 특정 물질을 발견했을 때 정확한 분자량을 알지 못한 상태에서 일정한 효과를 나타내는 단위를 1IU라고 하기로 약속한 수치이다. 현재 분자 구조가 알려지고 분자량을 알게 되면서 2020년을 기준으로 단위들이 수정되었다.

미국 식품 의약국(FDA)은 2020년 1월부터 엽산, 니아신, 비타민 A, 비타민 D 및 비타민 E의 이전 측정 단위에서 새로운 측정 단위로 변환하는 방법와 관련 지침을 발표했다. 그 지침에는 이러한 영양소 각각에서 사용되는 전환 계수와 새로운 측정 단위 변환을 위한 표본 산출이 포함되어 있다.

	이전 단위	새로 변경되는 단위	참고
비타민 A	IU	mcg (micrograms)	1 IU = 0.3 mcg retinol(레티놀) 1 IU = 0.6 mcg beta-carotene(베타카로틴) 1 mcg RAE = 1 mcg retinol *RAE(Retinol Activity Equivalent, 레티놀 활성당량)
비타민 E	IU	mg alpha(α) tocopherol (알파 토코페롤) *mg d-α-TE로 줄이기도 하며 천연을 의미한다. 라벨에 mg으로 표시 가능	1 IU = 0.67 mg α tocopherol 1 mg α tocopherol = 1 mg of natural α-tocopherol 1 mg α tocopherol = 2 mg of synthetic α-tocopherol
비타민 D	IU	mcg (micrograms)	1 IU = 0.025 mcg (예를 들어 4,000IU는 100mcg으로 변환)
엽산	mcg (=μg)	mcg DFE (micrograms dietary folate equivalents: 식이엽산당량)	1 mcg DFE = 1 mcg folates 1 mcg DFE = 0.6 mcg folic acid (분자 구조에 따라 folate와 folic acid로 구분됨)
나이아신	mcg (=μg)	mg NE (milligrams Niacin Equivalents: 나이아신 당량) 라벨에는 mg으로 표시	1 mg NE = 1 mg niacinamide(니아신아마이드) 1 mg NE = 1 mg inositol hexanicotinate(이노시톨 헥사니코티네이트) 1 mg NE = 1 mg niacin(나이아신) 1 mg NE = 60 mg tryptophan(트립토판)

주

2장

4

1 Imdad A., et al., Vitamin A supplementation for preventing morbidity and mortality in children from six months to five years of age, *Cochrane Database Syst Rev.*, 2017
https://www.ncbi.nlm.nih.gov/pubmed/28282701

2 Kim S.A., et al., Estimated dietary intake of vitamin A in Korean adults: Based on the Korea National Health and Nutrition Examination Survey 2007~2012, *J Nutr Health*, 2016.
https://e-jnh.org/DOIx.php?id=10.4163/jnh.2016.49.4.258

5

1 Jones H.D., et al., Nicotinamide exacerbates hypoxemia in ventilator-induced lung injury independent of neutrophil infiltration, *PLoS One*, 2015.
https://www.ncbi.nlm.nih.gov/pubmed/25875775

2 Keil S.D., et al., Inactivation of Middle East respiratory syndrome coronavirus (MERS-CoV) in plasma products using a riboflavin-based and ultraviolet light-based photochemical treatment, *Transfusion*, 2016.
https://www.ncbi.nlm.nih.gov/pubmed/27805261

3 Rasool A., et al., Anti-avian influenza virus H9N2 activity of aqueous extracts of Zingiber officinalis (Ginger) and Allium sativum (Garlic) in chick embryos, *Pak J Pharm Sci.*, 2017.

377

https://www.ncbi.nlm.nih.gov/pubmed/29039335

4 Ulvik A., et al., Vitamin B-6 catabolism and long-term mortality risk in patients with coronary artery disease, *Am J Clin Nutr.*, 2016.
https://www.ncbi.nlm.nih.gov/pubmed/27169836

5 Brasky T.M., et al., Long-Term, Supplemental, One-Carbon Metabolism-Related Vitamin B Use in Relation to Lung Cancer Risk in the Vitamins and Lifestyle (VITAL) Cohort, *J Clin Oncol*, 2017.
https://www.ncbi.nlm.nih.gov/pubmed/28829668

6

1 「코로나 '비타민C 치료법'이 주목받는 이유는」, 『중앙일보』, 2020. 3. 16.

2 「코로나19 치료법은 비타민C 섭취?」, JTBC 8시 뉴스, 2020. 3. 4.

3 Volihin P., et al., Efficacy of vitamin C for the prevention and treatment of upper respiratory tract infection. A meta-analysis in children, *Eur J Clin Pharmacol*, 2019.
https://pubmed.ncbi.nlm.nih.gov/30465062/

4 Fowler A.A. 3rd., et al., Effect of Vitamin C Infusion on Organ Failure and Biomarkers of Inflammation and Vascular Injury in Patients With Sepsis and Severe Acute Respiratory Failure: The CITRIS-ALI Randomized Clinical Trial, *JAMA*, 2019.
https://www.ncbi.nlm.nih.gov/pubmed/31573637

5 ClinicalTrial.gov, Vitamin C Infusion for the Treatment of Severe 2019-nCoV Infected Pneumonia, 2019
https://clinicaltrials.gov/ct2/show/NCT04264533

6 Dimple Rawat, Avishek Roy, Souvik Maitra, Arti Gulati, Puneet Khanna, Dalim Kumar Baidya Diabetes Metab Syndr. 2021. November-December; 15(6): 102324.

7

1 정유석 등, 임상노인의학회지(제11권 제2호).

2 국민 건강 영양 조사, 2010.

3 Mathyssen C., et al., Vitamin D Modulates the Response of Bronchial Epithelial Cells Exposed to Cigarette Smoke Extract, *Nutrients*, 2019.
https://www.ncbi.nlm.nih.gov/pubmed/31500220

4 Mitsuyoshi U., et al., Effects of vitamin D supplements on influenza A illness during the 2009 H1N1 pandemic: a randomized controlled trial, *Food Funct*, 2014.
https://www.ncbi.nlm.nih.gov/pubmed/25088394

5 Dimitra Zisi, et al., The association between vitamin D status and infectious

diseases of the respiratory system in infancy and childhood, *Hormones(Athens)*, 2019.

https://www.ncbi.nlm.nih.gov/pubmed/31768940

6 Aglipay Mary, et al., Effect of High-Dose vs Standard-Dose Wintertime Vitamin D Supplementation on Viral Upper Respiratory Tract Infections in Young Healthy Children, *JAMA*, 2017.

https://www.ncbi.nlm.nih.gov/pubmed/28719693

7 PAL R., et al., J Endocrinol Invest 2021.

https://pubmed.ncbi.nlm.nih.gov/34165766/

8 Nanyang Liu., et al., Int J Infect Dis 2021.

https://pubmed.ncbi.nlm.nih.gov/33401034/

9 Nikola Kotur., et al., Front Nutr 2021 https://pubmed.ncbi.nlm.nih.gov/34150833/

8

1 Mileva M., et al., Vitamin E and Influenza Virus Infection, 2018.

https://www.intechopen.com/books/vitamin-e-in-health-and-disease/vitamin-e-and-influenza-virus-infection

2 Tantcheva L.P., et al., Effect of vitamin E and vitamin C combination on experimental influenza virus infection, *Methods Find Exp Clin Pharmacol*, 2003.

https://www.ncbi.nlm.nih.gov/pubmed/12808470

3 Galabov S., et al., Combination activity of neuraminidase inhibitor oseltamivir and α-tocopherol in influenza virus A (H3N2) infection in mice, *Antivir Chem Chemother*, 2015.

https://www.ncbi.nlm.nih.gov/pmc/articles/PMC5890525/

4 Moshe Vardi, et al., Vitamin E in the prevention of cardiovascular disease: the importance of proper patient selection, *J Lipid Res.*, 2013.

https://www.ncbi.nlm.nih.gov/pmc/articles/PMC3735930/

9

1 「코로나19 예방, 면역력 높이는 영양제는?」, 『비즈니스코리아』, 2020. 3. 23.

http://www.businesskorea.co.kr/news/articleView.html?idxno=43116

2 「약방의 감초 영양소, '아연'」, 『조선일보』, 2017. 6. 15.

http://health.chosun.com/site/data/html_dir/2017/06/12/2017061201437.html

3 Barnett J.B., et al., Effect of zinc supplementation on serum zinc concentration and T cell proliferation in nursing home elderly: a randomized, double-blind, placebo-controlled trial, *Am J Clin Nutr.*, 2016.

https://pubmed.ncbi.nlm.nih.gov/26817502/

4 Rerksuppaphol S., et al., A randomized controlled trial of zinc supplementation in the treatment of acute respiratory tract infection in Thai children, *Pediatr Rep.*, 2019.
https://www.ncbi.nlm.nih.gov/pmc/articles/PMC6548996/

5 Hemila H., Zinc lozenges and the common cold: a meta-analysis comparing zinc acetate and zinc gluconate, and the role of zinc dosage, *JRSM Open*, 2017.
https://www.ncbi.nlm.nih.gov/pubmed/28515951

6 Hye Won Park, So Yeon Lee, and Sook Hee An. Korean J Clin Pharm 2021;31(2):136 -144 https://doi.org/10.24304/kjcp.2021.31.2.136

7 Skalny A.V., at al., Zinc and respiratory tract infections: Perspectives for COVID-19 (Review), *Int J Mol Med.*, 2020.
https://www.ncbi.nlm.nih.gov/pubmed/32319538

10

1 Liang W. et al., Cancer patients in SARS-CoV-2 infection: a nationwide analysis in China, *Lancet Oncolgy*, 2020.
https://www.ncbi.nlm.nih.gov/pubmed/32066541

2 Schultz-Cherry S., Role of NK cells in influenza infection, *Curr Top Microbiol Immunol*, 2015.
https://www.ncbi.nlm.nih.gov/pubmed/24992894

3 정안식 등, 『한국암예방학회지』, 2004.

4 Clark L.C., et al., Effects of selenium supplementation for cancer prevention in patients with carcinoma of the skin. A randomized controlled trial. Nutritional Prevention of Cancer Study Group, *JAMA*, 1996.
https://www.ncbi.nlm.nih.gov/pubmed/8971064

5 Sayehmiri K., et al., The association between Selenium and Prostate Cancer: a Systematic Review and Meta-Analysis, *Asian Pac J Cancer Prev.*, 2018.
https://www.ncbi.nlm.nih.gov/pubmed/29936712

6 Lee E.H., et al., Effects of selenium supplements on cancer prevention: meta-analysis of randomized controlled trials, *Nutr Cancer*, 2011.
https://www.ncbi.nlm.nih.gov/pubmed/22004275

7 「메르스 사태로 인해 주목받는 '셀레늄'」, 『병원신문』, 2015. 6. 12.

8 Ivory K., Selenium supplementation has beneficial and detrimental effects on immunity to influenza vaccine in older adults, *Clin Nutr.*, 2017.
https://www.ncbi.nlm.nih.gov/pubmed/26803169

11

1 Dr. Jimmy Gutman, 『Glutathione(글루타티온)』, 김한나 옮김(용안미디어, 2009)

2 Cui Yu, et al., GSTM1 and GSTT1 polymorphisms are associated with increased bladder cancer risk: Evidence from updated meta-analysis, *Oncotarget*, 2017. https://www.ncbi.nlm.nih.gov/pmc/articles/PMC5356879/

3 Sith Siramolpiwat, et al., N-Acetylcysteine Prevents Post-embolization Syndrome in Patients with Hepatocellular Carcinoma Following Transarterial Chemoembolization, *Dig Dis Sci.*, 2019. https://pubmed.ncbi.nlm.nih.gov/31073737

4 G Sechi, et al., Reduced intravenous glutathione in the treatment of early Parkinson's disease, *Prog Neuropsychopharmacol Biol Psychiatry*, 1996. https://pubmed.ncbi.nlm.nih.gov/8938817/

5 Richard I. Horowitz, et al., Efficacy of glutathione therapy in relieving dyspnea associated with COVID-19 pneumonia: A report of 2 cases, *Respiratory Meidcine Case Reports*, 2020. https://pubmed.ncbi.nlm.nih.gov/32322478

6 https://www.cebm.net/covid-19/ (CEBM 웹사이트)

7 De Flora S., et al., The effect of oral N-acetylcysteine in chronic bronchitis: a quantitative systematic review, *Eur Respir J.*, 1997. https://pubmed.ncbi.nlm.nih.gov/10968500/

8 John P. Richie Jr., et al., Randomized controlled trial of oral glutathione supplementation on body stores of glutathione, *Eur J Nutr.*, 2015. https://pubmed.ncbi.nlm.nih.gov/24791752/

9 「비욘세 주사로 유명세 탄 '백옥 주사', 무차별 처방 '논란'」, 『팜뉴스』, 2019. 12. 4.

3장

12

1 「신종 코로나바이러스 예방 약 없나요? '약국서 인기'」, 『헬스조선』, 2020. 2. 1. http://health.chosun.com/site/data/html_dir/2020/01/31/2020013102863.html

2 Hudson J., at al., Echinacea—A Source of Potent Antivirals for Respiratory Virus Infections, *Pharmaceuticals(Basel)*, 2011. https://www.ncbi.nlm.nih.gov/pmc/articles/PMC4058675/

3 Craig I Coleman, et al., Evaluation of echinacea for the prevention and treatment of the common cold: a meta-analysis, *Lancet Infect Dis.*, 2007. https://www.ncbi.nlm.nih.gov/pmc/articles/PMC7106401/

4 Bruce Barrett, Echinacea for treating the common cold: A randomized controlled trial, *Ann Intern Med.*, 2010.
https://www.ncbi.nlm.nih.gov/pmc/articles/PMC3056276/

5 Karsch-Völk M, et al., Echinacea for preventing and treating the common cold, *Cochrane Database Syst Rev.*, 2014.
https://www.ncbi.nlm.nih.gov/pubmed/24554461

6 Schapowal A., et al., Echinacea reduces the risk of recurrent respiratory tract infections and complications: a meta-analysis of randomized controlled trials, *Adv Ther.*, 2015.
https://www.ncbi.nlm.nih.gov/pubmed/25784510

7 Mehid Meris., et al., J Complement Integr Med. 2021 Mar 31;18(4):775-781
https://pubmed.ncbi.nlm.nih.gov/33787192/

🔳13

1 「면역력 높이는 보라색 '엘더베리 삼부커스'를 아세요?」, 『헬스조선』, 2020. 2. 18.

2 The Institute for Functional Medicine 2020., The Functional Medicine Approach to COVID-19: Virus-Specific Nutraceutical and Botanical Agents, 2020.4.7.
https://www.ifm.org/news-insights/the-functional-medicine-approach-to-covid-19-virus-specific-nutraceutical-and-botanical-agents/

3 Barak V, et al., The effect of herbal remedies on the production of human inflammatory and anti-inflammatory cytokines, *Isr Med Assoc J.*, 2002.
https://www.ncbi.nlm.nih.gov/pubmed/12455180

4 Tiralongo E., et al., Elderberry Supplementation Reduces Cold Duration and Symptoms in Air-Travellers: A Randomized, Double-Blind Placebo-Controlled Clinical Trial, *Nutrients*, 2016
https://www.ncbi.nlm.nih.gov/pubmed/27023596

🔳14

1 Zhang Z., et al., Mitochondrion-Permeable Antioxidants to Treat ROS-Burst-Mediated Acute Diseases, *Oxid Med Cell Longev.*, 2016.
https://www.ncbi.nlm.nih.gov/pmc/articles/PMC4663357/

2 Davinelli S., et al., Astaxanthin in Skin Health, Repair, and Disease: A Comprehensive Review, *Nutrients*, 2018.
https://www.ncbi.nlm.nih.gov/pmc/articles/PMC5946307/

3 Park J.S., et al., Astaxanthin decreased oxidative stress and inflammation and enhanced immune response in humans, *Nutr Metab*, 2010.

https://www.ncbi.nlm.nih.gov/pmc/articles/PMC2845588/

4 데이브 스코트 웹사이트 https://davescottinc.com/

5 카덱스 웹사이트 https://cardaxpharma.com/COVID-19/

6 Ohgam, K, et al., Ophth Vis Sci., 2003.

Suzuki U, et al., Eye Res, 2006.

15

1 「한국인이 사랑하는 건강기능식품은? 홍삼 '주춤', 프로바이오틱스 '맹추격'」, 『헬스조선』, 2020.1.3.

2 Shin B., et al., External Use of Propolis for Oral, Skin, and Genital Diseases: A Systematic Review and Meta-Analysis, *Evid Based Complement Alternat Med.*, 2017.

https://www.ncbi.nlm.nih.gov/pubmed/28265293

3 Kuo C., et al., Meta-analysis of randomized controlled trials of the efficacy of propolis mouthwash in cancer therapy-induced oral mucositis, *Support Care Cancer*, 2018.

https://www.ncbi.nlm.nih.gov/pubmed/30022350

4 Vynograd N., et al., A comparative multi-centre study of the efficacy of propolis, acyclovir and placebo in the treatment of genital herpes (HSV), *Phytomedicine*, 2000.

https://www.ncbi.nlm.nih.gov/pubmed/10782483

5 Karimian J., et al., The efficacy of propolis on markers of glycemic control in adults with type 2 diabetes mellitus: A systematic review and meta-analysis, *Phytother Res.*, 2019.

https://www.ncbi.nlm.nih.gov/pubmed/30950136

6 Marti J., et al., Propolis nasal spray effectively improves recovery from infectious acute rhinitis and common cold symptoms in children: a pilot study, *J Biol Regul Homeost Agents*, 2017.

https://www.ncbi.nlm.nih.gov/pubmed/29254297

7 Muhamad Sahlan, Anti-inflammatory activity of Tetragronula species from Indonesia, *Saudi J Biol Sci.*, 2019

8 Marcelo Augusto Duarte Silveira., et al., *Biomedicine & Pharmacotherapy* 2021, Jun; 138.

9 「프로폴리스 소문만큼 정말 좋을까」, 『헬스조선』, 2016. 12. 28.

16

1 『한국경제신문』, 2020. 1. 2.

2 한국 인삼 공사 웹사이트 https://kgc.co.kr/

3 Kang S., et al., Protective effect of Korean red ginseng extract on the infections by H1N1 and H3N2 influenza viruses in mice, *J Med Food*, 2012.
https://pubmed.ncbi.nlm.nih.gov/22856395/

4 Park E., et al., Red Ginseng-containing diet helps to protect mice and ferrets from the lethal infection by highly pathogenic H5N1 influenza virus, *J Ginseng Res.*, 2014.
https://pubmed.ncbi.nlm.nih.gov/24558309/

5 Kim E., et al., Greater Efficacy of Black Ginseng (CJ EnerG) over Red Ginseng against Lethal Influenza A Virus Infection, *Nutrient*, 2019.
https://pubmed.ncbi.nlm.nih.gov/31412594/

6 Lee C., et al., J Korean Med Sci., 2012.
https://pubmed.ncbi.nlm.nih.gov/23255845

17

1 「마늘의 효능, '이렇게' 먹으면 더 높아진다」, 『헬스조선』, 2015. 5. 13.

2 Yue-E Su, et al., Preventive effect of Korean red ginseng for acute respiratory illness: a randomized and double-blind clinical trial, *Medicine(Baltimore)*, 2018.
https://pubmed.ncbi.nlm.nih.gov/29718835

3 Ziyu Li, et al., The association of garlic with Helicobacter pylori infection and gastric cancer risk: A systematic review and meta-analysis, *Helicobacter*, 2018.
https://pubmed.ncbi.nlm.nih.gov/30155945/

4 Lissiman E., et al., Garlic for the common cold, *Cochrane Database Syst Rev.*, 2014.
https://www.ncbi.nlm.nih.gov/pmc/articles/PMC6465033/

5 Bui Thi Phuong Thuy, et al., Investigation into SARS-CoV-2 Resistance of Compounds in Garlic Essential Oil, *ACS Omega*, 2020.
https://www.ncbi.nlm.nih.gov/pmc/articles/PMC7123907/

6 Hosein Yaghoubian., et al., Eur J Transl Myol. 2021 Jul 1; 31(2): 9518.
https://www.ncbi.nlm.nih.gov/pmc/articles/PMC8274222/

18

1 「슈퍼푸드 '양파', 껍질까지 먹어야 효능 백배」, 『서울경제』, 2017. 6. 15.

2 Egert S., et al., Quercetin reduces systolic blood pressure and plasma oxidised low-density lipoprotein concentrations in overweight subjects with a high-cardiovascular disease risk phenotype: a double-blinded, placebo-controlled cross-

over study, *Br J Nutr.*, 2009.

https://www.ncbi.nlm.nih.gov/pubmed/19402938

3 Perez A., et al., The flavonoid quercetin induces acute vasodilator effects in healthy volunteers: correlation with beta-glucuronidase activity, *Pharmacol Res.*, 2014.

https://www.ncbi.nlm.nih.gov/pubmed/25076013

4 Burak C., et al., Effect of alpha-linolenic acid in combination with the flavonol quercetin on markers of cardiovascular disease risk in healthy, non-obese adults: A randomized, double-blinded placebo-controlled crossover trial, *Nutrition*, 2019.

https://www.ncbi.nlm.nih.gov/pubmed/30278429

5 Javadi F., et al., The Effect of Quercetin on Inflammatory Factors and Clinical Symptoms in Women with Rheumatoid Arthritis: A Double-Blind, Randomized Controlled Trial, *J Am Coll Nutr.*, 2017.

https://www.ncbi.nlm.nih.gov/pubmed/27710596

6 Wang L., et al., Dietary intake of selected flavonols, flavones, and flavonoid-rich foods and risk of cancer in middle-aged and older women, *Am J Clin Nutr.*, 2009.

https://www.ncbi.nlm.nih.gov/pubmed/19158208

7 Li Y., et al., Quercetin, Inflammation and Immunity, *Nutrients*, 2016.

https://www.ncbi.nlm.nih.gov/pubmed/26999194

8 Heinz S.A., et al., Quercetin supplementation and upper respiratory tract infection: A randomized community clinical trial, *Pharmacol Res.*, 2010.

https://www.ncbi.nlm.nih.gov/pubmed/20478383

9 Polansky H., et al., Coronavirus disease 2019 (COVID-19): first indication of efficacy of Gene-Eden-VIR/Novirin in SARS-CoV-2 infection, *Int J Antimicrob Agents*, 2020.

https://www.ncbi.nlm.nih.gov/pubmed/32283177

10 Mojtaba Shohan., et al., *European J Pharma* Volume 914, 5 January 2022.

https://pubmed.ncbi.nlm.nih.gov/34863994/

11 Lu N.T., et al., A Phase I Dose Escalation Study Demonstrates Quercetin Safety and Explores Potential for Bioflavonoid Antivirals in Patients with Chronic Hepatitis C, Phytother Res., 2016.

https://www.ncbi.nlm.nih.gov/pubmed/26621580

19

1 Sihai Wu, et al., Effect of curcumin on nasal symptoms and airflow in patients with perennial allergic rhinitis, *Ann Allergy Asthma Immunol*, 2016.

https://pubmed.ncbi.nlm.nih.gov/27789120/

2 Tze Pin Ng, et al., Curcumins-Rich Curry Diet and Pulmonary Function in Asian Older Adults, *PLOS One*, 2012.

https://www.ncbi.nlm.nih.gov/pmc/articles/PMC3530490/

3 Hae Rin Kim, et al., Effects of Phytochemicals on Blood Pressure and Neuroprotection Mediated Via Brain Renin-Angiotensin System, *Nutrients*, 2019.

https://pubmed.ncbi.nlm.nih.gov/31739443

4 Dony Mathew, et al., Curcuma as a functional food in the control of cancer and inflammation, *Journal of Functional Food*, 2018.

https://pubmed.ncbi.nlm.nih.gov/21986478

5 Kirti S Pawar., et al., *Frontier in Pharmacology*, 2021 May 28;12:669362. https://pubmed.ncbi.nlm.nih.gov/34122090/

6 Amir Vahedian-Azimi., et al., 2022 Jan 7;14(2):256. https://pubmed.ncbi.nlm.nih.gov/35057437/

20

1 Zhou F., et al., Clinical course and risk factors for mortality of adult inpatients with COVID-19 in Wuhan, China: a retrospective cohort study, *Lancet*, 2020.

https://pubmed.ncbi.nlm.nih.gov/32171076

2 Balasubramanian V., et al., Hypogonadism in chronic obstructive pulmonary disease: incidence and effects, *Curr Opin Pulm Med.*, 2012.

https://pubmed.ncbi.nlm.nih.gov/22234275

3 Caminiti G., et al., Effect of long-acting testosterone treatment on functional exercise capacity, skeletal muscle performance, insulin resistance, and baroreflex sensitivity in elderly patients with chronic heart failure a double-blind, placebo-controlled, randomized study, *J Am Coll Cardiol*, 2009.

https://pubmed.ncbi.nlm.nih.gov/19712802

4 Maria Schroeder, The majority of male patients with COVID-19 present low testosterone levels on admission to Intensive Care in Hamburg, Germany: a retrospective cohort study, *Medrxiv*, 2020.

https://www.medrxiv.org/content/10.1101/2020.05.07.20073817v1

5 Rastrelli G., et al., Cord blood triglyceride and free fatty acid levels in normal and asphyxiated newborns--an indicator of peripartum stress, *Andrology*, 2020.

https://pubmed.ncbi.nlm.nih.gov/3243635

6 Hoffmann M., et al., SARS-CoV-2 Cell Entry Depends on ACE2 and TMPRSS2 and Is Blocked by a Clinically Proven Protease Inhibitor, *Cell*, 2020.

https://pubmed.ncbi.nlm.nih.gov/32142651

21

1 대한기능의학회, 『기능 의학』, 범문에듀케이션, 2018.

2 Isidori A., et al., Use of glucocorticoids in patients with adrenal insufficiency and COVID-19 infection, *The Lancet Diabetes & Endocrinology*, 2020.
https://pubmed.ncbi.nlm.nih.gov/32334645

3 Endocrine today, 2020. 3. 26.

4 Cinatl J., et al., Glycyrrhizin, an active component of liquorice roots, and replication of SARS-associated coronavirus, *Lancet*, 2003.
https://www.ncbi.nlm.nih.gov/pmc/articles/PMC7112442/

5 「朴대통령이 맞았다던 태반주사 어떤 효과 있을까?」, 『바이오스펙테이터』, 2016. 11. 18.

6 「태반주사제, 코로나19 항바이러스 효과 확인」, 『헬스조선』, 2020. 5. 23.

4장

23

1 Litvak, Y. & Bäumler, A. J., The founder hypothesis: A basis for microbiota resistance, diversity in taxa carriage, and colonization resistance against pathogens, *PLoS Pathog* 15, 2019.

2 Desai, M. S., et al., A Dietary Fiber-Deprived Gut Microbiota Degrades the Colonic Mucus Barrier and Enhances Pathogen Susceptibility, *Cell* 167, 1339~1353. e21, 2016

3 Lavelle, E. C., et al., The role of TLRs, NLRs, and RLRs in mucosal innate immunity and homeostasis. *Mucosal Immunology* 3, 17~28, 2010.

4 Rizzatti, G., et al, Proteobacteria: A Common Factor in Human Diseases, *BioMed Research International* vol. 2017.
https://www.hindawi.com/journals/bmri/2017/9351507/

5 Prag, C. et al, Proton pump inhibitors as a risk factor for norovirus infection, *Epidemiol. Infect.* 145, 1617~1623, 2017.

6 Kong, F. et al, Gut microbiota signatures of longevity. *Curr. Biol.* 26, R832~R833, 2016.

7 Clinical Characteristics of COVID-19 Patients With Digestive Symptoms in Hubei, China., *The American Journal of Gastroenterology*, 2020
https://www.practiceupdate.com/content/clinical-characteristics-of-covid-19-patients-with-digestive-symptoms-in-hubei-china/98000

8 Wu, Y., et al. Prolonged presence of SARS-CoV-2 viral RNA in faecal samples,

The Lancet Gastroenterology & Hepatology 5, 2020.

https://pubmed.ncbi.nlm.nih.gov/32199469/

9 Carvalho, A., et al., SARS-CoV-2 Gastrointestinal Infection Causing Hemorrhagic Colitis: Implications for Detection and Transmission of COVID-19 Disease, *Am J Gastroenterol*, 2020.

https://www.ncbi.nlm.nih.gov/pmc/articles/PMC7172485/

10 Johnson, K. V.-A., Gut microbiome composition and diversity are related to human personality traits, *Human Microbiome Journal* 15, 2020.

https://www.sciencedirect.com/science/article/pii/S2452231719300181

24

1 Winglee, K., et al., Aerosol Mycobacterium tuberculosis Infection Causes Rapid Loss of Diversity in Gut Microbiota, *PLoS One* 9, 2014.

2 Wang, J., et al., Respiratory influenza virus infection induces intestinal immune injury via microbiota-mediated Th17 cell-dependent inflammation, *J. Exp. Med.* 211, 2397~2410, 2014.

25

1 Osamu Kanauchi, et al., Probiotics and Paraprobiotics in Viral Infection: Clinical Application and Effects on the Innate and Acquired Immune Systems, *Curr Pharm Des.*, 2018.

https://www.ncbi.nlm.nih.gov/pmc/articles/PMC6006794/

2 U.S. Department of Health and Human Services and U.S. Department of Agriculture. Dietary Guidelines for Americans, 2015-2020.

26

1 Kim, M. H., et al., The Roles of Glutamine in the Intestine and Its Implication in Intestinal Diseases, *Int J Mol Sci.*, 2017

https://www.ncbi.nlm.nih.gov/pmc/articles/PMC5454963/

2 Wang, K., et al., Glutamine supplementation suppresses herpes simplex virus reactivation, *The Journal of Clinical Investigation*, 2017.

https://www.jci.org/articles/view/88990

3 Shao, A., et al., Risk assessment for the amino acids taurine, L-glutamine and L-arginine, *Regul Toxicol Pharmacol*, 2008.

https://www.ncbi.nlm.nih.gov/pubmed/18325648

4 Strate, B. W., et al., Antiviral activities of lactoferrin, *Antiviral Res.*, 2001

https://pubmed.ncbi.nlm.nih.gov/11675140/

5 Chang R., et al., Lactoferrin as potential preventative and treatment for COVID-19, *ResearchGate*, 2020.

https://www.researchgate.net/publication/340464937_Lactoferrin_as_potential_preventative_and_treatment_for_COVID-19

27

1 S. K. Kritas, et al., Mast cells contribute to coronavirus-induced inflammation: new anti-inflammatory strategy, *J Biol Regul Homeost Agents*, 2020.
https://pubmed.ncbi.nlm.nih.gov/32013309/

5장
28

1 오현우 외, 「저탄수화물-고지방 다이어트와 지방간의 관계: 통념과 진실」, 『대한내과학회지: 제92권 제2호』, 2017.
http://ekjm.org/upload/kjm-2017-92-2-112.pdf

2 Richard J Johnson, et al., Perspective: A Historical and Scientific Perspective of Sugar and Its Relation with Obesity and Diabetes, *Adv Nutr.*, 2017.
https://pubmed.ncbi.nlm.nih.gov/28507007/

3 Rachel B Acton, et al., Added sugar in the packaged foods and beverages available at a major Canadian retailer in 2015: a descriptive analysis, CMAJ Open., 2017.
https://pubmed.ncbi.nlm.nih.gov/28401111/

4 Tong Zhou, et al., Role of Adaptive and Innate Immunity in Type 2 Diabetes Mellitus, J Diabetes Res., 2018.
https://pubmed.ncbi.nlm.nih.gov/30533447/

Douglas L Mann, Innate immunity and the failing heart: the cytokine hypothesis revisited, *Circ Res.*, 2015.
https://pubmed.ncbi.nlm.nih.gov/25814686/)

5 Medeiros D., et al., Advanced human nutrition(2nd ed.). *Jones & Bartlett Learning*, 2011.

6 Peng Li, et al., Amino acids and immune function, *Br J Nutr.*, 2007.
https://pubmed.ncbi.nlm.nih.gov/17403271/

7 JoAnn E. Manson, et al., Marine n-3 Fatty Acids and Prevention of Cardiovascular Disease and Cancer, *N. Engl. J. Med.*, 2019.
https://www.nejm.org/doi/full/10.1056/NEJMoa1811403

8 Rodrigo Arreola, et al., Immunomodulation and anti-inflammatory effects of garlic

compounds, *J Immunol Res.*, 2015.

https://pubmed.ncbi.nlm.nih.gov/25961060/

9 P. Josling, Preventing the common cold with a garlic supplement: a double-blind, placebo-controlled survey, *Adv Ther.*, 2001.

https://pubmed.ncbi.nlm.nih.gov/11697022/

10 Jung San Chang, et al., Fresh ginger (Zingiber officinale) has anti-viral activity against human respiratory syncytial virus in human respiratory tract cell lines, *J Ethnopharmacol.* 2013.

https://pubmed.ncbi.nlm.nih.gov/23123794/

11 Christina L. Nance, et al., Regulation of Innate Immune Recognition Of Viral Infection By Epigallocatechin Gallate, *The Journal of Allergy and Clinicla Immunology*, 2014.

https://www.jacionline.org/article/S0091-6749(13)02780-2/fulltext)

12 Welma Stonehouse, et al., Kiwifruit: our daily prescription for health, *Institute of Food, Nutrition and Human Health*, 2012.

https://www.nrcresearchpress.com/doi/abs/10.1139/cjpp-2012-0303#.Xsp0BGgzaUn

13 Maha Abdullah, et al., Carica papaya increases regulatory T cells and reduces IFN-γ+ CD4+ T cells in healthy human subjects, *Mol Nutr Food Res.*, 2011.

https://pubmed.ncbi.nlm.nih.gov/21520494/

14 Soheil Zorofchian Moghadamtousi, et al., A Review on Antibacterial, Antiviral, and Antifungal Activity of Curcumin, *BioMed Research International*, 2014.

https://www.hindawi.com/journals/bmri/2014/186864/

15 Amanda J Cox, et al., Obesity, inflammation, and the gut microbiota, *Lancet Diabetes Endocrinol.*, 2015.

https://pubmed.ncbi.nlm.nih.gov/25066177/

16 Qiukui Hao, et al., Probiotics for preventing acute upper respiratory tract infections, *Cochrane Database Syst Rev.*, 2011.

https://pubmed.ncbi.nlm.nih.gov/21901706/

17 Barry M. Popkin, et al., Water, Hydration and Health, *Nutr Rev.*, 2011.

https://www.ncbi.nlm.nih.gov/pmc/articles/PMC2908954/

29

1 Richard J Simpson, at al., Exercise and the Regulation of Immune Functions, *Prog Mol Biol Transl Sci.*, 2015.

https://www.ncbi.nlm.nih.gov/pubmed/26477922

2 Richard J Simpson, at al., Exercise and the Regulation of Immune Functions, *Prog*

390

Mol Biol Transl Sci., 2015.

https://www.ncbi.nlm.nih.gov/pubmed/26477922

3 Rebekah Honce, Impact of Obesity on Influenza A Virus Pathogenesis, Immune Response, and Evolution, *Front Immunol*, 2019.

https://www.ncbi.nlm.nih.gov/pmc/articles/PMC6523028/

4 *Roni Caryn Rabin, Obesity Linked to Severe Coronavirus Disease, Especially for Younger Patients, New York times, 2020.04.16.*

https://www.nytimes.com/2020/04/16/health/coronavirus-obesity-higher-risk.html

5 Arthur Simonnet, et al., High Prevalence of Obesity in Severe Acute Respiratory Syndrome Coronavirus-2 (SARS-CoV-2) Requiring Invasive Mechanical Ventilation, *Obesity (Silver Spring)*, 2020.

https://pubmed.ncbi.nlm.nih.gov/32271993/

6 Norbert Stefan, et al., Obesity and impaired metabolic health in patients with COVID-19, *Nature Reviews Endocrinology volume*, 2020.

https://www.nature.com/articles/s41574-020-0364-6

30

1 Your guide to healthy sleep, *National Heart, Lung, and Blood Institute*, 2011.

http://www.nhlbi.nih.gov/health/resources/sleep/healthy-sleep.

2 Cedernaes J, et al., Determinants of shortened, disrupted, and mistimed sleep and associated metabolic health consequences in healthy humans, *Diabetes*. 2015.

3 Shing-Hwa Huang, et al., Melatonin possesses an anti-influenza potential through its immune modulatory effect, *Journal of Functional Foods Volume 58*, 2019.

https://www.sciencedirect.com/science/article/pii/S1756464619302452

4 http://www.melatonin-research.net/index.php/MR/article/view/79/502

Solomon Habtemariam, et al., Melatonin and Respiratory Diseases: A Review, *Curr Top Med Chem.*, 2017.

https://pubmed.ncbi.nlm.nih.gov/27558675/

31

1 How stress influences disease: Study reveals inflammation as the culprit, Carnegie Mellon University, 2012.

https://www.sciencedaily.com/releases/2012/04/120402162546.htm

2 Wei-jie Guan, et al., Clinical Characteristics of Coronavirus Disease 2019 in China, *NEJM*, 2020.

https://www.nejm.org/doi/full/10.1056/NEJMoa2002032

32

1 식약처 식품 안전 나라에서 제공하는 〈식품 안전 섭취 가이드 프로그램(https://www. foodsafetykorea.go.kr/guide)을 통하여 하루 식사로부터 중금속 노출 수준을 자가 진단하고 안전 섭취 요령을 제공받을 수 있다.

33

1 한국 건강 기능 식품 협회, 「2017 건강 기능 식품 시장 현황 및 소비자 상태 조사 보고 서」, 2017.

2 Coronavirus Update: FDA and FTC Warn Seven Companies Selling Fraudulent Products that Claim to Treat or Prevent COVID-19, 2020.03.
https://www.fda.gov/news-events/press-announcements/coronavirus-update-fda-and-ftc-warn-seven-companies-selling-fraudulent-products-claim-treat-or

3 질병 관리 본부 국가 건강 정보 포털

4 Kristen Fischer, Don't Rely on Supplements to Treat or Prevent COVID-19, *Healthline*, 2020.04.
https://www.healthline.com/health-news/what-to-know-about-supplements-and-covid-19

부록

1

1 한국보건산업진흥원, 「코로나바이러스19 대응을 위한 국내외 치료제 및 백신 개발 현황과 과제」, 2020.05.15.
삼정 KPMG, 「코로나바이러스19 치료제·백신 현황 분석 및 시사점」, 2020.05.
대한 감염 학회, 「코로나바이러스19 약물치료에 관한 전문가 권고안 version1.2-1.」
CDC, https://www.cdc.gov/coronavirus/2019-ncov/prevent-getting-sick/prevention.html
WHO, https://www.who.int/emergencies/diseases/novel-coronavirus-2019

2 Lingkong Zeng, et al., Neonatal Early-Onset Infection With SARS-CoV-2 in 33 Neonates Born to Mothers With COVID-19 in Wuhan, China, *JAMA Pediatr.*, 2020.

3

1 USDA, Dietary Supplement Ingredient Database,
https://dietarysupplementdatabase.usda.nih.gov/Conversions.php
U.S. Food & Drug, FDA Provides Guidance for Industry to Convert Units of Measure for Certain Nutrients on Nutrition and Supplement Facts Labels,

https://www.fda.gov/food/cfsan-constituent-updates/fda-provides-guidance-industry-convert-units-measure-certain-nutrients-nutrition-and-supplement

식품 의약품 안전처, 「[미국] 식품의약품청, 산업체를 위한 영양소 및 보충제 영양성 분표의 특정 영양소 측정 단위 변환 관련 지침 발표」,

https://mfds.go.kr/brd/m_611/view.do?seq=32769&srchFr=&srchTo=&srchWord=&srchTp=&itm_seq_1=0&itm_seq_2=0&multi_itm_seq=0&company_cd=&company_nm=&page=2

지은이

김경철 대중과 의사들에게 알기 쉽게 의학을 이야기하는 맞춤 영양 전도사이자 가정의학 전문의. 연세대학교 의과 대학을 졸업하고 동 대학교에서 보건 대학원 석사와 노화 과학 박사를 마쳤으며, 보스턴 터프츠 대학교에서 영양 유전학 분야를 연수했다. 강서미즈메디 병원, 차의과학대학교 차움의원을 거쳐 2022년 4월부터 대치동 강남메이저병원 내 웰케어 클리닉을 운영 중이며, 의사들에 대한 미래 의학 교육 플랫폼인 웰케어 클리닉 대표로 도 활동하고 있다. 또한 대한 기능 의학회 연구 이사로서 근거 중심의 영양 치료 연구에 앞장서고 있다. 저서로는 『유전체, 다가온 미래 의학』, 『인류의 미래를 바꿀 유전자 이야기』, 『인생 오후의 처방전』 등이 있다. KBS 「생로병사의 비밀」, MBC 「기분 좋은 날」, 채널A 「나는 몸신이다」 등의 방송에 패널로 출연해 영양과 유전체 지식을 알려 주며, 유튜브 채널 「Dr. 김경철의 미래 의학」을 운영하며 일반인을 위해 알기 쉽게 의학을 전달하고 있다.

김해영 이 세상의 건강한 음식이나 다양한 영양제들을 모두 먹어 보고, 대중에 알리고 싶은 영양 지킴이이자 호기심 많은 가정의학 전문의. 한 아이의 엄마로서 올바른 먹거리와 메디 푸드, 영양, 라이프 스타일 개선을 통한 질병 예방에 많은 관심이 있다. 연세대학교 세브란스병원 가정의학과에서 활동했으며, 미래 의학이 나아갈 길에 관하여 더 알고 싶어 연세대학교 융합의학과 디지털헬스케어 대학원에서 공부 중이다. 현재는 닥터키친 & 프레시지, 맞춤형 건강 기능 식품 CJ웰케어 및 마이크로바이옴 전문 기업 이지놈 등에서 메디컬 어드바이저로 활동하면서 웰케어 클리닉에서 기능 의학과 헬시 에이징 진료를 하고 있다. 미국 기능 의학회(IFM)를 수료하고, 미국 〈다이어트 닥터Diet Doctor〉에 등록된 한국인 의사이기도 하다. MBC 스페셜 「지방의 누명」, MBC 「기분 좋은 날」, 채널A 「닥터 지바고」 등 다수의 프로그램에 출연하여 일반인에게 맞춤 건강 관리법을 제시하고 있다.

바이러스를 이기는 영양과 음식
가정의학 전문의 김경철과 김해영의 근거 중심 영양학

지은이 김경철·김해영 **발행인** 홍예빈·홍유진

발행처 사람의집(열린책들) **주소** 경기도 파주시 문발로 253 파주출판도시

대표전화 031-955-4000 **팩스** 031-955-4004

홈페이지 www.openbooks.co.kr **email** webmaster@openbooks.co.kr

Copyright (C) 주식회사 열린책들, 2020, *Printed in Korea*.

ISBN 978-89-329-2234-8 03510 **발행일** 2020년 8월 20일 초판 1쇄 2021년 12월 15일 초판 3쇄 2022년 3월 15일 증보판 1쇄